リバーマン
実践的精神科
リハビリテーション

Psychiatric Rehabilitation of Chronic Mental Patients

R. P. リバーマン　編
安西信雄・池淵恵美　監訳

創造出版

> **注 意**
>
> 本書記載の投薬の量，投薬計画，投薬経路に関する情報のすべては，出版時点でもっとも正確であるように著者たちは努力した。また，米国FDAが定めた基準と医学界で一般に認められている基準に合致するように努力した。しかし医学研究と実践の進歩につれて標準的治療方法は変化するので，また，人的あるいは機械的間違いが生じることがあるので，ご自分の主治医や，ご家族の誰かの主治医となっている医師の助言にしたがうことを読者にお勧めしたい。

アメリカ精神医学出版社（American Psychiatric Press, Inc）が出版する書物は，それぞれの著者たちの見解や主張を表現するものであり，出版社やアメリカ精神医学会（American Psychiatric Association）の政策や見解をかならずしも表しているものではない。

Authorized translation of the original English edition
"Liberman, R.P.: PSYCHIATRIC REHABILITATION OF CHRONIC MENTAL PATIENTS"
Copyright © 1988 by Robert Paul Liberman
ALL RIGHTS RESERVED
Manufactured in the United States of America
©First Japanese edition 1993 by Sozo shuppan, Tokyo

本書の読み方 – 2005年増刷にあたって訳者より –

　本書は、慢性の精神障害者の社会的自立を目標とする精神科リハビリテーションについて、包括的に、しかもコンパクトにまとめられた実践的教科書と言えるものである。もともと本書の各章の筆者によって実施されたワークショップの内容をまとめたものであるだけに、大変分りやすく書かれている。社会生活技能訓練では認知障害を持つ患者さんたちを対象にして、彼らの学習を推進する方法が体系化されているが、本書の読者に対しても学習を促す工夫が随所に組み込まれている。精神障害者のリハビリテーションに関わっている方であればどなたも経験しているような馴染みのある実例が豊富に示され、各章ごとに練習問題が設けられており、それに沿って考えながら読み進めていただけば、各章で述べられている新しい見方や考え方を日々の実践に引き寄せて理解しやすくなるのではなかろうか。
　編者のリバーマン教授は社会生活技能訓練（social skills training；SST）の推進者として知られているが、最近では社会生活技能訓練を中心的な技法とする心理社会的治療のリーダーとして国際的に活躍している。社会生活技能訓練は実践的な技法であり、本書もご覧のとおり他書に類例のない実践的な内容となっている。
　訳者である私たちは、わが国における社会生活技能訓練の普及と発展のために、リバーマン教授の編集になる3つの訳書を手がけてきた。第一は、創造出版から1990年に出版された「生活技能訓練基礎マニュアル」である。これは生活技能訓練の土台となった対人的効果訓練について詳しく書かれており、私たち自身、これに沿って治療者としての研鑽を積んできた。第二は、医学書院から1992年に出版された「精神障害者の生活技能訓練ガイドブック」である。これは20年にわたり練り上げてきたリバーマン教授らの生活技能訓練の技法の集大成といえるもので、訓練に抵抗を示す患

者さんへの対処も含め、治療技法がていねいに書かれている。第三が本書であるが、社会生活技能訓練はもちろんのこと、診断や薬物療法、生活障害の評価、家族療法や職業リハビリテーション、そして地域における支援に至るまでの、いわば1人ひとりの患者さんの自立を可能にするための方法が、多角的に有機的関連を持って書かれている。本書によって、精神科リハビリテーションの全体像の中での社会生活技能訓練の位置づけと役割を知ることができる。

　本書の翻訳は東大精神科でともに学んだ16人の仲間の共同の作品である。東大精神科のデイホスピタル（DH）の担当医師と、統合失調症の認知障害の研究を発展させているCP研という2つの研究グループが合同で翻訳作業にあたった。また、DHで社会生活技能訓練を開始した当初からご一緒に実践し、また指導してくださった前田ケイ教授には翻訳を担当していただいたほか、さまざまな助言をいただいた。DHで研修中であった三郷協立病院精神科の天笠崇先生には全体を通読していただき、正確で読みやすい翻訳にするために貴重な助言をいただいた。

　本訳書の初版は1992年に発行された。その後、着実に本書の読者が広がり、2004年には創造出版から増刷の意向が示された。こうしたなかで、2005年の第101回日本精神神経学会総会で、わが国における社会生活技能訓練の普及・発展における功績が評価され、SST普及協会が精神医療奨励賞を受賞した。これは「希望を尊重し、出来ないことより出来ることを伸ばす」という精神障害リハビリテーションの理念を普及させ、「地域生活を支援する発想と技術を医師のみならず幅広いコメディカル・スタッフに普及させ、精神障害者の地域生活支援への貢献が認められる」とされたものである。そこで受賞を機に、増刷版を発行することになった。

　筆者らが英国の地域リハビリテーションの教育センターを訪問したとき、リーディングリストに本書が含まれていることを発見した。その時点で英語版の発行後10年余を経ていたが、英国においても本書の価値が失われていないと評価されていたわけである。

もちろん本書では、抗精神病薬療法については非定型抗精神病薬が抜けていること、精神科診断が現在用いられている DSM-IV でなく DSM-III であること、WHO の ICF でなく前の版の障害分類である ICIDH が用いられていることなど、歴史的制約もあるので注意が必要である。

　わが国の精神障害リハビリテーションは入院医療中心から地域生活中心への転換が求められている。こうした中で、本書で詳しく述べられている個別的アセスメントや ACT 等の地域ケアとの協働、就労支援の方法、こうした包括的支援の中で社会生活技能訓練を生かしていくという考え方と技術は、まさにこれからの本格的な地域ケアにおいて求められているものである。上記の歴史的制約を考慮していただければ、こうした考え方や技術自体は現時点でも価値は失われていないと思われる。特に、精神障害リハビリテーションの考え方や技術がどのような経過の中で発展してきたかが述べられているので、それらを基本から理解する教材としても活用されることを期待したい。

訳者を代表して

2005 年 6 月

安西　信雄
国立精神・神経センター精神保健研究所　社会精神保健部長
池淵　恵美
帝京大学医学部精神科学教室　教授

目　次

本書の読み方－訳者の言葉－2005年増刷にあたって－
　　　　　　　　　　　　安西信雄・池淵恵美 ………… 3
日本語版への序文　　R・P・リバーマン …………………………… 9
推薦の言葉　　臺　弘 …………………………………………………… 13
序文　　J・タルボット ………………………………………………… 17
まえがき　　R・P・リバーマン ………………………………………… 19
はじめに　　R・P・リバーマン ………………………………………… 23

第1章　慢性精神障害への対処　　R・P・リバーマン ………………… 1
第2章　精神医学的診断　　D・ルコフ＆J・ベンチュラ ……………… 39
第3章　機能評価　　T・G・キューネル＆R・P・リバーマン ……… 81
第4章　実用的精神薬理学　　B・J・ウィットリン …………………… 155
第5章　生活技能訓練　　R・P・リバーマン …………………………… 193
第6章　行動療法的家族指導　　R・P・リバーマン …………………… 271
第7章　職業リハビリテーション　　H・E・ジェイコブス …………… 333
第8章　地域における支援
　　　　　　　C・フィップス＆R・P・リバーマン …………………… 387

索引　425

筆者らの所属は、カリフォルニア大学ロサンゼルス校（UCLA）医学部精神医学教室と、西ロサンゼルス退役軍人病院医学センター・ブレントウッド分院、カマリロ州立病院である。

H・E・ジェイコブズ（Harvey E. Jacobs, Ph.D.）副主任心理学研究者
T・G・キューネル（Timothy G. Kuehnel, Ph.D.）副主任心理学研究者
R・P・リバーマン（Robert Paul Liberman, M.D.）精神医学教授
D・ルコフ（David Lukoff, Ph.D.）副主任心理学研究者
C・フィップス（Catherine C. Phipps, M.S.）研究員
J・ベンチュラ（Joseph Ventura, M.A.）研究員
B・J・ウィットリン（Byron Wittlin, M.D.）精神医学助教授

本書の訳者と翻訳担当部分の一覧
日本語版への序文～はじめに／安西信雄
第1章／中込和幸
第2章／前半　中嶋義文・後半　佐野威和雄
第3章／前1/3　熊谷直樹・中1/3　佐々木司・後1/3　原田誠一
第4章／前半　片山成仁・後半　福田正人
第5章／前1/3　前田ケイ・中1/3　白山幸彦・後1/3　高橋象二郎
第6章／前半　宮内　勝・後半　丹羽真一
第7章／平松謙一
第8章／池淵恵美
索　引／池淵恵美

日本語版への序文

　生活障害を伴う慢性的な精神障害に苦しむ人々も、治療によって改善し社会復帰をすることができます。ヨーロッパや、日本、アメリカで行われた重症の精神分裂病患者の追跡研究が最近報告されていますが、いずれも彼らの長期的転帰は比較的良好であったことが示されています。さらに、もし系統的な心理社会的リハビリテーションが、適切なタイプと量の抗精神病薬療法に加えて実施されたならば、患者の改善はもっと早い時期から得られるでしょう。
　心理社会的リハビリテーションは分裂病患者の経過と転帰の改善における抗精神病薬の効果を高めることが明らかになっています。抗精神病薬は患者の症状、とくに陽性症状を改善させるうえで効果的であり、一方種々のリハビリテーションによって社会的および職業的な障害や社会的不利を軽減したり代償したりすることができます。リハビリテーションの方略は以下の2つからなります。第1に、患者の行動レパートリーを豊かにする教育的および技能形成的な方法、第2に、患者が置かれている環境からのさまざまな要請によるストレスの衝撃を和らげ、生活障害を克服するための社会的な杖（prostheses）を提供する支持的な方法です。
　生活技能訓練は、患者が対人的な技能を獲得し維持していくことを促すために、病院でも地域でも実施されてきました。教示やモデリング、実技リハーサル、フィードバック、宿題を用いながら、あらかじめ内容が整備され練習課題が設定されているモジュールに沿って、幅広い対人的技能や対処技能の学習を進めていくことができるのです。生活技能訓練のモジュ

ールには指導者用のマニュアルや、患者用のワークブック、望ましい技能を例示する専門的に作成されたビデオ教材などがあります。この方法は高度に構造化され内容が整備されていますので、専門家から非専門家にわたる幅広い人々がモジュールを用いて、服薬自己管理や、症状自己管理、個人ケアや身だしなみ、社会的問題解決、家族の問題への対処、会話など、必要な技能を教授することができます。非常に具体的な技能が教授されることが特徴であり、服薬自己管理モジュールを例にあげると、患者は神経遮断剤の効果と副作用を学び、どうすれば薬の効果と副作用をチェックできるか、どうすれば薬のことについて主治医と相談できるかを学習します。生活技能訓練は求職活動や仕事を継続する上で必要な技能の訓練にも用いられ、職業リハビリテーションにおいても有効性を発揮してきました。

分裂病患者を持つ家族の相互交渉を改善する方略が発展し、それによって家族の負担が軽減し、患者を支えるネットワークが強められています。行動療法的家族指導は分裂病の原因や特徴についての事実に基づいた話合いや教育から始められます。服薬の効果について話合われ、患者がすすんで服薬するように家族も援助するようになります。続いて家族はコミュニケーション技能の練習をしますが、これによってその後生じてくるストレッサーを緩和するために必要な問題解決技能を家族全員が身につけるだけでなく、家庭の中の感情的な雰囲気を改善することもできます。

ケース管理と必要に応じて機能できる支援ネットワークは、患者を支援する立場にある専門家たちが、多様な関係者、つまり身体的・精神医学的治療機関や、社会的サービス機関、そしてリハビリテーションにたずさわる専門家たちの協力体制のもとで、自らの責任として常に維持し守っていかなければならないポイントということができます。ケース管理者はさまざまな機関をまとめ、さまざまなサービス提供者が協力して治療を行うことができるようにすることを通じて、患者の病状と社会生活の改善を支援していくことができます。良いケース管理は継続的なものであり、患者の入院中も退院後も関わりを続け、そうして家族や関係する専門家たち、地

域の支援サービスとの連携を保ち続けることが必要です。

　生物学的、心理社会的、行動療法的、教育的な方法の最も良いものを結合した精神医学的リハビリテーションは、その有効性が国際的に認められつつあります。積極的なケース管理の方法についても、アメリカやオーストラリアで成功を治めています。生活技能訓練はアメリカやいくつかのヨーロッパの国々で患者の機能改善における効果が確かめられ、現在日本においても東京大学医学部附属病院精神神経科をはじめ、全国各地で積極的に実施されています。行動療法的家族指導はアメリカやイギリスで分裂病患者の再発防止に有効であることが示されています。精神医学的リハビリテーションを文化の異なる国々で実施する場合には、それぞれの文化に適合するように治療目標や技法を修正していくことが必要でしょう。精神医学的リハビリテーションの原理や技法の国際的な実践から得られる知識は、この分野の進歩をさらに加速するものとなるでしょう。

　1990年11月

　　　R・P・リバーマン　(Robert Paul Liberman, M.D.)

推 薦 の 言 葉

　慢性の精神障害に苦しむ人々のリハビリテーションにあたって、妨げになる「暮し下手」や「生活のしづらさ」はわが国ではよく知られているが、それを乗り越えるための具体的な方策は、簡単に見えるだけにかえって身に付けることが難しいものである。困難は家庭生活から就労までにわたっていて、本人や家族の苦労の種であるばかりでなく、精神保健にたずさわる人たちにとっても大きな課題になっている。近年、長いこと病院に閉じ込められていた患者や社会の片隅に潜んでいた人々を社会に取り戻し、その自立と参加を助けようとする努力が、いろいろな形で全国の各地に広がってきた。この機運は、わが国でも医療とリハビリの対応が漸く具体的に手の届くものになったことに呼応している。その中で生活技能訓練SSTの果す役割が注目されている。

　SSTのように、生活上の困難を細かい段階に分け行動の組合せとしてまとめ、個々に克服する上に、望ましい行動を形成していくやり方は、理に適っていながらかえって甘過ぎる考えにみえるものである。にもかかわらず、SSTは社会生活における行動上の改善を端的に目指している治療教育であったから、病院や診療所の社会復帰活動として、また精神保健センターや保健所のデイケアの一環として、熱っぽく迎えられる理由をもっていた。それには本書の訳者たちによるセミナーや講習や情報活動が大きな役割を果たしてきた。そこに見られる平明な理論、具体的な指導法、楽観的な見通しには、時に過度の期待が寄せられて、それに続く失望が心配されるほどである。本書はリバーマンらの前訳著「生活技能訓練基礎マニュア

ル」（創造出版、1990)、「同ガイドブック」（医学書院、1992）に続く概論の翻訳で、精神科医療とリハビリテーションの大きな流れの中で、生活技能訓練の果たす役割を明らかにしている。SSTは単独で完結するものではなく、しっかりした診断と評価の上に立ち、薬物療法と手を結んで、行動療法的な家族指導や職業リハビリや地域の支援のもとに初めてその効果を現すことが説かれている。治療者は、ある治療法に傾倒すると、とかく一面的な活動に偏りやすいが、このような弊害に陥ることを避けるためにも、本書に述べられているような広い視野を備えていることが必要であろう。SSTの創始者である著者たちは、本書によって、実践家であると共に弾力的で幅広い思想の持主であることを示してくれた。この姿勢に学ぶことは、治療者にとって大切なことである。

　アメリカでは脱施設化運動の実行の不行届きのために、わが国では病院中心主義からの脱却の遅れのために、慢性精神障害者へのリハビリテーションは、図らずも共通の重要な課題となった。そのために、本書が貴重な貢献となることを願っている。

臺　　弘

世の人々の注目と努力が
重い精神障害者に注がれるまでは、
彼らは荒廃した州立病院の裸の壁にうつろな目をやり、
あるいはゴキブリの這いまわるケア付きアパートに住み、
現代の深海底ともいうべき都市の裏通りの路地を徘徊しながら、
われわれとともに存在しつづけるであろう。
無言でたたずみ、
空き家の壁に背をもたせる彼らは、
われわれの文明の奇怪な彫像なのである。

　　　　　E・フラー・トリー（E. Fuller Torrey）と
　　　　　シドニー・M・ウォルフ（Sidney M. Wolfe）
　　　　　「重い精神障害者のケア（Care of the Seriously Mentally Ill）」
　　　　　から

序　文

　長期にわたる生活障害（disabilities）を残す重い精神障害に苦しむ人々は、太古の昔から存在していた。しかし、彼らの問題に専門家や一般社会の注目が集るようになったのは、急進的な社会的・政治的・経済的変革をもたらした脱施設化（deinstitutionalization）運動によるものである。アメリカ合衆国では、州立精神病院の患者数が減少しはじめてからの32年間に、無計画で思慮のない行政施策がもたらした恐怖と、さまざまな問題を克服するために開始された集中的な科学的努力による成果の両者がもたらされてきた。より具体的にいうと、否定的な側面については、住む家のない幾千もの重い精神障害者が街の通りに溢れ、刑務所はたいていは迷惑行為で捕まった精神病者で膨れ上がり、ナーシング・ホームは重症で慢性の精神障害者によって定員の50％を越えて膨らんでいる事実に私たちは衝撃を受けたこと、一方、肯定的側面についていえば、一般の人々や専門家の関心が高まり、サービスや訓練の努力が改善し、これらの人々に対する研究の進展によって、私たちは大いに勇気づけられている。

　精神科リハビリテーションの歴史は、長く、特色のあるものである。しかし、慢性精神障害者に関連する他の多くの努力と同様に、そのサービス・プログラムは急速に全面的に発展してきたが、それに比べて文献や研究的基礎、訓練プログラムなどの発展は最近に至るまで立ち後れていた。しかし、今日では、この分野で全国的に認められた3つの包括的なセンターがある。そのうちの1つである、カリフォルニア大学ロサンゼルス校と退役軍人病院ブレントウッド分院、カマリロ州立病院の3者により共同で出

資・運営されているセンターは、その輝かしい1例である。ロバート・リバーマンと彼の同僚たちは、改善されたサービスと訓練プログラムからなる一連のプログラムを発展させるために多大な努力をはらってきた。それは厳密な評価と研究的構成要素を持ち、患者の生活の中で仕事と家族、そして人づきあいが重要であることの認識に立ったものである。また、それは論理的で相互に関連を持つモジュールによって構成され、実践的で、理解と実行が可能なものであり、他所に容易に移植しうるものである。

彼らの仕事の成果がこの本にまとめられているが、その特色は以下のように要約できる。

●定義と詳細な事実、実例が豊富
●私たちがよく知っている自分の担当患者に似たケースの報告が豊富
●私たち自身や患者のために練習問題が提供され、ハウツー式の料理の本とは違って建設的な書き方
●機能評価のアプローチが詳細に述べられている
●包括的で学際的、多元的アプローチの上に構成されている
●抜群に明快で読みやすい

リバーマン博士と彼の同僚たちが書いた素晴らしい有用なこの書物は、慢性精神障害者のリハビリテーションと治療、ケアに関心を持つすべての人々にとって、はかりしれない価値を持つものであり、まさに長年待ち望んでいたものといえるであろう。

メアリーランド大学医学部精神医学教室　主任教授
元アメリカ精神医学会会長
ジョン・A・タルボット　(John A. Talbott, M.D.)

まえがき

　なぜ、慢性の精神障害患者についての新しい本を出すことが必要なのか？単行本や論文から学術雑誌に至るまで、慢性精神障害者の問題と彼らのケアについての専門的な文献は数多く出版されている。その上、本書の著者たちは、多くの本が精神科の臨床にたずさわっている人たちにとって、それほど役立つとは信じていないのである。出版された本は、図書館の書架に立派に並べられ、著者たちの経歴を美しく飾るであろうが、しかし、実際に読まれることは少ない。たとえば、科学雑誌に掲載されたそれぞれの論文は、平均して200人以下の人にしか読まれない。もし、かりに科学雑誌や本が読まれたとしても、たいていの場合には、読者はこれから専門家になろうとする学生でもなければ、患者とともに「塹壕」の中にいる臨床家でもない。専門的実践についての多くの研究が示しているのは、実践の中に新しいことがとりこまれ実践内容が変化する契機は、教師や良き指導者、同僚たちからの個人的影響や、彼らとの顔をつきあわせた直接のやりとり（face-to-face contact）から生れることである。

　このような事情から、専門家を対象として慢性精神障害患者について述べる新しい本を出版する十分な理由が存在する。本書を出版する理由の1つは、その内容と形式にある。本書は慢性で重症な精神障害者の精神病理や社会的機能障害、社会的負担を詳細に述べることを試みることよりも、慢性精神障害者を治療しリハビリテーションを行う指針を求める人々に実際的な回答を与えようとするものである。それぞれの章では、評価と治療

の技法が非常に具体的に述べられており、そして同様に、症例提示と読者の学習訓練も具体的に記述されている。本書は通常の教科書ではなく、行動（action）と介入（intervention）を鼓舞する書物なのである。

　それは積極的で直接的な教育の実験として始まった。ロサンゼルスのカリフォルニア大学の精神分裂病とリハビリテーションの精神科臨床研究センター（Clinical Research Center for Schizophrenia and Psychiatric Rehabilitation）、および西ロサンゼルス退役軍人医療センターのブレントウッド分院（Brentwood Division）において、精神科医療と社会復帰担当者だけでなく、精神医学、心理学、ソーシャルワーク、看護学を修了した人たちを対象として、集中的なワークショップによる教育が企画され実行された。私たちは慢性精神障害者に対する治療努力について、広く行きわたっている暗く運命的な考え方をとらなかった。私たち自身や他の人々によって、慢性精神障害者が行動学的方法に反応することが明確に示されていた。慢性の精神障害者──精神分裂病を持つ人々や、その他の重い精神障害を持つ人たち──は、生物医学的・心理社会的分野の最良のものから構成された、系統的で一貫性のあるプログラムによって改善することができた。たとえ、もっとも重症で改善しがたい症状を持つ精神分裂病患者であっても、社会生活にもどっていくことを可能にする技能を学んだり再学習することが可能であった。慢性精神障害者は治療可能であり社会復帰が可能であったのである。

　専門家たちの多くは慢性患者たちの援助に疲れきっており懐疑的な考え方を持つようになっているが、その専門家たちの知識と態度を変化させることを目的とするワークショップでは、それでは一体何が必要なのであろうか？　私たちは事実に基づかない偏見に挑戦することからワークショップを開始することに決心した。私たちは慢性精神障害者の治療において、実証的根拠によって有効性が示されている7つのプログラムを選び、それらを明快に、楽観性と事実に基づく希望を伝えるように示した。その後に、私たちはこの方向づけを治療実践の7つの今日的分野について討論した。

これらは包括的プログラムとして結合されたときに、慢性精神障害者のリハビリテーションに変革をもたらすものである。これらの分野は、精神医学的診断（psychiatric diagnosis）、機能評価（functional assessment）、精神薬理学（psychopharmacology）、生活技能訓練（social skills training）、行動療法的家族指導（behavioral family management）、職業リハビリテーション（vocational rehabilitation）、地域における支援プログラム（community support programs）である。

　2日間のワークショップのそれぞれの部分は、専門的実践におけるこれらの分野に焦点をあてたものであった。私たちはこのワークショップの組み立てに際して、文献においてもっとも効果があるとされている最新の方法を用いた。私たちは専門家用のビデオ教材を作成したが、このビデオ教材によって、それぞれの分野の実際を目で見ることができる。このビデオ教材は、国際リハビリテーション映像祭（International Rehabilitation Film Festival）において1等賞を獲得した。また、私たちはこのワークショップの本質的な構成要素として実験的学習訓練——たとえば、モデリング（modeling）、ロールプレイ（role playing）、宿題（homework assignment）——を用いた。リハビリテーション訓練の各分野ごとに、それぞれの学習訓練が行われた。なぜならば私たちはワークショップの参加者が活発な学習過程を体験することを期待したからである。それぞれのワークショップはその分野への知識と経験、熱意において優れていることで選ばれた3〜4人の指導者によって進行された。

　今日に至るまで、そのワークショップは2000人をこえる専門家たちを対象に、ジョージア、アリゾナ、ニューメキシコ、カリフォルニア、ペンシルバニア、アイダホ、オレゴン、フロリダ、アラバマ、ノースダコタ、カンザス、アイオワ、ネブラスカ、ネバダにおいて実施された。参加者の獲得した知識と態度変化を評価するために、ワークショップの前後で質問紙と評価尺度による評価が行われた。その結果、知識がたしかに獲得されており、慢性精神障害者への対処についての態度もより好ましく変化してい

た。その変化は明瞭であり、統計的にも有意であった。さらに、参加者の中には、追跡調査の質問に対してワークショップで紹介された方法を実際に使用しているという回答をよせた人もある。

　このようにして開始されたワークショップとセミナーは、現在も継続されている。私たちはこの教育訓練者による教育経験を、潜在的な読者層に広げ、その人たちが私たちの作成した講義録とビデオテープを自分の機関や学校、施設に導入し、自分たちでセミナーや講義、ワークショップを行うことを希望する。これが本書を作成した理由である。教育的体験とその資料を広めるために、私たちは用いた資料を一貫性のあるものにまとめ、みがきをかけることが必要であった。本書の各章は、慢性精神障害者の効果的治療と社会復帰のために必要なそれぞれの専門的分野を要約したものである。本書と教育パッケージは、ビデオテープと指導者による講義録 (The Training Director, Camarillo-UCLA Research Centor, Box A, Camarillo, CA 93011 に連絡すれば入手できる) とともに、慢性精神障害者にかかわる精神科医療従事者と社会復帰の実践者の治療努力の変革の火を燃やしつづけるであろうし、私たちはそう希望するのである。

　　　　R・P・リバーマン (Robert Paul Liberman, M.D.)

はじめに

　大統領の精神保健委員会の協力のもと、アメリカ精神医学協会の主催によって、慢性精神障害者についての全国的な集会が1978年の1月にワシントン州で開催された。アメリカにおいて200万人にのぼると推定される慢性精神障害者に対するケアや、治療、リハビリテーションが極めて不十分であることが強調された。その集会で合意されたことは、慢性精神障害者とは精神分裂病や器質性精神病、反復する感情病を持つ人々であること、彼らは長期間継続する生活障害（disabilities）と強い依存のニーズ（dependency needs）を持ち、ストレスへの感受性の高さを示し、日常生活の要求に対処することに困難を持つ人々だということであった。これらの特徴は、就労と、安定した収入、自立、住居の確保を困難にするものとして要約された。彼らの精神障害自体によっても、また、彼らの社会的不利（handicaps）を代償することに社会の側が失敗していることによっても、慢性精神障害者は社会的孤立と、日常生活の技能の乏しさ、失業、貧困、回転ドアの入院、投獄、あるいは住む家がないために苦悩しているのである。慢性精神障害者についての第2回の全国集会は6年後の1984年に開催され、これらの人々が提出した公的な精神保健の問題が依然として存在していることが強調され、充足されていないニーズと社会的問題が浮彫りにされた。

「慢性精神障害者」という言葉について
The term "Chronic Mental Patient"

　多くの精神保健担当者やリハビリテーション専門家と同様に、私たちも「慢性精神障害者（chronic mental patient）」という用語を使うことを好ましく思っていない。しかし、私たちは必要悪と考える。なぜならば、その用語には多くの重大な欠点があるが、一方で、それは記述的明確さを持ち、歴史的にも、現在も広く使用されてきているからである。私たちは、「慢性精神障害者への公的施策についての提言」の立案者たちによる、下記の指摘に同意する。

　　その用語は、そう呼ばれる人々に汚名を着せ、彼らが回復し改善する可能性を秘めていることをあいまいにする。それは回復の見込みがないことや進行性に荒廃することを意味内容として含んでいるので、望ましい用語ではない。これらの人々は長期間にわたる医学的・精神科的注意を要する慢性の病気を持つのであって、だからこそ、これらの人々を正しく呼ぶには、これらの人々が持続的な生活障害（disability）を持つ人々であることを常に忘れないことが同程度に重要である。
　　（Talbott 1978, p.57）

　これらの人々を定義する用語として、その他にも様々なものが提案されてきた。たとえば、「長期精神障害者（long-term mentally ill）」、「重症精神無力者（severely psychiatrically disabled）」などである。私たちは、遷延または反復する症状や機能障害に苦しむ人々をこれらの名前で呼ぶことによる汚名よりも、有効で適切な治療やリハビリテーションのプログラムの欠如している事態の方が、もっと大きな問題と考える。他の疾患、たとえば結核や梅毒なども、過去には汚名とされていたが、有効な治療法が用いられるようになってからは、それらは汚名の鎖から解き放たれた。した

がって本書では、「慢性精神障害者」の用語を使用し、中心的課題として、その評価と、治療計画、リハビリテーションの有効な方法をとりあげ、1つ1つ明確化していきたい。

慢性精神障害者が提起した問題と、医学的・精神科的治療、住居、職業的リハビリテーション、レクレーション・プログラム、経済的援助、社会的リハビリテーション、危機介入に対する彼らのニーズは、苦悩を背負った人々が地域で生活していようと病院などの施設で生活していようと変わらず存在する。どこで行われるサービスであっても、支持的でリハビリテーション的な介入は必然的に広範で包括的なものでなければならない。ところで、慢性精神障害者とはどのような人で、その人たちはどれぐらいいるのであろうか？

慢性精神障害者とはどのような人たちか？
Who are the chronically mentally ill?

かつては、慢性精神障害者とはどのような人たちかを見いだすのは比較的容易であった。彼らは精神病院の長期在院患者であったからである。今日では、これらの巨大な介護的施設はもはや慢性精神障害者の多数の住まいとはなっておらず、彼らは裏病棟 (back wards) から「施設移動 (trans-institutionalized)」されて、現在は様々な地域の「裏通り (backstreets)」—たとえば、ケア付き下宿、ナーシング・ホーム、鍵付きケア施設、里親、一部屋のホテル、アパートに住んでいる。これらの人々のケアの場所が変わったことは、1950年代半ばには米国の精神科医療のほとんど半分を州立病院が担っていたが、1977年までにわずかに9％にすぎなくなった事実によって示されている (Sharfstein, 1984)。多くの慢性精神障害者はホームレス (homeless；住む家がない人々) となり、米国内をさまよい、食べ残しや施し物で生活しているのである。また、多くの人々は家族のもとに戻ったが、世話をする家族の大きな重荷になっている。図1は170万人と推定され

る米国の慢性精神障害者が、どこに住んでいるかを表したものである。

　慢性精神障害者を定義するには、いくつかの方法がある。妥当性を持つ2つの基準をあげると、a) 精神分裂病または大感情障害の診断、b) 家族と生活保護のどちらか、または両方の経済的援助に依存していること、である。「精神障害の診断と統計のマニュアル第3版」(DSM-Ⅲ、アメリカ精神医学会　1980) によれば、精神分裂性障害や、器質性精神障害、大感情

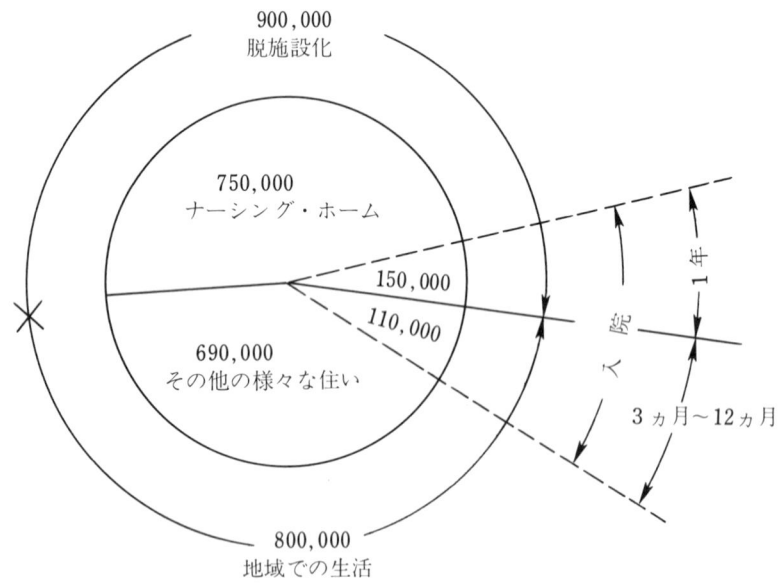

図1．170万人と推定される米国における慢性精神障害者がどこに住んでいるのかを示したもの。Goldman HH. Gattozzi AA. Taube CA: Defining and counting the chronically mantally ill. Hosp Community Psychiatry 32:23．1981から許可を得て掲載した。

障害があると診断されるのは、ほとんどの場合、6ヵ月かそれ以上の期間にわたり障害が持続しているときである。したがって症状が反復することは例外でなく一般的なことであり、慢性であることがこれらの障害に通常見られるパターンである。寛解期や疾患の活動期の症状が比較的乏しい状態は慢性状態と評価されるが、急性症状の再発や再燃の間歇期においてさえ、生活障害（disability）や陰性症状が通常認められる。

　慢性精神障害者を定義する他の方法は、重症の精神障害（診断によって評価）、心理社会的機能障害（社会的および職業的機能水準により評価）、慢性的な病状と機能障害（症状と機能障害、入院エピソードの持続により評価）という、3次元の格子を用いて慢性精神障害者を他から区別するものである。これらのおたがいに重なりのある3つの次元——診断、機能障害、持続期間——は、私たちの社会における慢性の精神障害を持つ人々を区別する基準の出発点として十分に正確なものである。図2は、これらの3つの次元と、対象となる推定170万人の人々との関連を示したものであるが、これはアメリカ精神医学会によって実施され、1980年に連邦政府が出版した「慢性精神障害者の全国計画」によって確認されたものである。そこでは慢性精神障害者を以下のように要約的に記述している。慢性精神障害者は「重い持続的な精神障害に苦しむ人であって、その精神障害は日常生活における身繕いや対人関係、仕事や学業を行う彼らの機能を損ない、そのためしばしば長期の入院治療や精神科的治療が必要とされる人」（Goldman et al, 1981）とされている。

　国立精神保健研究所（NIMH）の「地域支援プログラム（CSP）」は、慢性精神障害者について、サービスの側から選択しうる、多少ことなった、やや広い定義を操作的に定めた。それは、「重度の精神障害は、下記のうち少なくとも1つを満たすことが必要である。過去5年間のうちに6ヵ月以上持続した1回の入院のエピソード、または12ヵ月の間に2回かそれ以上の入院」（Community Support Program Guidelines, 1977）である。すべての入院患者、すなわち州立、郡立、私立の精神病院や、総合病院の精神科

施設に入院した患者について、NIMHの生物統計・疫学部門が収集した統計をもとに、慢性精神障害者の受療数が求められた。大多数の患者の精神科施設への入院期間は90日以内であったが、90日以上入院していた患者の退院可能性は低かった。そこから推計すると、1977年には、3〜12ヵ月間精神科施設に入院していた患者は110,000人であり、その他に1年以上入院していた患者は150,000人であった。

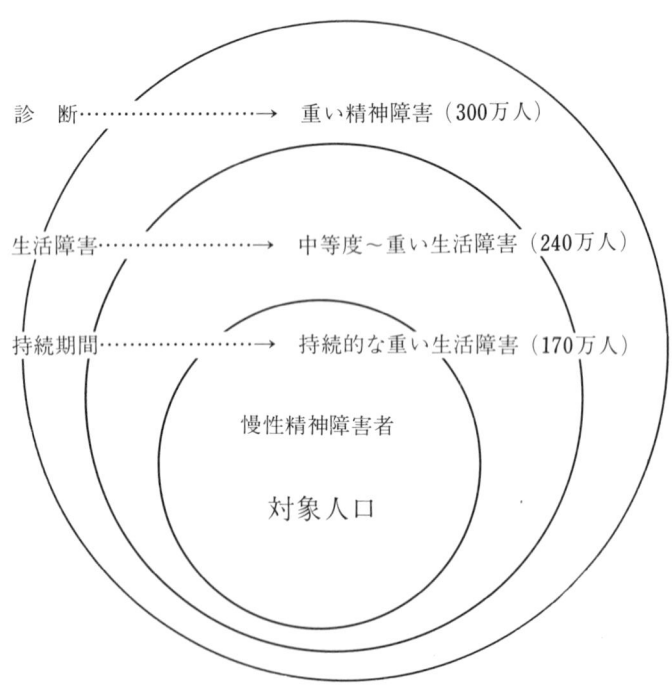

図2. これらの3つの次元は、それらがあわさって、ある人が慢性精神障害者であるかどうかを考える際の基準となるものである。Goldman HH, Gattozzi AA, Taube CA: Defining and counting the chronically mantally ill.
Hosp Community Psychiatry 32：23, 1981から許可を得て掲載。

下記の、より特異的な慢性精神障害の定義は、ゴールドマンら(Goldman et al, 1981)が設けたものであるが、これは一般に承認されうるものである。彼らは慢性精神障害を、次のように定義している。

　　ある精神的、または情動的障害（脳器質性精神障害、精神分裂病、反復性のうつ病または躁うつ病、パラノイド、その他の精神病）に加えて、日常生活の3つまたはそれ以上の基本的領域の機能——すなわち、身だしなみ、身辺自立、自律、対人関係、社会的問題の処理、学習とレクレーション——の発展を徐々に破壊するか発展を妨げるかもしれない他の障害を持ち、その結果、経済的自立の発展が徐々に破壊されるか妨げられている人々。(Goldman et al. 1981, p.23)

　対象とする人々の範囲を客観的に明らかにするために、慢性精神障害者を定義する技術的基準をここで述べたが、これは治療活動を計画する人や政策を立案する人にとって不可欠なものである。しかし、これらの基準から示唆されるのは、せいぜいこれらの人々の臨床的、社会経済的、宗教的、文化的な異種性くらいである。彼らの個々人の特徴や、家族、あるいは彼らのおどおどした、しかし正常になることを目指した希望や戦いについては、何も伝えない。
　慢性精神障害者の中には、ある横断面で見ても、長期の縦断的経過においても、臨床的状態と機能障害がさまざまに異なる人々が含まれている。精神分裂病患者やその他の重症な精神障害者は、さまざまな領域での社会的不利を持ち、それは生涯にわたり持続する。わずかな少数の患者だけが、長期間の寛解と正常な心理的機能を持つのである。大多数の患者は、たとえ陽性症状が薬物治療によって消退したあとでも、社会的・職業的な機能障害を残すのである。彼らの疾患から時折の再発が予想され、多くの患者は精神科医療機関や社会的サービス機関に、少なくとも間欠的に、または部分的に依存して生涯を送るのである。

重症で主要な精神障害が本質的に多様性を持っているために、これらの人々の範囲と特徴を正確に定めることは非常な困難を伴う。私たちが行いうる最善のものは、国の政策立案者に対して、ニーズの評価のためのより科学的な指針を示すことである。ここでは、私たちの定義が中等度から重度の遷延した機能障害を持つ人々を含んでいるが、もし十分な医学的・精神科的治療と、地域に根ざしたサービス、社会的援助、生活の機会が与えられるならば、相当数の人々が自立した生活を営む能力を持っていることを指摘するだけにとどめておこう。

本書の全体を通して、私たちは、精神分裂性障害に大きなインパクトと貢献をもたらす評価の方法と治療の方法について述べることにしよう。たとえば、例示する症例の多くは、精神分裂病患者に焦点をあてたものである。同様に、精神薬理学の章は、精神分裂病の薬物治療の現状を示すものである。しかしながら、精神分裂性障害を持つ人の診断と治療、リハビリテーションに役立つものの多くは、他の重症な機能障害を持った精神障害の人々に対しても同様に役立つものであることを理解していただきたい。行動療法的家族指導は精神分裂病患者を持つ家族に対して当初試みられたものであるが、うつ病においても精神分裂病と同様に家族の感情的雰囲気から患者の再発可能性を予見することができるので、精神分裂病においてすでに確認されているのと同様に感情病についても行動療法的家族指導の有効性が確認されることを私たちは予想している。

R・P・リバーマン (Robert Paul Liberman, M.D.)

文 献

American Psychiatric Association: Diagnostic and Statistical Manual of Mental Disorders (Third Edition). Washington, DC, American Psychiatric Association, 1980

Community Support Program Guidelines [mimeo]. Rockville, MD, National Institute of Mental Health, Community Support Program, 1977

Goldman HH, Gattozzi AA, Taube CA: Defining and counting the chronically mentally ill. Hosp Community Psychiatry 32:22, 1981
Menninger W, Hannah G (Eds): The Chronic Mental Patient/II. Washington, DC, American Psychiatric Press, 1987
Sharfstein SS: Sociopolitical issues affecting patients with chronic schizophrenia, in Schizophrenia: Treatment, Management, and Rehabilitation. Edited by Bellack AS. Orlando, FL: Grune and Stratton, 1984
Talbott JA: The Chronic Mental Patient: Problems, Solutions, and Recommendations for a Public Policy. Washington, DC, American Psychiatric Association, 1978

第1章
慢性精神障害への対処
―希望への道―

COPING WITH CHRONIC MENTAL DIS-
ORDERS: A FRAMEWORK FOR HOPE

ロバート・ポール・リバーマン　Robert Paul Liberman, M.D.

苦難の重みに心ひしぎ、かすかな望みにすがりつく。

A・バン　A. Bunn

「ボヘミアの少女の歌より」

私たちが運命づけられている目的地や道のりは
喜びでも、悲しみでもなく
明日はもっと進んだところに立てるよう
今日を行動することだ。

ロングフェロウ　Longfellow

「人生の賛美歌」

精神医学的リハビリテーションの分野は、幅広い領域の首尾一貫した理論を骨組みとし、精神障害者への信頼できる介入(intervention)のプログラムを持つものとして登場してきている。多くの精神障害が持続的な生活障害(disabilities)をともなうものであるという認識に立って、急性期の治療モデルは患者の長期的な転帰を可能な限り改善することを目指した効果的な方法によって補強されつつある。精神医学的リハビリテーションは、精神障害を持つ人々の生活障害を長期的に改善すること、すなわち、生活、学習、仕事、対人関係、社会適応における生活障害を可能な限り正常な状態に改善することを目指すものであり、精神医学、心理学、ソーシャルワーク、看護、リハビリテーションの各分野の臨床家とともに、患者やその家族の自助努力によって行われるものである (Anthony and Liberman 1986)。

A. 歴史的な発展
HISTORICAL DEVELOPMENT

　精神医学的リハビリテーションの源は、いくつかの歴史的な発展に根ざしている。すなわち、a) 道徳療法の時代、b) 公的援助による職業リハビリテーション・プログラムの対象に精神障害者が含まれるようになった時期、c) 地域社会において精神保健についての考え方が広まった時期、d) 自助的で心理・社会的なリハビリテーション運動の時期、そして、e) 精神保健において効果的な介入法として生活技能訓練の技法が発展した時期である。

1. 道徳療法の時代　　Moral Therapy Era
　精神障害者に対するケアをより人間的なものにすることを求めた19世紀の改革的人々は、「患者の状態が許す限り、正常な精神活動を患者が享受し

ているかのように患者に接するように、…そして彼らの置かれた状態を可能な限り心地よいものにするように」(Bockoven 1963)することを目指した。道徳療法は精神障害者の仕事、遊び、社会活動を調べ、包括的に評価することを強調した。たとえば、イギリスのある精神病院の1人の牧師は「生活の場や雰囲気を変えたり、適当な職業につくのを助けることによって」患者を社会生活に復帰させることの重要性を認識した(Hawkins 1871)。現代のリハビリテーションと同様に、道徳療法においても構造化された活動が治療的効果をもつことが認められていた。ただし、両者の違いは、現代の精神医学的リハビリテーションが患者の行動の変容を目指している点である。

2. 職業リハビリテーションのプログラム　　Vocational Rehabilitation Programs

　第一次大戦の終り頃に障害者の就職問題が華々しく取上げられた。政府は、当初、身体障害者に焦点を合わせたプログラムを提出したが、リハビリテーションの原則が効果的に適用されることが示され、またリハビリテーションが社会的責任として大衆の支持を得るようになった。1943年の合衆国職業リハビリテーション法(United States Vocational Rehabilitation Act)の修正案によって、精神障害者に対しても経済的な援助と職業リハビリテーションのサービスが与えられるようになり、同様の法案が同時期にイギリスでも出現した。

　これらの政府の活動は社会福祉の対象を精神障害者にまで広げ、精神障害者に対する訓練やリハビリテーションに法的根拠を与えることになった。さらに、これらの法律によって与えられた利点や、その後の40年間に与えられるようになったその他の利点によって、職業領域における精神医学的リハビリテーションの実践の基盤が固められた(Beardら1982;Grob 1983)。リチャード・ラム(H. Richard Lamb)は、慢性精神障害者に対して精神医学的関心を持つ人々の代表者の1人であるが、彼はリハビリテ

ーションの構成要素の中で就労が重要な位置を占めていることを実証した。彼は以下のように述べている。「個々の患者の能力に合わせた作業療法は、慢性患者に対する地域医療の基礎となるべきものである」(Lamb 1982)。

3. 地域精神保健　　Community Mental Health

合衆国とヨーロッパ諸国では、1950年代から1960年代にかけて、精神疾患と精神発達遅滞に対する「地域を基盤とする治療 (community-based treatment)」の国家法案が制定された。こうした中で、地域精神保健運動は新たな基本的仮説を生み出した。つまり、重い精神障害を持つ患者に対して、地域社会の中で彼らが可能な限り正常な生活を自分の力で維持していけるように援助すべきであるというものである。不幸なことに、地域精神保健センター(community mental health centers)のさまざまな分野にわたる職員の間で、重篤な精神障害者は重要視されておらず、包括的なサービスが提供されるまでに至っていない。おそらく、慢性精神障害者に対する効果的な働きかけの技法を職員が持たないことが原因であろう (Liberman et al. 1976)。

地域精神保健センターの開設に伴って生まれた脱施設化運動の流れの中で、患者の社会復帰を準備する訓練に対する認識が高まった。精神科医は患者のもつ生活能力と生活障害に対する見方を「現実社会」に対する適応という現実に照らしあわせて変えていくことを迫られた。職業訓練プログラム (industrial therapy program) の研究によって、精神障害者に対して仕事がどのような利点と欠点をもたらすかが明らかにされ、精神障害者の雇用に対する一般の人や専門家の考え方が改められ、職業紹介プログラムが導き出された (Bennet 1983)。

地域精神保健の考え方をさらに付けくわえると、現代のリハビリテーションの理念として一般に認められているように、サービスが受けやすく、包括的で継続的なサービスが提供されなければならないということであ

る。患者を家族と離さずに治療すること、仕事を用意することは、1977年の国立精神保健研究所（NIMH）主導の地域支援プログラムで一層強調され、慢性精神障害者へのサービスに対する州および地域の投資を促した。またそのプログラムによって、精神医学的なリハビリテーションの原則の重要な柱がうちたてられた。すなわち、その柱とは、重症な精神障害者が必要とするものに十分こたえられるようにさまざまな機関が協力して、ケースマネジメントや、プログラムや機関の間の調整、ケースの権利の擁護をはかり、患者とその家族を自助活動にまきこみ、またケースへ積極的に関与していくことである。

4．心理社会的リハビリテーションセンター　　Psychosocial Rehabilitation Centers

　重い慢性精神障害者の心理社会的な機能が一般の社会生活の中で完全に回復することは稀であるという現実が認識され、患者が正常に近い生活を維持していくために、患者のニーズに合わせた援助の必要性が強調されるようになってきた。精神保健の専門家たちが慢性精神疾患を重要視しなかったため、精神疾患が集中する大都市で、心理・社会的な自助クラブを一般の人たちや患者自身が始めるようになった。初期の患者クラブ、たとえばニューヨークの「泉の家(Fountain House)」やフィラデルフィアの「地平線の家(Horizon House)」は相互援助や支持を目的として、もと患者のグループが創立したものである。これらの初期のソーシャルクラブから、包括的でさまざまなサービスを提供する心理・社会的なリハビリテーションセンター、たとえばシカゴの「敷居(Thresholds)」、ヴァージニア州フェアファックスの「社会リハビリテーションセンター」、ボストンの「中央クラブ(Center Club)」、マイアミの「仲間の家(Fellowship House)」、クリーブランドの「丘の家(Hill House)」、ロサンゼルスの「ポータルズ(Portals House)」が生まれた。心理・社会的リハビリテーションセンターは、実行可能な役割遂行や相互依存的な人間関係を結ぶ機会を与えたり、ストレッ

サーを弱めたり、利用可能な住居や職業選択のチャンスを与えることによって、「現実生活」の問題に対処できるように患者を支えている。当初からこれらのセンターでは以下の3点が強調されている。すなわち a) 環境に屈服せずに積極的に対処することを援助する方略、b) 症状の軽減よりも健康の促進、および、c) 持続する生活障害にもかかわらず、与えられた環境において何かを行う能力の改善、である。

5．技能訓練　　Skills Training

　精神医学的なリハビリテーションの最近の新しい進歩は、社会的学習の原理、人間の潜在能力の開発、職業リハビリテーションから得られた技能訓練法の導入である。生活の中のストレッサーに効果的に対処するには、問題解決技能、協力的で有用な対人関係を結ぶ技能、支持的なネットワークを動員する技能、仕事の技能などが必要である。積極的で指示的な学習原理——実技練習とロールプレイ、社会的強化や物的な強化、行動形成、コーチ、促し(prompt)、般化(generalization)を促進する活動——は個人の問題解決能力を高め、精神症状の増悪を防止する(Wallace and Liberman 1985)。

B．精神障害に対するリハビリテーションモデル
REHABILITATION MODEL IN PSYCHIATRIC DISABILITY

　医学的なあるいは精神医学的な障害を持つ患者のリハビリテーションは、その病気の特徴とその病気がもたらす結果を以下の4つの枠組みで理解することから始まる。それらは、1)病理(pathology)、2)機能障害(impairment)、3)生活障害(disability)、そして、4)社会的不利(handicap)である。リハビリテーションの専門家の視点からは、認知、注意、自律機能、そし

て覚醒レベルや情報処理の調節に障害をもたらす神経系統の精神生物学的な異常が、活発な病理や病態をあらわしていると考えられる。神経科学の分野で、ようやくこれらの異常を鋭敏に測定できるような手段と技術が開発され始めた。脳の代謝異常や、構造上の欠陥を調べるうえで用いられる高度の技術や実験室で確立されている方法は、まだ疾患の鑑別に用いられるまでには至っていないが、1990年代には各疾患の過程を特異的に評価できるようになると予想されている。最近のポジトロンスキャニング (positron emission topography: PET)、核磁気共鳴 (nuclear magnetic resonance: NMR)、コンピュータ断層撮影法 (computerized tomography: CT)による脳画像を用いた研究や、デキサメサゾン抑制試験、甲状腺刺激ホルモン試験などの神経内分泌機能検査、コンピュータを用いた脳波の誘発電位による脳地図、皮膚電気反応の分析、追跡眼球運動や持続的な注意機能 (continuous attentional performance)の検査、放射線標識免疫検定法による神経伝達物質の測定、などによって将来の飛躍的な進歩は約束されている。

　神経科学は現在のところ、ある精神疾患に対する脆弱性や素因の謎を解き明かしたといえるほど十分に脳の秘密を解明しているとはいえない。しかし、脳機能の障害のより基本的な指標となると考えられる機能障害の評価を通じて、精神症状や診断の予想をつけることは可能である。

　身体医学的なリハビリテーションの分野における機能障害に視覚障害、聴覚障害、四肢の運動制限、筋力低下が含まれるように、精神医学的な機能障害には支離滅裂な会話、妄想、幻覚、不安、抑うつ、集中困難、記憶障害、注意の逸れやすさ、無気力、無快楽症が含まれる。このような精神症状や認知・感情障害は、精神疾患の経過や予後および神経系の病的過程を反映する。

　精神医学的な機能障害が社会的な役割遂行に悪影響を及ぼす場合に、生活障害があると認められる。与えられた社会環境の中で期待される役割や課題の遂行ができなかったり、できても一定水準に達しないことを生活障

害と定義する（Frey 1984）。重症の精神疾患、たとえば精神分裂病患者の生活障害には、身辺自立（セルフケア）の技能（料理、掃除、身づくろい、歯磨き）の低下、社会的引きこもり、家族としての責任がはたせないこと、作業能力の低下が含まれる。DSM-Ⅲではこれらの生活障害が特に重視され、多くの精神疾患の診断基準にもりこまれている。精神分裂病と診断するには思考障害、妄想、幻覚といった特徴的な症状ばかりでなく、「仕事、人間関係、身の回りの始末などの面で、病前の機能水準から低下していること」が明らかでなければならない（American Psychiatric Association 1980）。

　症状や機能障害の出現、増悪、そして寛解に影響を与える防御因子や危険因子は、精神障害者の生活障害に対しても同様に影響を及ぼす。このように症状と生活障害との間には実質的な相関が認められるが、すべての機能障害が生活障害を引き起こすとはかぎらない。さらに、異なる疾患で分裂病患者の生活障害と同様の生活障害のパターンが見られる場合がある。さまざまな行動的特徴の中でも生活障害や職業的能力障害は、精神疾患の経過や予後に大きな影響を与える。

　リハビリテーションモデルの第4の要素は社会的不利である。これは生活障害のために、社会の中で他人と比べて不利な立場に追い込まれたときに生じる。これは、たとえば雇用者が精神障害者を雇用するのを嫌がる、というような偏見や差別から生まれる。また、精神障害者の機能障害や生活障害に対して社会が適切な設備を提供しないとか、その障害を代償できるような状況が得られないといったことも社会的不利が生じる理由の1つである。車椅子や傾斜路によって麻痺患者は機能障害や生活障害を克服し、報酬のある仕事についたり、レクリエーションを享受したりできるようになった。それによって、社会的不利は代償されたのである。精神障害者の場合は、障害を代償するのに特別な社会的環境を必要とするため、社会的不利を克服するのはもっと困難である。以前は州立および郡立の病院での長期の入院治療が、精神科患者の機能障害や生活障害を扱ううえでの社会

的な方法であったが、不幸なことに、病院に長期間収容すること自体が二次的な生活障害や社会的不利を生み出したのである。

リハビリテーションの観点から精神障害を見るうえでの4段階の相互関係を表1に示した。リハビリテーション従事者にとって、それぞれの段階ごとの重要な点は、たとえば、症候群診断は精神的機能障害（impairments）の領域を明らかにし、機能評価（functional assessment）は生活障害（disability）の程度を明らかにするといった点である。

主要な精神疾患の症状である妄想や幻覚、抑うつ、不安などが、患者の認知や対人関係の能力に影響を及ぼすほどになれば、そのような機能障害が明らかな生活障害や社会的不利をもたらしても何ら不思議ではない。慢性精神障害者における70％にのぼる失業率（Goldstrom and Manderscheid 1982）は、そのよい例である。失業率は社会的不利の重要な指標である。というのも現代社会における労働への高まる要請のなかで、精神障害者の欠陥、偏り、汚名が強調され、彼らを仕事から遠ざけているからである。退院後の就職率は10〜30％で、退院後1〜5年間就職を維持できるものは10〜15％であり、また最近の研究ではさらに低い率であることが明らかにされている（Anthonyら 1972; Anthonyら 1984）。仕事に対する耐性、持続力、指示に従うこと、同僚や指導者と協力すること、問題解決、仕事への適応、集中力の維持、批判を受け入れたり助けを求める能力などにおける困難さはすべて、精神症状や認知機能障害によって生じ、大きな社会的不利につながる生活障害の例である。

このように、精神障害者の機能障害、生活障害および社会的不利は、精神症状や職業ないしは生活上の欠陥と関係している。症状面の問題と機能上の問題は連続的なものである。たとえば病気の本態は、症状の重症度や慢性度また社会生活における機能障害（social dysfunction）に影響を及ぼしうる。一般に分裂病患者は、感情障害や不安障害患者に比べてより機能障害や生活障害の程度が強い（Harrowら 1978）。しかしながら、どんな種類の疾患をとっても、症状や社会的・職業的な経過や予後はその人によっ

表1. 慢性精神障害者に対するリハビリテーションモデルの各段階

段階：	病理→	機能障害→	生活障害→	社会的不利
定義：	中枢神経系の病変や異常であって、生物行動学的な障害の病因やその病能の持続に寄与している要因や家庭によって生じているもの	基盤にある病理の結果おこってくる心理学的、生理学的、解剖学的な構造あるいは機能の欠損あるいは異常	機能障害の結果生じている正常人として の範囲内で行動する能力の減少、あるいは欠如	その個人にとって正常な（年齢、性、社会的立場、文化にふさわしい）役割遂行を制限し、妨害する社会的不利益（機能障害や生活障害によって生じる）
例：	精神病症状に病因的に関連する脳腫瘍や脳炎	分裂病の陽性および陰性症状（妄想、失快楽症）	生活技能の不足	失業、ホームレス
介入：	血液検査と放射線画像検査	状態像診断、薬物療法、入院	機能評価、技能訓練社会的支援	国および州によるる職業リハビリテーション政策、地域支援プログラム

Liberman RP (Ed): Psychiatric Rehabilitation [special issue]. Schizophrenia Bull 12(4), 1986から転載。

て異なるし、同じ人でも時によって異なる（Liberman 1982）。さらに、重症精神障害者の転帰も主要な機能との間に必ずしも高い相関関係があるとはかぎらない。たとえば、職業上の機能レベルが低く症状が持続していても、生活上の機能が保たれている場合がある（Anthony 1979）。また、症状が持続していても仕事への適応がよい場合もある（Anthony and Jansen 1984; Straus and Carpenter 1981）。主要な精神疾患の表われかたの多様性は顕著な特徴の１つであり、脆弱性、ストレス、対処、能力といった因子の相互作用という観点からみることによって、その多様性をよく理解し、研究することができるようになる。

症状や症候群としての診断が患者の生活、職業上の役割行動にともに影響を及ぼす一方で、主要な精神疾患は寛解、増悪をくりかえすためにＡの時の精神病理とＢの時の行動上の機能とは一貫性を持たない。精神疾患において時間の経過とともに症状が変化するという性質は、急性増悪時や経過観察の起点となる入院時に観察された精神病理と将来仕事をこなす能力の間の相関が弱いことの一因となっている。

また脳機能障害と生活障害の間の相関が低いのは、精神病理を客観的に抽出し、評価するための信頼に足る手段が得られる前に報告されたものであるためとも考えられる。DSM-Ⅲによる診断基準を用いた研究では、第１軸診断（臨床症候群）と長期的な予後との間に強い相関が得られた（Tsuangら 1979; Pfohl and Andreasen 1986）。

Ｃ．精神疾患におけるストレスー脆弱性ー対処ー力量モデル
STRESS-VULNERABILITY-COPING-COMPETENCE IN MENTAL DISORDERS

精神疾患患者の経過と予後がさまざまであることは、精神疾患の大きな特徴である。図３に示すように、精神疾患の経過と予後を構成する機能障

精神障害に影響するさまざまな要因

- 精神生物学的な脆弱性
- 社会・環境的ストレッサー

防御因子
周囲からの支持
技能形成
移行的プログラム
向精神薬

機能障害　社会的不利　生活障害

リハビリテーションの転帰

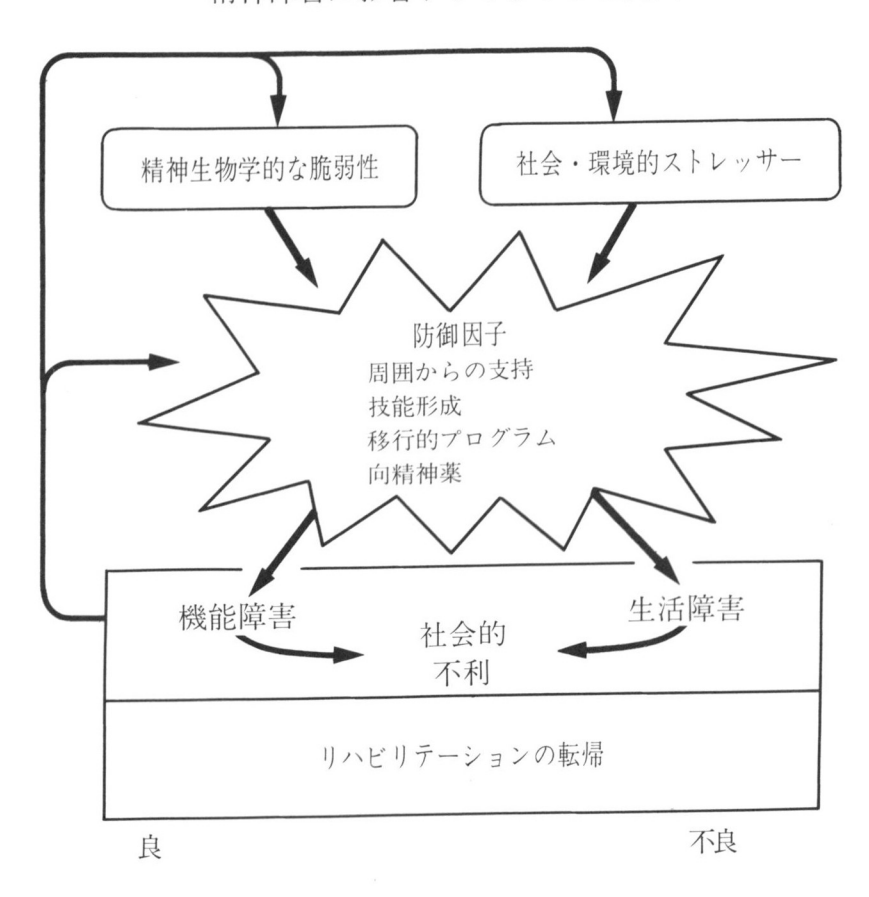

良　　　　　　　　　　　　　不良

図3．転帰の差異に影響する要因を中心とした、慢性精神障害者と生活障害の多因子的モデル。ストレスの悪影響が脆弱性に及ぼす影響を、対処、能力、周囲からの支持、向精神薬といった防御因子によって緩和あるいは中和することができる。
Liberman RP(Ed): Psychiatric Rehabilitation[special issue]. Schizophr Bull 12(4), 1986から掲載。

害、生活障害、社会的不利は小さいものから大きいものまでさまざまである。精神分裂病患者のうちあるものは重篤な挿間性精神病状態（psychotic episodes）を経た後、生活、職業上の機能がよく回復し、良好な経過をたどり、精神病理的にも軽度である。またあるものは同様の頻度、および程度の精神病的状態を経ながらかなりの程度の機能障害、生活障害が持続している。

　1人の患者の状態が経過のうちで、さまざまな形をとることは決して例外的なことではない。再発して能力が障害される時期と、寛解して社会的役割の遂行がスムーズに行われる時期とは交互におとずれる（Harding and Strauss 1985）。それでは、慢性で重症な精神疾患の経過および予後が人によって、あるいは同じ人でも時期によって実にさまざまであることをどのように説明すればよいか？　そのことは図3に示した、脆弱性、ストレス、防御因子などを含む多因子による図式によって説明できる。

　主要な精神疾患におけるストレス－脆弱性－対処－力量モデルによって、症状や生活機能障害の発症、経過、転帰を生物学的因子、環境因子、行動因子の間の複雑な相互関係として説明することが可能であり（Liberman 1982）、またそれはリハビリテーションの理念と一致する。家族や職場における緊張感、ストレスの多い生活上の出来事が生じると、精神生物学的な脆弱性のために精神症状が引き起こされることがある。

　防御因子の存在や作用によって、脆弱性やストレッサーが機能障害、生活障害、及び社会的不利に及ぼす影響が弱まることがある。防御因子とは、患者自身、家族、支援ネットワークや専門家も治療によって形成される対処技能（coping）、及び力量（competence）によって得られるものである。防御因子の実例として、技能形成、社会的な支援、あるいは移行的雇用（transitional employment）などを可能にするリハビリテーションプログラムが含まれる。対処技能や力量は患者自身、あるいは患者の社会環境から得られるものである。これらの観点から、薬物の濫用（たとえばフェンシクリジン、アンフェタミン）によって生じる分裂病様症状の増悪や再発

は、これらの薬物のストレス増強作用が個人の生物学的な分裂病性の素因に影響を与えたために生じると考えられる。同様に、服薬、患者自身の対処技能、社会的な支援などの防御因子を越えるストレスの高い出来事（たとえば、信頼できる治療者がいなくなったり、長期入院からの退院など）もまた、症状の増悪を引き起こす。これといった短期的なストレッサーが見つからなくとも、服薬、対処能力、社会的な支援によって得られる防御因子がなければ、脆弱な個人は難局、緊張や葛藤に屈服してしまうことがありうるのである。

症 例

　ジョーは成長期を家族と農場で過ごした。隣近所は離れていて、若い頃には同年代の仲間との接触はほとんどなかった。生徒数の少ない学校に通い、他の子供たちとの接触を避けていた。家の近くの山の中腹で、羊や牛の世話をしながらほとんどの時間を過ごした。そのため仲間との対人的技能はほとんど育たなかった。彼の両親も社会から引きこもりがちで、感情表現や親しい対人関係について学習する機会は与えられなかった。遺伝的には、彼の祖父が州立の精神病院に何年も入院しており、おそらく精神分裂病と思われる。

　18歳の時、ジョーは入隊して軍隊の訓練を開始した。彼は兵舎に他の若者たちとともにつめこまれたが、そのほとんどは彼より都会の出身であった。彼らはあけっぴろげで、早口で大声であった。彼はこのように活動的で刺激的なつきあいは不慣れで、氾濫する情報の処理に困難をきたした。彼は仲間と冗談を言い合うこともできなかったし、性体験の話を自慢気に話すことできなかった。そもそも、そういう体験が彼にはなかったのである。何週間か、厳しい軍隊の規律と仲間からのプレッシャーに対処しようと無理な努力を重ねた後、思考の混乱と不安による自律神経症状が生じた。これらの前駆症状に引き続いて、関係念慮や将校たちによって考えが頭に吹き込まれるといった妄想が生じた。日常的な義務を怠るようになり、夜

間覚醒が認められ、軍の病院に連れていかれたときには幻覚妄想状態であり、精神科医は彼を精神分裂性障害と診断した。

　ジョーは入院したが、病棟は彼に対して支持的、保護的で暖かくて、友好的であった。職員はよく彼を助け、彼のプライバシーをまもり、静かにしてやることの必要性をよく理解していた。靴を自分でみがく必要もなかったし、朝ベッドを整える必要もなかった。抗精神病薬の投与をうけ、徐々にではあるが確実に症状は消退した。不十分ながら社会生活に順応できるようになり、彼の生活機能は病前の水準にまで達した。

　この時点で、彼は退院し家族のもとへ帰った。不幸なことに、軍病院で得られた防御因子はその後の治療に結びつかなかった。軍の精神科医は、ジョーの家の近所のクリニックの彼の主治医に連絡をとらなかった。その結果ジョーは、彼に起こったことに対して当惑し混乱している家族のもとに戻るはめになった。彼は一見正常であった。外見上は病気らしいところは見うけられなかった。彼は錠剤を服用していたが、それが両親にとっては彼を眠くさせ、弱々しく見せているように感じられた。両親は、農園でとれたものをしっかり食べ、牛乳をたくさん飲みさえすれば、そんな薬は飲まなくてよいのだと説得した。また、両親は彼に農園で再び働くように促した。彼の仕事の能力に対して、両親は以前より高くはなくとも、少なくとも同じ程度には期待した。というのも両親は、彼が軍での仕事をまっとうできなかったことに対して、いらいらし困惑していたからである。

　農園での彼の仕事に対する要求やプレッシャーが強まるとともに、奇妙な感じが再びジョーをおそった。現実感がうすれ、身体が滅び死んでいくといった観念にとらわれるようになった。持続的な効果をもつ抗精神病薬（訳注：通常1回の注射で2〜4週の効果を持つ持効型デポ剤）が徐々に代謝、排泄され、再び分裂病症状が生じてきた。

　ジョーは、家の農園の所在地の郡の中心地である小都市の地域精神保健センターに入院した。そこで、ジョーは両親とともに分裂病とその管理のしかたについて教育をうけた。ある治療者が、ジョーのケース担当者（case manager）としてかかわり、彼が持続的な治療をうけ、生活面および職業面でのリハビリテーションをうけるように世話をした。ジョーは精神保健センターで毎週行われる生活技能訓練グループに参加し、ボランティアや元患者が組織するソーシャルクラブにも参加した。

　彼は両親と離れて、精神保健センターの職員が指導している、保護住居に住むことにした。投薬は持続的な効果をもつ注射によって続けられ、主治医とは協力的な信頼関係を結ぶようになった。ジョーの経過は2度目の挿間性精神病状態以後はよくなった。経過観察の必要はあり、時々症状の再燃をみたが、機能は回復する方向に向かっており経過は上向きであった。結局彼は管理人の仕事につき、半ば自立した生活をおくっている。

D．対処ー力量によってストレスと脆弱性を代償できる
COPING AND COMPETENCE CAN COMPENSATE FOR STRESS AND VULNERABILITY

　主要な精神障害に罹患する危険性を含む脆弱性因子は、症状出現のエピソードの前、エピソード中、およびその後を通して存在する、比較的持続的な異常である。防御因子は環境及び患者自身が持つもので、ある時点でのストレスによって精神障害につながる脆弱性因子が症状出現にまで発展するかどうかを規定している。ストレッサーは一過性の周囲の出来事で、患者の適応のしかたに変化を求め、患者のその時点での対処技能および力量に挑戦するものである。

　また、精神障害における脆弱性ーストレスモデルで中心的役割を果たすのは、患者および家族の対処技能や対人能力を防御因子として高めるために行われる、心理社会的な介入である。心理社会的な防御因子はストレッサーの衝撃を弱め、再発の可能性を小さくする。社会において学習された

対処技能によって、患者は日常生活において難局を乗り越えたり問題を解決したりすることを通じて必要な道具を得たり、社会的・感情的な行動がとれるようになるのである。対処技能及び力量は、ストレスの多い日常生活上の出来事や周囲の緊張感といったことから、分裂病に対して一定の脆弱性をもつ患者を守ることになる。精神病理の水準にかかわらず、対処技能はその疾患にともなう生活、職業、身の回りの始末などにおける障害を軽減する。

そのモデルでは、また精神生物学的な脆弱性因子の影響を弱めるために、適切な精神薬理学的介入を行うことが強調される。たとえば、抗精神病薬の服用は生物学的な脆弱性に対して防御因子として作用し、したがって再発率は低下し、精神分裂性障害の経過は改善される。抗精神病薬は、また分裂病への脆弱性をもつ患者において、環境による増悪因子やストレッサーによる精神病症状の出現を抑制する作用がある（Leffら 1973; Vaughn and Leff 1976）。しかしながら、抗精神病薬による生物学的な脆弱性の軽減だけでは、強いストレッサーに出会ったり、社会的な支持が失われたり、個人の問題解決技能が低下するといった場面に直面した場合には、脆弱な患者を再発から守ることはできない。神経遮断薬の服用が確実な分裂病患者のうち30～40％が1年以内に再発している（Liberman 1984）。

この、脆弱性－ストレス－対処－力量モデルでは、特徴的な分裂病症状の出現や増悪、およびそれにともなう生活障害は、脆弱性をもつ患者において、以下のような場合に生じやすいとされている。

1. 基盤となる精神生物学的な脆弱性因子がひきがねとなる場合。それは、適度の抗精神病薬の服用が行われないときに生じやすい。
2. 社会的なあるいは道具的な役割（instrumental roles）の遂行において、患者の対処技能や力量をこえる、ストレスの多い生活上の出来事が生じた場合。
3. 患者の社会的支援ネットワークが弱まったり、なくなった場合。

4．対処技能や問題解決技能が以下のような理由で衰えた場合。すなわち、それらが用いられなかったり、患者が病者の役割をおしつけられたり、動機が失われたりすることによって。

　対処(coping)とは、一定の生物学的な脆弱性をもつ患者が環境上のストレッサーに直面したときに、再発を防止する過程である。すなわち対処とは環境上のストレッサーや難局を克服するために努力する過程である。対処は、ある患者が（あるいは患者が家族や他の社会的な支援と一緒になって）ある望ましい結果を目標にして一連の行動をとる際に、自分の生活力量がそれにふさわしいと信じるところから始まる。ある望ましい結果を得るために必要な行動をうまくとれるという信念、あるいは確信は「自己効力（セルフ・エフィカシー self-efficacy）」と呼ばれるが、それはその対処しようとする努力以前かあるいは遅くとも同時に生じると考えられる。自己効力は、以前に何かを成し遂げた経験や、成功体験によって主として形成されるが、それ以外にも他者がある脅威に対処し成功するのを見るといった代理体験、言語による説得、感情の喚起などによっても形成される。
　人は自分の対処能力では十分対処できないと感じたときは、その脅威となるような状況や環境上のストレッサーを恐れ、避ける。身についた自己効力は、いったん挑戦が始まると、その対処努力の持続性も増強する。自己の力量への信頼、あるいは克服できるという信念が強ければ強いほど、対処技能は長く続く。つらくとも対処をがまん強く続け目標が達成された人は、自己の力量の対する信頼をさらに深めるような体験が得られたことになる。
　対処行動は、1人で行っても他者とともに行ってもよい。仕事を得るとか、あるいはその他の個人的な必要性から、友人や親戚の助けを得る場合も対処技能が用いられることになる。またある目標の達成のために、社会的なあるいは物質的な資源を求め、集めるといったことも、重要な対処行動の一種である。したがって対処とは、何か道具的なあるいは対人的・感

情的な目標に到達するための試みや努力のことである。

力量（competence）は個人の欲求を満足させることと定義され、対処と力量は時間的に連続的なものである。対処が過程であるのに対して、力量とはその結果である。

自覚された自己効力と、その人の能力の範囲内で存在する対処技能に加えて、患者の対処努力を規定するものに動機がある。たとえば、神経遮断薬の副作用による不快感に悩まされている人は、それほどでもない人に比べて、よりその対処技能（たとえば、医師との会話技能、医師との約束の時間に着くために交通機関を利用する能力、服薬方法の変更について相談するために電話をかけたり、医師との面会の予約をとる能力など）を用いる動機が強いはずである。同様に、社会的な援助に対して敏感な人は対人接触を嫌う人に比べて、治療セッションに参加することに対する動機が強い。金銭や他の実際的な行動上の強化因子は、分裂病や他の精神疾患患者の対処活動に対して強力な効果があることが、これまでくりかえし示されてきた（Liberman 1976; Liberman ら 1974）。

内容的な面も対処努力に影響を及ぼす。たとえば、他と比べてより高い水準の技能を必要とし、遂行が困難で、好ましくない結果が生じる危険性が高いといった課題がある。たとえ高い水準の自己効力や動機があっても、職業的な技能もなく、長期間職探しができるような社会的支援が得られない患者は、職探しがうまくいかない。職探しにおける失敗に加えて、障害年金を失うのではないかという不安が重なる。

対処努力は、個人の社会生活技能に依存している。分裂病の障害に対する対人および生活技能の防御因子としての役割は、スコットランドでの研究で強調された。その研究では、51人の長期入院患者のある特別なリハビリテーションプログラムへの参加後を、4年間にわたって経過観察している（Presleyら 1982）。進歩が見られ、社会の中で生活できるようになった人たちと改善が見られなかった人たちを区別する要因は、身の回りの始末の技能（金を使ったり、料理をしたり、衣服を管理することなど）に関

するものであった。同様に、短期入院後の自宅療養中の分裂病患者についての研究では、退院後1年間の再発率は病前の生活技能に欠陥のあるものの方が有意に高かった（Linnら 1980）。

子供時代、思春期、そして大人になってからの社会生活の力量は、分裂病の重症度や転帰に関連しており、したがってある程度それらの予測が可能である（Kokesら 1977; Straus and Carpenter 1977, 1981）。多くの研究において、分裂病症状が悪化して入院が必要となる前の社会適応水準が高ければ高いほど退院後の予後がよいと報告されている（Hersen and Bellack 1976; Kokesら 1977）。

E．精神医学的リハビリテーションの方略
STRATEGIES OF PSYCHIATRIC REHABILITATION

以上に述べた概念的な枠組みと障害に対するリハビリテーションの観点を組み合わせることによって、精神障害に対するリハビリテーション的介入に関して一貫した方略が立てられることになる。精神医学的リハビリテーションとは、学習過程と周囲からの支援によって、社会的および道具的役割機能が可能な限り回復することを目指したものである。持続的な欠陥や症状のために機能の回復に限界が認められるときは、リハビリテーションの努力目標は、個人が、a) 代償的な技能や生活、仕事の環境が得られるようにし、b) 現実的に到達可能な機能水準で適応できるように援助することである。リハビリテーションは、通常社会的および役割機能の喪失をともなう急性症状の出現や増悪が改善され安定した後、ただちに開始される。リハビリテーションの専門家の目標は、症状の改善が長期的に持続し、対人的技能あるいは自立生活のための技能を確立あるいは再建し、個人が満足できる生活の質が得られるように援助することである。

リハビリテーションの実際は、障害者はさまざまな生活、学習、職業上

の環境から要求される役割を遂行するのに、技能や周囲からの支援が必要であるという思想に基づいている。リハビリテーションの臨床的な仮説は、精神障害者の技能や周囲からの支援を改善することで、彼らが選択した役割において必要とされる行動がよりとりやすくなる、ということである。言いかえると、障害を軽減、あるいは代償するための介入を行うと、その結果、社会的不利が減少するという仮説である。

　リハビリテーションの目標は、日常生活への適応を中心的に扱っているので、患者自身が目標設定や学習過程に最大限参加することが重要である。包括的なリハビリテーションは、個人あるいは社会生活に関する領域（服薬や症状の自己管理を含む身の回りの始末、家族関係、交友関係、ある職業に従事したり就職活動をすること、金銭管理、消費活動、居住問題、余暇活動、交通機関の利用、食物の用意、公的機関の選択及び利用）における評価、訓練、生活環境の調整を含む。これらの包括的な各領域での特定の目標設定は、患者、家族、重要な他者の積極的な参加によって行われるべきである。こうすることによって、治療者が患者救済の幻想を持ったり非現実的な野心的な目標をかかげて、患者を再発へと追い込むのを防ぐことができるのである。

　精神医学的なリハビリテーションの専門家は、心理士、職業リハビリテーション・カウンセラー、作業療法士、レクリエーション療法士、看護婦、看護士、ソーシャルワーカー、精神科医、精神保健のパラメディカルの人たちを含む。専門家たちは、一般的な生活場面で患者の世話をしている人たちを見逃してはならない。たとえば、親戚の人たちやケア付き住居の運営をしている人たちなどである。これらの人たちがリハビリテーションの協力者として機能することを目指した介入プログラムは、専門家による障害者のリハビリテーションへの影響をいっそう強めることができる。

　リハビリテーションには2つの主要な方略が含まれる。a）患者が社会的および道具的技能を身につける、あるいは取り戻せるようにすること、b）周囲からの社会的及び物質的な支援を促して、持続的な障害や社会的不利

を代償すること、である。通常、患者の要求や目標に合わせて、両方の方略を用いる。急性分裂病様障害や大感情障害の回復期にある患者のように、病前の生活の質が保たれているため、病前の機能水準に戻るのにそれほど手助けの必要がない人もいる。

　一方で、より慢性的な障害を伴う疾患、たとえば分裂病や器質性脳疾患のように、損なわれたり失われたりした技能を再建することができない人もいる。その場合は、そのかわりに代償となる技能や環境、例えば保護された職場や居住施設で機能できるように学習したりすることが、リハビリテーションの努力目標となる。慢性精神障害では、持続的な症状や障害のために、その障害を受け入れ、新たな到達可能な目標を設定することが必要となる。すなわち、症状に対処する方法や服薬の管理、必要な時に専門家をいかに利用するかがリハビリテーションの重要な目標となる。障害のために収入のある仕事が得られない場合は、患者や家族はそのかわりとなる有意義な活動、対人接触、日常生活の構造を得るために援助することが必要となる。持続的な症状は生活及び職業上の障害をもたらすが、逆にリハビリテーションが患者の社会的な役割役割遂行を改善すればするほど症状は抑えられる。

実 例

　精神医学的なリハビリテーションについての綿密な比較対照研究において（Paul and Lentz 1977）、イリノイ州立病院に入院中の100人の残遺症状が強く、退行し、障害が顕著な慢性精神疾患患者を、トークンエコノミー（訳注：代用貨幣を用いた行動療法的訓練プログラム）を用いた技能訓練生活学習プログラム（skill-building social learning program）、治療共同体の原則に基づいた病棟運営プログラム（環境療法）、そして州立病院の病棟で行われる標準的な治療の3つに無作為に振り分けた。5年後、系統的なトークンエコノミー・プログラムによる技能訓練を受けた患者があらゆる面で最も改善を示していた（Paul and Lentz 1977）。この研究における

第1章 慢性精神障害への対処   23

[グラフ: 退院率、地域で過ごした日数、患者1人あたりの経費、プログラム参加期間(週)、服薬遵守率(%)、病棟での行動改善(NOSIE)]

□ 社会的学習
■ 環境療法
▨ 伝統的な治療

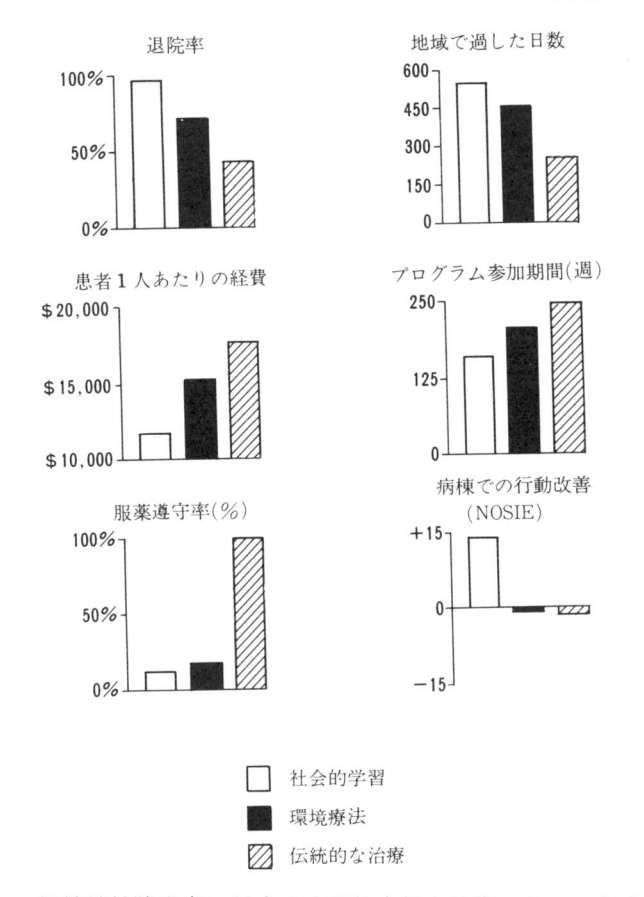

図4. 慢性精神障害者に対する心理社会的な治療の3つの方式の間の比較対象研究の結果をさまざまな角度から示したものである。社会的学習療法は環境療法や従来の伝統的な入院治療と比べ、すべての転帰の指標でまさっていた。Liberman RP(Ed): Psychiatric Rehabilitation[special issue]. Schizophr Bull 12(4), 1986から転載。

(訳注 "NOSIE" は、"Nurse's Observation Scale for Impatient Evaluation" の略称であり、「入院患者評価のための看護婦の観察尺度」というような意味になる。その名のとおり、主として入院患者の病棟内での行動を看護婦らによる観察によって評価するために用いられる。この日本語版は訳者らの1人である池淵によって作成中である。)

データをまとめたものが図4である。生活学習プログラムの群では98％以上の患者が退院し、少なくとも18ヵ月は地域社会の中で生活したのに対して、病棟運営プログラムでは71％、標準的な治療では46％であった。

　これらの顕著な改善が得られるために費やされた金額は、生活学習プログラムにおいて最も少なく、また症状をおさえるのに必要な神経遮断薬の量は少なかった。さらに日常生活機能において有意な改善を示したものは生活学習プログラムのグループのみで、約20％の患者が正常に近い水準の機能を示した。

F．精神医学的リハビリテーションにおける段階
STEPS IN PSYCHIATRIC REHABILITATION

　この本の各章では、技能訓練、薬物治療、および地域社会からの支援を通じて行われる機能評価と診断からはじまる精神医学的リハビリテーションの各段階を詳細に検討していく。各章は、実証的な研究によって立証された精神医学的リハビリテーションの各領域について重点がおかれている。ここではこれらのリハビリテーションの機能について簡単にまとめておく。

　精神医学的リハビリテーションは、包括的な精神医学的な診断と機能評価からはじまる。それによって精神保健やリハビリテーションの専門家が、医学的診断と行動的機能水準によって患者を分類することが可能になるが、これは機能障害と生活障害を同定する上で必須のことである。機能障害と生活障害を明らかにすることによって、精神保健およびリハビリテーションの専門家が問題点を整理して序列を決め、ある目標を設定し、治療及びリハビリテーションの計画を立て、効果をあげることができるのである。精神医学的な診断と行動の評価はともに、患者に対して効果的な薬物、

心理社会的な治療、そしてリハビリテーションの計画を組み合わせるのに必要である（Taylorら 1982）。さらに、患者の診断を知ることは、治療者が患者や家族に適切な予後を伝える際に役立つ。診断はまた、患者がその生活障害や社会的不利を最小限にするためには、技能訓練に対して周囲からの支援をどの程度の割合で含めればよいかを治療者が判定する際に役立つ。

1．機能障害の軽減　　Reduction of Impairments

精神障害者に対するリハビリテーションによる介入を行う際には、生活あるいは職業上の行動に悪影響を及ぼす症状や認知機能障害を軽減したり取り除くことが必要である。幸いなことに、脳機能障害の軽減は精神薬理学を通じて行うことが可能である。過去20年間で、抗精神病薬、抗うつ薬、抗不安薬の使用を通じて、精神薬理学の分野で病気の治療および予防はともに大きな進歩をとげた。ただし、これらの向精神薬が万能薬ではないことに注意しなければならない。しばしば、規則的に服薬していても、症状を一部抑制したり、再発を防ぐというよりむしろ遅らせているだけという場合がある。向精神薬はまた不快な副作用を伴い、かえって技能訓練の遂行を困難にすることがある。しかしながら一般に向精神薬は、脳機能障害を軽減し、心理社会的な方略が生活障害や社会的不利の緩和に対して有効に作用することを可能にする。

図3から推察されるように、ストレスや脆弱性を軽減するさまざまな防御因子の間には相互関係が存在する。すなわち効果的な技能形成リハビリテーション・プログラムを実行すれば、抗精神病薬の必要性は減少する。この事実はポールとレンツ(1977)の研究において明らかにされ（上記の症例で示した）、生活学習療法（social learning therapy）を受けている患者のうち、プログラムに参加して1年あるいはそれ以上経過した後に、神経遮断薬の維持用量を必要としたものは18％以下であった。

実 例

慢性分裂病に対する行動療法的家族指導と支持的個人療法との間の比較対照研究において、家族技能訓練を受けた患者の方がよりよい転帰が得られた (Falloon 1985)。最後の2年間で、家族がコミュニケーション及び問題解決技能訓練を受けるプログラムに参加した患者のうち78％に精神症状の寛解が得られ、一方、支持的個人療法を受けた患者ではわずか17％であった。行動的家族療法に見られるこれらのすぐれた結果は、より少ない神経遮断薬の維持用量で得られた——その差はクロルプロマジンに換算すると1日平均100mgであった。この違いを図5に示す。このことは、精神医学的なリハビリテーションにおいて、薬物療法と技能訓練の間の相互作用を重視すべきことを示している。

2. 技能訓練による生活障害の軽減　Remediation of Disabilities Through Skills Training

患者が向精神薬と短期入院による治療によって改善が得られた後、リハビリテーション療法家は技能訓練を用いて社会、家庭、職場における機能の障害の軽減をはかる。精神医学的なリハビリテーションの主要な方略として、技能訓練は多くの患者がどれほど適切な薬物療法と入院治療を受けても持続的な症状や残遺的な障害を残すことになるという仮説に基づいて行われる。生活及び職業上の技能訓練といった比較的新しい分野は、さまざまな精神疾患患者や治療者にとって適切なものである。

最も慢性的な精神障害——精神分裂病、大うつ病および器質性疾患——が技能訓練の最もよい対象である。多くの分裂病やうつ病において、適切な薬物療法は有意に症状を軽減する一方で、かなりの人は薬物に反応しなかったり、症状が改善しても生活及び職業上のハンディキャップが持続したりする。たとえば分裂病の陰性症状や欠陥症状については、薬物による

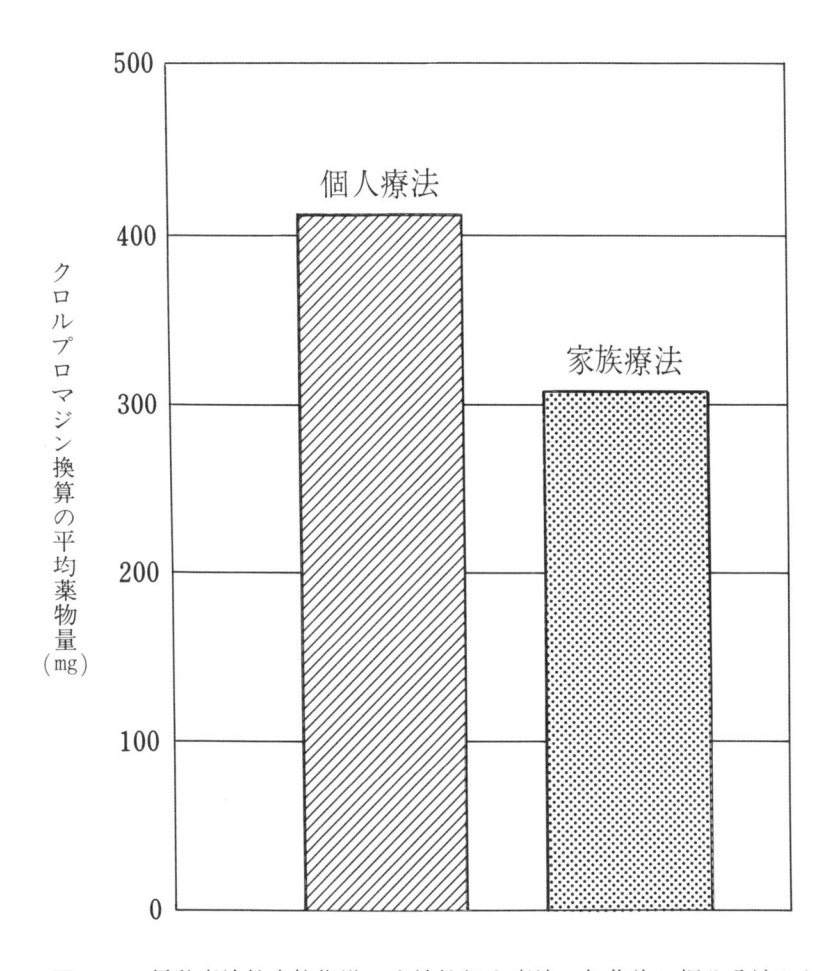

図5. 行動療法的家族指導と支持的個人療法に無作為に振り分けられた分裂病患者の治療に用いられた神経遮断薬の2年間の平均用量の違いを示した。行動療法的家族指導を受けた患者の方が非常にすぐれた転帰が得られたにもかかわらず、個人療法を受けた患者に比べて必要とされた薬物の維持用量はより少なかった。

改善はいまだに得られない。社会からの引きこもり、無気力、無力体質、だらしなさ、および無快楽症は、幻覚、妄想、思考障害ほどよく神経遮断薬に反応しない。薬物は生活及び対処技能を直接教示するのでなく、ただ症状を取り除いたり軽減したりすることによって間接的に関与するのである。多くの分裂病患者が社会生活を維持していくためには、社会的及び対人的な技能を学習あるいは再学習する必要がある。

通常は、社会的な役割機能の喪失をともなう精神疾患の挿間性の急性状態あるいは増悪状態が安定した直後から、技能訓練を開始することができる。慢性精神障害では日常生活技能が広範囲にわたって侵されているため、患者は通常、個人および社会生活に関連する包括的な機能領域にわたって訓練あるいは再訓練を必要とする。服薬及び症状の自己管理を含む身の回りの始末の技能、家族関係、同僚や友人との対人的技能、求職・就職活動、金銭管理と消費活動、居住、レクリエーションおよび娯楽活動における技能、交通機関の利用、栄養のある食事の用意、公的機関の選択と使用などである。

実 例

慢性精神障害者のリハビリテーションのための包括的な技能訓練プログラムが、退役軍人病院 (Veterans Administration hospital) が後援するデイケアセンターで行われた (Spiegler and Agigian 1977)。そのプログラムは高度に構造化され、生活および職業上の技能を指導することに重点がおかれていた。その教育プログラムで得られた知識や技能を地域社会生活に生かせるように患者は援助された。1年後、教育的な技能訓練プログラムに参加した患者の90％は地域社会の中でその機能を生かしながら生活しており、一方標準的な治療を受けた患者はその53％しか地域での社会生活を維持することができなかった。

3. 支持的介入による生活障害の軽減　Remediating Disabilities Through Supportive Interventions

　生活および職業上の機能の回復において、持続的な技能の欠陥や治癒しにくい症状のために限界が認められる場合、リハビリテーションの方略は患者が生活障害を、代償できるように援助することを目指す。すなわち、a）持続的な技能の欠陥や症状を持っていても適応できるような生活、学習、仕事における環境の設定、b）患者及び家族の期待を、現実的に到達可能な機能水準に合わせること、である。重篤な慢性精神障害者の社会的役割の再構成のためには、このように支持的で補強的（prosthetic）な生活及び職業上の環境設定が技能訓練に対して補強的に作用する。

　環境への介入は、支持的な人物や支持的な生活場面、あるいはその両方を患者に提供することを試みる。「支持的な人物（support person）」は、擁護者、仲間、カウンセラー、助言者などいくつかの異なる役割を持つが、個人の生活障害及び社会的不利を軽減することができる。生活場面をより支持的なものにする試みは、支持的な人物よりむしろ環境内でのプログラムや社会資源（resources）をより重視する（たとえば、保護された環境及び住居、特殊な退院用プログラムなどである）。以上の2通りの支持的な介入方法が、技能発達的な介入と最も異なる点は、系統的また直接的に患者の行動を変えようとしない点である。むしろ、ただ患者の現在の機能水準を支持し、社会に適応させることを試みるのである。

実　例

　精神障害者が退院した近所の人たちを「支持的なケースワーカー」として、その助力を得るようにした。彼らは、患者の仲間としてふるまったり、あるいは患者が社会適応できるように「助っ人」になったりした。12ヵ月間にわたって、入院日数は92％減少し、非専門的な助っ人がストレスを緩和し、地域社会への適応を容易にすることが示唆された（Cannady 1982）。

　慢性精神障害者に対する支持的な介入についてのもう1つの研究では

(Witherridgeら1982)、再入院の危険性が高い重篤な精神障害者をカウンセラーが担当した。彼らは患者の家庭や近所に出向き、さまざまな方法で援助した。その後の1年間の患者の平均入院日数は、87日から37日へと減少した。

4．社会的不利の軽減　　Remediation of Handicaps

　技能や支援体制の発展を目指す臨床的なリハビリテーション的介入に加えて、精神障害者は社会的リハビリテーションによる介入を通じてその社会的不利の克服が援助される（Anthony 1972）。社会的リハビリテーションは、精神障害者がその中で機能しなければならない社会制度を変えるように構成されている。臨床的リハビリテーションとは異なり、その焦点はある特定の精神障害者の技能や環境にあるのではなく、むしろその焦点は多くの精神障害者において社会的不利の克服が可能になるような社会制度の変革にある。このようなシステムに対する介入の例としては、特定企業法人税控除法（Targeted Job Tax Credit legislation）の適用、障害者社会保障制度（Social Security Disability Program）における職場の試用期間の変更、障害者の雇用における割り当て制の発展などがあげられる。これらの制度的介入の重要性は、いくら強調しても強調しすぎることはない。社会的不利を克服する上での障害は、個人の機能障害や生活障害よりも、住む家のないことや社会的・経済的な制度の問題によるものがより大きいと思われるからである。地域支援プログラムは、慢性精神障害を持つ人々の問題に対する社会の側からのシステム（制度）として表現された反応の実例と見ることができる（Turner and TenHoor 1978）。

症　例

　15年間私立及び州立精神病院への入退院を繰り返してきた30歳の男性が、心理社会的な職業適応プログラムを1年間受けた後、地域社会で仕事

につこうと決意した。職歴はかんばしいものではなかった。たとえば、これまでで最も長く仕事についていたのが6ヵ月間であった。特定企業法人税控除法を雇用者側の動機として用いた。そして精神医学的なリハビリテーション・チームは、彼の関心や才能にみあった仕事である、ビデオの修理屋の仕事を見つけることができた。修理屋で仕事を続けるために、患者は上司からの指示を受ける技能、たとえば他人の言葉を理解し、自分の考えや気持ちを他人に伝えるといった技能を学習しなければならなかった。さらに環境をより支持的なものにするために患者の必要性に合わせて雇用者を教育し、患者が新しい環境に慣れるまで、はじめのうちは仕事の負担や就業時間を減らすことに関して雇用者の同意を得た。

G. まとめ　　SUMMARY

　慢性精神障害者において広範に認められる機能障害、生活障害および社会的不利に対しては、技能訓練や環境調整の方略を組み合わせた精神医学的なリハビリテーションがしばしば必要とされる。向精神薬療法、入院治療や部分入院治療(訳注:デイケアやナイトホスピタルなどをさす)、ケースマネジメント、技能訓練、社会的な自助クラブ、環境上の保護、社会制度の変革などが統合されて、患者が最大限実現可能な社会適応を得るように援助される。各種介入法のうちどれが重視されるかは、障害の性質、患者の病前の能力水準、そして発病後の時期によって異なる。
　主要な精神疾患がストレスと結びついた生物学的な機能障害であるという一致した見解から、分裂病や感情病の持続的な生活障害や社会的不利に対処するために、患者の技能や支持的な環境の発展を主眼としたリハビリテーションによるアプローチは、折衷主義的で実証的な伝統から生じたものである。精神医学的なリハビリテーションは、社会的学習および行動療

法（Liberman and Evans 1985; Paul and Lentz 1977; Liberman and Foy 1983）、患者中心（client-centered）の治療及び人間の潜在能力の開発（Carkhuff and Berenson1976）、そして発達心理学（Straus and Carpenter 1981）の影響を強く受けた評価および介入方法を用いて実行に移される。

患者はリハビリテーションの目標設定の場面にできるかぎり参加することが望ましい——その過程では治療者との間に、相互の立場を尊重し合う、共感的な信頼関係が必要とされる。望ましい介入法は、適切で合理的な精神薬理学と、患者が社会生活上必要な知識や技能を直接的な訓練によって身につける教育的なアプローチを組み合わせることによって得られる。

リハビリテーションの過程は、患者が治療を必要とする限り繰り返される相互に重なり合う3つの段階からなっている。症状評価、機能評価、および利用できる社会的資源の水準の評価は、患者や治療者が協力して計画を立てる際に役立つ。診断・評価面接、心理テスト、情報提供者、既往歴、ロールプレイ、直接的な行動観察を通じて得られた評価から、患者のおかれた環境で生活、学習及び仕事に必要な技能水準や、患者において現在不足しているもの、精神病理、技能及び周囲からの支援についての情報が導き出される。

練習問題

効果的なリハビリテーションのためのいくつかの要点が明らかにされた。多くの典型的な精神医学的なリハビリテーションプログラムは、それぞれ独特な特徴を有しており、そのためそのまま他のプログラム適用することはできないが、臨床家はすぐれたプログラムに共通する要素は、どんな診療施設あるいは場面においても見習わなければならない。そのような共通する要素を下に示した。各要素について、スタッフ、組織、および臨床技法に関して、あなたが関与している精神医

学的なリハビリテーションプログラムではどうでしょうか。検討してみてください。

- スタッフの熱意と積極的参加
- 高すぎない控えめな目標を設定し、限られた小さな進歩を喜べる能力
- 患者とともに明確で具体的な目標を設定すること
- リハビリテーションに対する行政からの支持と、それを優先的に行う姿勢
- サービスの包括性
- 他のサービス提供者とのネットワークの確立
- ケアの継続性
- 技能訓練を用いることと、支持的介入を適用すること
- 積極的に手をさしのべ（assertive outreach）、危機介入サービスを行うこと
- 患者の長所や責任ある行動がとれる潜在能力を強調すること

評価から得られた情報によって、リハビリテーション療法家は患者や家族とともにリハビリテーションの計画を立てることが可能になる。リハビリテーションの計画では、目標を達成するには患者およびその周囲がどのように変わればよいかが重視される。患者の変化については、現在の機能水準からその環境で必要とされる水準まで達するのに、必要な学習あるいは技能が計画の中に組み込まれる。患者の周囲の環境の変化に関しては、周囲の調整、権利擁護、変更すべきことがらについて、何がどのように変るべきかを明らかにする系統的な計画が立てられる。またリハビリテーションの計画では、計画のさまざまな部分の実行が誰の責任（たとえば、治療者、患者、機関、家族など）で行われるのかを明らかにする。

介入(intervention)の段階では、リハビリテーションの計画は実行に移され、患者の技能を高めたり、周囲が患者の機能水準に対してより支持的態度をとるように働きかけたりする。これらの患者や周囲に対して行われる介入によって、評価の段階で明らかにされたリハビリテーションの目標の獲得が可能になる。繰り返し、かつ、規則的に患者および周囲の変化の過程を監視することによって、目標の達成に関係する者すべてが情報を得ることができ、途中で介入法あるいは目標を変更するかあるいはそのまま継続するかについての臨床的判断が行えるようになる。

自立生活および一般就労を目指した技能訓練や支持的な環境プログラムに対して、すぐにはなかなか反応しにくい患者は大勢いる。しかしながら、そのような患者でもリハビリテーションから得るものはある。精神病院や地域社会における鍵付きケア施設で得られる限られた機会においても、社会適応、役割遂行、生活の自立の程度や質を改善することは可能である。アメリカ合衆国およびヨーロッパで多くの研究者が行った研究によって以下の結論が支持された。

1. 重篤な精神障害者でも技能を学習することは可能である。
2. 精神障害者の技能はリハビリテーションの転帰の評価と正の相関を示す。
3. 技能を発展させる介入によって精神障害者は改善を示す。
4. 周囲の社会資源の活用によって精神障害者のリハビリテーションの転帰は改善する。

精神医学的なリハビリテーションの概念は「鍵と鍵穴」のようなものである。患者の社会的および道具的機能水準を訓練や再教育プログラムによって最大限高めることが望ましいのであるが、一方持続的な欠陥症状(deficits)は患者、家族およびリハビリテーションチームを悩ませる。患者の技能水準を高める努力によって「鍵」をみがくのであるが、しばしば「鍵穴」、

すなわち患者の周囲を修正することが必要になる。家族環境を修正することを目指した最近の介入法によって、分裂病患者における再発、増悪および再入院が激減したという報告がある（Strachan 1986）。環境による保護の例としては、保護工場、移行的雇用（transitional employment）、中間施設（halfway houses）、そしてソーシャルクラブなどがある。

リハビリテーションの専門家を導く指針をあげると、

1. 患者の必要性に合わせて人間の学習理論を適用することによって、望ましい変化が得られるという楽観的見解。
2. 変化への動機づけは、患者から自発的に生じるのと同様に、患者のリハビリテーションと環境を調整することによっても生じるものであるという信念。
3. 支持的な治療や家族環境とともに、患者の長所や興味がある分野から技能形成を行うことによって、小さな改善でも重要な生活上の機能の変化や生活の質の向上につながることがあるという確信。

リハビリテーションの原理は、精神医学的なリハビリテーションに従事する研究者や専門家を、凝集された実証的な基盤のもとに結びつける潜在的な力を持っている。リハビリテーションは、精神保健センターや診療所、精神病院、総合病院、社会復帰センター、地域支援プログラム、といったさまざまな場面で行われている。精神医学的なリハビリテーションが実践、教育、研究において、正当性があり、信頼できる領域として、既存の領域である予防と治療を補足するものとして、精神保健制度の計画や政策を立案する際に必要な要素として、今日ほど受け入れられたことはかつてなかったのである。

文 献

American Psychiatric Association: Diagnostic and Statistical Manual of Mental Disorders (Third Edition). Washington, DC, American Psychiatric Association, 1980

Anthony WA: Societal rehabilitation: changing society's attitudes toward the physical and mentally disabled. Rehabilitation Psychology 19:117–126, 1972

Anthony WA: Priniciples of Psychiatric Rehabilitation. Baltimore, MD, University Park Press, 1979

Anthony WA, Buell GJ, Sharratt S, et al: Efficacy of psychiatric rehabilitation. Psychol Bull 78:447–456, 1972

Anthony WA, Howell J, Danley K: The vocational rehabilitation of the psychiatrically disabled, in The Chronically Mentally Ill: Research and Services. Edited by Mirabi M. Jamaica, NY, SP Medical and Scientific Books, 1984

Anthony WA, Jansen M: Predicting the vocational capacity of the chronically mentally ill: research and policy implications. Am Psychol 39:537–544, 1984

Anthony WA, Liberman RP: The practice of psychiatric rehabilitation: historical, conceptual, and research base. Schizophr Bull 12:542–559, 1986

Beard JH, Propst RN, Malamud TJ: The Fountain House model of psychiatric rehabilitation. Psychosocial Rehabilitation Journal 5:47–59, 1982

Bennett DH: The historical development of rehabilitation services, in Theory and Practice of Psychiatric Rehabilitation. Edited by Watts FN, Bennett DH. New York, Wiley and Sons, 1983

Bockoven JS: Moral Treatment in American Psychiatry. New York, Springer, 1963

Cannady D: Chronics and cleaning ladies. Psychosocial Rehabilitation Journal 5:13–16, 1982

Carkhuff RR, Berenson BC: Teaching as Treatment. Amherst, MA, Human Resources Development Press, 1976

Falloon IRH: Family Management of Schizophrenia: A Study of Clinical, Social and Family and Economic Benefits. Baltimore, MD, Johns Hopkins University Press, 1985

Frey WD: Functional assessment in the 80s: a conceptual enigma, a technical challenge, in Functional Assessment in Rehabilitation. Edited by Halpern A, Fuhrer M. New York, Brooke Publishing, 1984

Goldstrom I, Manderscheid R: The chronically mentally ill: a descriptive analysis from the Uniform Client Data instrument. Community Support Services Journal 2:4–9, 1982

Grob S: Psychosocial rehabilitation centers: old wine in a new bottle, in The Chronic Psychiatric Patient in the Community. Edited by Barofsky I, Budson R. Jamaica, NY, SP Medical and Scientific Books, 1983

Harding CM, Strauss JS: The course of schizophrenia: an evolving concept, in Controversies in Schizophrenia. Edited by Alpert M. New York, Guilford, 1985

Harrow M, Grinker RR, Silverstein ML, et al: Is modern-day schizophrenic outcome still negative? Am J Psychiatry 135:1156–1162, 1978

Hawkins H: A plea for convalescent homes in connection with asylums for the insane poor. Journal of Mental Science 17:107–116, 1971

Hersen M, Bellack AS: Social skills training for chronic psychiatric patients: rationale, research findings, and future directions. Compr Psychiatry 17:559–580, 1976

Kokes RF, Strauss JS, Klorman R: Premorbid adjustment and schizophrenic heterogeneity: II. Measuring premorbid adjustment. Schizophr Bull 3:186–214, 1977

Lamb HR: Treating the Long-Term Mentally Ill. San Francisco, Jossey-Bass, 1982

第1章　慢性精神障害への対処　37

Leff JP, Hirsch SR, Gaind R, et al: Life events and maintenance therapy in schizophrenic relapse. Br J Psychiatry 123:659-668, 1973
Liberman RP: Behavior therapy for schizophrenia, in Treatment of Schizophrenia. Edited by West LJ, Flinn D. New York, Grune and Stratton, 1976
Liberman RP: Social factors in schizophrenia, in American Psychiatric Association Annual Review (Volume 1). Edited by Grinspoon L. Washington, DC, American Psychiatric Press, 1982
Liberman RP: Psychosocial therapies for schizophrenia, in Comprehensive Textbook of Psychiatry (fourth edition). Baltimore, MD, Williams and Wilkins, 1984
Liberman RP, Evans CC: Behavioral rehabilitation for chronic mental patients. J Clin Psychopharmacol 5:8s-14s, 1985
Liberman RP, Foy DW: Psychiatric rehabilitation for chronic mental patients. Psychiatric Annals 13:539-545, 1983
Liberman RP, King LW, DeRisi WJ: Behavior analysis and therapy in community mental health, in Handbook of Behavior Analysis and Modification. Edited by Leitaiberg H. Englewood Cliffs, NJ, Prentice Hall, 1976
Liberman RP, Wallace C, Teigen J, et al: Interventions with psychotics, in Innovative Treatment Methods in Psychopathology. Edited by Calhoun KS, Adams HE, Mitchell EM. New York, Wiley, 1974
Linn MW, Klett CJ, Caffey EM: Foster home characteristics and psychiatric patient outcome. Arch Gen Psychiatry 41:157-161, 1980
Paul GP, Lentz R: Psychosocial Treatment of Chronic Mental Patients. Cambridge, MA, Harvard Universtiy Press, 1977
Pfohl B, Andreasen NC: Schizophrenia: diagnosis and classification, in American Psychiatric Association Annual Review (Volume 5). Edited by Frances AJ, Hales RF. Washington, DC, American Psychiatric Press, 1986
Presley AJ, Grubb AB, Semple D: Predictors of successful rehabilitation in long-stay patients. Acta Psychiatr Scand 66:83-88, 1982
Spiegler MD, Agigian H: The Community Training Center: An Educational-Behavioral-Social Systems Model for Rehabilitating Psychiatric Patients. New York, Brunner/Mazel, 1977
Strachan AM: Family intervention for the rehabilitation of schizophrenia: toward protection and coping. Schizophr Bull 12:678-698, 1986
Strauss JS, Carpenter WT: Prediction of outcome in schizophrenia: III. Five-year outcome and its predictors. Arch Gen Psychiatry 34:159-163, 1977
Strauss JS, Carpenter WT: Schizophrenia. New York, Plenum Press, 1981
Taylor CB, Liberman RP, Agras WS: Treatment evaluation and behavior therapy, in Treatment Planning in Psychiatry. Edited by Lewis J, Usdin G. Washington, DC, American Psychiatric Press, 1982
Tsuang MT, Woosen RF, Fleming JA: Long-term outcome of major psychoses. Arch Gen Psychiatry 36:1295-1301, 1979
Turner J, TenHoor W: The NIMH Community Support Program: pilot approach to a needed social reform. Schizophr Bull 4:319-348, 1978
Vaugh CE, Leff JP: The influences of family and social factors on the course of psychiatric illness. Br J Psychiatry 129:125-137, 1976
Wallace CJ, Liberman RP: Social skills training for patients with schizophrenia: a controlled clinical trial. Psychiatry Res 15:239-247, 1985
Witheridge TF, Dincin J, Appleby L: Working with the most frequent recidivists: a total team approach to assertive resource management. Psychosocial Rehabilitation Journal 5:9-11, 1982

第 2 章
精神医学的診断
PSYCHIATRIC DIAGNOSIS

デビッド・ルコフ　David Lukoff, Ph.D.
ジョセフ・ベンチュラ　Joseph Ventura, M.A.

病気が分かれば、半分は治ったようなもの。
トーマス・フラー　Thomas Fuller, M.D.
金言集から

頼できる注意深い診断的評価を行うことは、慢性精神障害者の治療
信 とリハビリテーションの第一段階をなすものである。「慢性精神障害
者」という言葉自体、診断と症状モニタリングに多くを負う定義に由来し
ている。すなわち、その定義の意味するところは、症状が彼らの社会的機
能と地域での適応を妨げるほど重く、症状の持続期間が2年以上であると
診断されているということである(Goldmanら 1981)。慢性の生活障害は、
精神分裂性障害、感情障害、他の精神病、器質性精神障害、ある種の遷延
性不安、物質乱用、身体表現性障害と診断される患者に認められる。

　多くの慢性患者には、「精神障害の診断と統計の手引き(第3版)」(DSM
-Ⅲ；アメリカ精神医学会 1980)が出される何年も前に付けられた診断名
がついているようであるから、現在の診断学的状態を再評価することは重
要である。初期の診断は間違っていることもあるし、患者の診断が変わる
こともある(たとえば、分裂病が分裂感情障害に変わることもある)。初期
の診断が誤った症状抽出によることもあるし、新しい診断を付け加えるこ
とが必要になるかも知れない(感情障害に物質常用障害が加わるというよ
うに)。

　最近の研究では重複診断——すなわち1人の患者に2つ以上の主な精神
障害が共存していること——は慢性患者にはあまり行われていないことが
示されている。退役軍人病院に入院している精神分裂病患者の約46%は、
DSM-Ⅲのアルコール依存の診断基準にも適合する。60〜70%には物質常
用の問題がある。少数ではあるが、おそらく10〜15%の慢性精神障害者は
精神発達遅滞も持っていると思われる (Menolascino and Stark 1984)。
患者の診断をする人々は、重複診断を活用してDSM-Ⅲに組み込まれた潜
在能力を最大限に発揮させるように、もっと注意を払うべきであろう。

　なぜ患者たちを、ある障害に、あるいは他の障害にと分類することが大
切なのだろうか？　身体疾患の診断とは違って、精神医学的診断は経過や
転帰を予測できないのは、事実なのだろうか？　それなのに、なぜわざわざ
診断をつけなければならないのか？　機能評価の方が患者の症状や症候の

診断よりも重要なのではないか？　いったいどうやって精神医学的診断を行うのであろうか？　精神障害の真の原因も解っていない状況なのに、診断が患者や治療者、ケース担当者、家族にとってどんな役に立つのだろうか？　私は本章でこれらの問いに答えていこうと思う。しかし、まず最初に、精神障害の症候や症状が「ストレス−脆弱性−対処−力量モデル」にどのように適合するかを理解することから始めよう。

A．ストレス−脆弱性−対処−力量モデル
STRESS-VULNERABILITY-COPING-COMPETENCE MODEL

　症状の始まりと強さは、個人が置かれている環境や個人内に作用（生物学的あるいは行動学的に）するさまざまな因子、すなわち遺伝的要因や、脆弱性、ストレッサー、防御因子やそれを増強する因子の間の複雑な相互作用の結果である（これらの因子については第1章でより詳しく述べた）。患者があらわしている症候のレベルをモニターすることによって、治療者はこれらの諸因子の影響を評価しやすくなる。これはちょうど体温計の数値によって、内科医が患者の感染の状況を評価するのと似ている。友人の死とか、職場環境の過剰な刺激とか、患者の対処能力を向上させるための問題解決訓練プログラムへの参加といった、これらの領域における変化が、症状の発現と重症度の変化に影響を与えると考えられる。

　症状は、社会的機能および職業的機能と相互に影響しあう。すなわち、精神症状はつきあいや仕事の上での出来事に影響を及ぼし、またそれらによって影響を受ける。症状が重い時には自分の身の回りの始末もできなくなる。症状それ自身がストレッサーにもなりうるし、症状が出現したために家族や職場の同僚、そしてしばしば患者自身も脅かされることがある。ストレス、脆弱性、対処、力量の各因子の相互作用は動的過程であり、そ

れゆえ患者の病状は時間と共に変化していく。たとえば、頻回の再発を経過した生物学的脆弱性を持つ患者は、ストレスがかかる期間（たとえば、大学の試験や仕事で困難なことに挑戦しようとしている時）、病的状態になったり入院したりするかもしれない。同じ脆弱性を持った患者が、ストレスに対して防御的に作用する職業リハビリテーションや、地域の支援プログラムに参加している場合には、病気がよい方向に向うかもしれない。

症状の発展と重さは、ともに、この本の以下の章に述べられているような種々の介入によって影響されるものである。しかし、慢性精神障害の臨床的管理の第一段階は、信頼性のある症状評価の技術を適用することである。症状を評価することで、診断的情報が集まるだけでなく、慢性精神障害者のリハビリテーションに影響する指標を、間接的に知ることができる。

B. 診断の重要性
IMPORTANCE OF DIAGNOSIS

精神医学的診断は、症状、症候、および関連する行動障害の類似した特徴によって、精神障害を科学的に分類する試みである。大多数の慢性精神障害者には、分裂病の診断がつけられているが、他のいくつかの診断カテゴリーがつけられているものもある。正確な診断は、包括的治療計画になくてはならない要素であり、他のすべての治療に先立って行われる必要がある。正確な診断があってこそ、適切な精神薬理学的治療や心理社会的治療が行われうるのである。1950年代に発展した精神分裂病の神経遮断薬療法や、より最近では抗うつ薬、抗不安薬、そして双極性障害に対するリチウム療法が、これらの障害に対する特異的な薬物治療として現れてきた。このように、診断は薬物療法の決定因子として必須のものである。

診断に基づく向精神薬の選択を表2に示した。明確にしておきたいことは、患者の最初の症状が診断に特異的に結びつくものでないのと同様に、

薬物選択は診断カテゴリーや障害と特異的に結びついているものではないことである。たとえば、精神病症状は分裂病や感情障害、器質性精神病のいずれかに関連するものであるが、これは神経遮断薬に反応することが多い。三環系抗うつ薬とモノアミン酸化酵素阻害剤の抗うつ薬は、どちらも、うつ病の症状を軽減し、恐慌性障害（パニック症状）を阻止する。第一選択の薬物の効果を増強させるのに役立つ薬物の併用療法も、表2にも示したように、患者の精神科的症状の性質に応じて行われる。たとえば、リチウムは、抗うつ薬と併用することにより、抗うつ薬のみでは効を奏しない一次性抑うつ患者に対し効果的であることがわかった。カルバマゼピンは、リチウムには十分に反応しない躁病患者に効果的であることがわかった。

　信頼のおける診断をすることは、何度もいうように、適切な向精神病薬を選ぶ鍵である。たとえば、何時間も動かず椅子に座ったままの患者は、うつ病による重い抑制状態であるかもしれないし、分裂病の緊張病型であるかもしれない。第一の場合には抗うつ薬での治療が必要であり、これによって運動抑制が改善されるであろう。このような患者においては、神経遮断薬は効果がないであろう。しかし、緊張病患者に対し神経遮断薬を投与することは、その症状を改善するであろう。さらに、もし患者の運動抑制が、発達障害の結果である場合には、薬物よりも心理社会的治療が適応となるであろう。

　心理社会的治療の選択も診断的評価に基づいて行われる。極度の社会的引きこもりは、うつ病の結果かもしれないし、精神分裂病の一症状かもしれない。患者の悲観的な思考様式や不合理な確信を軽減する目的で行われる認知療法は、おそらくそれがうつ病から二次的に引き起こされた引きこもりであれば、それを軽減するのに役立つであろうが、精神分裂病によるものであれば効果がないであろう。

　患者の診断学的分類で重要な鑑別点は、精神病的か非精神病的かということである。DSM-IIIでは、精神病的(psychotic)ということを次のように定義している。

現実検討能力の顕著な障害‥‥現実検討が顕著に障害されていると、その人は自分の知覚や思考の正確さを誤って評価し、周囲の現実について誤った結論を出してしまい、自分の考えと食違う事実に直面してもその結論は訂正されない。

(アメリカ精神医学会 American Psychiatric Association 1980, p.367)

表 2：慢性精神障害者の診断は、多くの場合特異的な向精神薬の選択と結びついている

診断	第一選択薬物	副次的に効果を強めたり補助的に用いられる薬物
精神分裂性障害	神経遮断薬	レセルピン、カルバマゼピン
抑うつを伴う分裂感情障害	神経遮断薬	抗うつ薬あるいはリチウム
躁を伴う分裂感情障害	神経遮断薬	リチウム
大うつ病エピソード	抗うつ薬	リチウム
1) 気分に一致した精神病状態	抗うつ薬	
2) 気分に不一致な精神病状態	神経遮断薬	リチウム
躁病エピソード、精神病状態の有無にかかわらない	神経遮断薬 リチウム(どちらか一方または両方)	カルバマゼピン
双極障害、うつ状態	リチウム	抗うつ薬
双極障害、躁状態	神経遮断薬 リチウム(どちらか一方または両方)	カルバマゼピン
双極障害、混合型	神経遮断薬、リチウム	抗うつ薬、カルバマゼピン
双極障害、混合型(精神病状態を伴う)	神経遮断薬、リチウム	抗うつ薬、カルバマゼピン

DSM-IIIでいう精神病性の障害には以下のものがある。精神分裂性障害、分裂病様障害、分裂感情障害、妄想性障害、パラフレニア、精神病像を伴う大うつ病、精神病像を伴う双極性障害である。これらの障害を持つ多くの患者たちは、持続的あるいは間欠的な症状と社会生活上の障害が慢性的に経過する。ある慢性精神障害者に関わる人は、その患者に精神病性の障害があるかどうかを知っている必要がある。投薬はたいていの場合、全体的な治療的接近において重要な役割を持っており、服薬遵守の問題がしばしば治療の焦点になるであろう。精神病患者の家族は、診断に役立つ情報を提供したり、患者の進歩にフィードバックを与えたり、治療者の支持的補佐役として行動し、大きな役割を果たすことがある。家族は、患者の病気の性質に関して教育を受ける必要があるかもしれない。

　精神病性の障害を持つ患者の多くは、それぞれの患者にとって最も良い臨床的状態にあっても、持続的な精神病症状を呈する。構成的面接により、繰り返し患者の精神症状の評価を行って、それぞれの患者の持続症状を決定することは、適切な薬物療法と心理社会的リハビリテーションを計画する上で重要である。薬物は、増悪を防ぐのに必要な最低限の量まで減量されるべきである。ある患者は他の患者より神経遮断薬の効果が現れにくく、他の患者に比し薬物療法の恩恵が少ないということもありうる。持続的な精神症状を有する患者に対する精神療法的接近については、治療セッションをより短くし、構造化され、行動療法的で、短期目標に焦点を当てたものとするべきである。

C. 診断の信頼性
RELIABILITY OF DIAGNOSIS

　過去においては、主要な精神障害の診断の信頼性が低いことが重大な問題であった。すなわち、異なる専門家によりなされた診断の一致率が非常

に低かったのである。1960年代に行われたいくつかの研究によると、精神科医の間での診断の一致率は、ほんの50％であった。このことによって、効果的な治療と精神障害者に対する適切なサービス供給の発展が、ともに妨げられた。

多くの身体疾患では検査室での検査や既知の病因を手がかりとして診断が行われるが、主要な精神障害については、こうした方法を用いることができないので、診断には困難が伴う。診断のための主要な情報源は以下のものである。1)患者自身による内的体験の自己報告、これは「症状」と呼ばれる。2)診断者あるいは患者の身近な人の観察による病的状態の発現、これは「症候」と呼ばれる。DSM-IIIでは、1つの症候や症状だけで診断的価値があるとはしていない。それは、精神分裂性障害の診断に示されている通りである。精神分裂性障害の症候や症状は、特異的でなく、器質性精神障害や感情障害に含まれる他の多くの状態と混同されうる。記憶障害や意識混濁、失見当識などの症状の存在は、これらの競合する診断を除外し、神経学的検索を進めるべき所見である。しばしば、LSD、キノコ、PCP、アンフェタミン、コカインなどの麻薬の乱用によって、アルコールの長期乱用と同様に精神分裂病の症候に類似した幻覚や妄想を生じうる。さらに、診断者は、患者によって述べられた普通でない確信（妄想）や、知覚の変化（幻覚）が、宗教的体験の一部として起きたものかどうか決めなくてはならない。下位文化による体験を診断上の重要な症候として評価すべきではない。精神分裂病の診断は、器質性精神障害、物質乱用による障害、下位文化の影響などを除外した後に行われる。

しかし、最近10年間に診断に関して3つの大きな進歩が生じた。第一に、診断分類において明確な要件を設定した操作的診断基準が開発されてきたことである。これは、従来診断カテゴリーに対し異なる基準を用いていた専門家たちによる診断の不一致の出現を低下させた。DSM-IIIは、ほとんど全ての診断カテゴリーに対する、操作的診断基準を含んでいる。その結果、主要な精神疾患の信頼性は、操作的診断基準のないDSM-III（アメリカ精

神医学会 1968）に比べ、DSM-III でははるかに高くなった。

　第2に、関連する全ての症状の領域を系統的に面接者が評価するための手引きとなる構成面接が開発されてきたことである。「現在症診察表」(the Present State Examination(PSE))、「感情障害および分裂病のための評価法」(the Schedule for the Assessment of Affective Disorders and Schizophrenia)、「診断的面接計画」(the Diagnostic Interview Schedule)などの面接法によって、診断者間の情報の差が減少し、専門家の間の診断に高度な一致が見られるようになった。現在症診察表（Wing 他,1974）から、考想吹入に対する質問の例を表3に示す。この章では、慢性精神病患者の診断の上で重要な症候を評価する構成面接の概略にも触れる。

　第3に、構成面接とともに標準的な定義が用意されてきたことである。このことによって、全ての利用者が症候に関して同じ意味づけを持てることが確実になる。現在症診察表の用語集では、考想吹入は以下のように定義されている。

　DSM-III にも、多くの重要な症候や術語の定義や例を集めた用語集がある。

　あなたが慢性精神障害者に会った時には、たいていの場合にはすでに診断が付けられているであろう。それなのに、なぜ改めて診断評価をしなければならないのであろうか？

　第1に、ほとんどでないにしても多くの慢性精神病患者は、不完全か不確実な診断がされている。第2に、精神科患者、特に主要精神病を有する患者の診断像は定期的に再評価される必要がある。ほとんどの診断は、急性期に付けられている。正確な病歴情報が患者から得られないことが多く、血縁者も必要な背景データを述べられないことがある。しかし、慢性と評価される時点（少なくとも2年間の罹病期間）では、障害の時間経過についての情報が、患者や病歴記録から利用可能である。診断の難しい患者でも、過去の病気の経過についての正確な情報がひとたび得られれば、診断

がより容易になることが多い。

表3：考想吹入の症状を引き出し評価するために、「現在症診察表」
　　　（PSE）で用いられている質問

これらの症状は、誤って「陽性」の評価をなされることが多い。検査者は対象者が理解できない質問に同意するだけでなく、また事実そのような体験をしていて、それを説明することができ、それを認めることができるのであると信じていなければならない。

　　自分のものではないと分っている考えが頭に押し込まれますか。
　　（それが自分の考えでないとどうしてわかりますか）
　　（それは一体どこから来るのですか）
考想吹入を評価せよ：
　　外部から来ていると認められる考えのみを評価せよ。基礎的体験のみで、妄想となったものは除く。（幻覚は除く）
　　　1＝症状ははっきりと述べられるが、ひょっとしたら本人自身の「無意識の考えなどからくるものかもしれないと本人が考えるもの、即ちはっきり外部のものと断定できないもの。
　　　2＝症状がはっきりと述べられ、考えが外部からのもの即ちどこかから心の中に吹入されたものだと説明されるもの（どこからきているかはわからなくとも）。幻覚は除く。

　　J.K.Wing, J.E.Cooper, N.Sartorius 著（髙橋良、中根允文訳）：精神症状の測定と分類―現在症診察表とカテゴプログラムのための指導手引き・医学書院，1981 の190頁から引用

　　この症状の本質は、対象者が自分の心の中に押入って来た考えが自分自身のものでないと、体験することである。この症状は、対象者自身が奇妙な考え方をしているということ（例：悪魔が自分に邪悪な考えを抱かせていると思う場合）によるのではなく、考えそのものが自分のものではないという事である。最も典型的な場合、自分のものではない考えが、レーダーやテレパシー、あるいはその他の手段で、外から心の中に吹入されたと訴えられる。対象者によっては、この外部からの考えが自分自身のものではないとはっきりしているにもかかわらず、これらの考えがどこから来るのかわからないと述べることがある。

　　　　　　　（前掲書の「症状の定義に関する用語集」　144-145頁から引用）

症例

　診断の難しいケースでも構成的面接法を用いれば診断が明らかになることが多い。ある29歳の独身女性が州立病院の精神科病棟に入院した時、彼女は大うつ病と診断された。入院の2週間後に、過去に妄想を持っていたことがわかったので、精神分裂性障害に診断が変更された。過去の入院では、DSM-Ⅲの診断により、分裂感情障害；躁性うつ病、抑うつ型；抑うつ神経症と彼女は診断されていた。彼女は、神経遮断薬で治療されたり、抗うつ薬、あるいはリチウムで治療されてきた。

　構成的面接を行い、現在、DSM-Ⅲの抑うつ状態の基準に合うことを示す結果が得られた。彼女には、抑うつ気分があり、5つの抑うつ症候があった——不眠、興味の減退、無価値感、集中困難、希死念慮である。抑うつのエピソードと評価するために必要な2週間以上にわたって、これらの症候が持続していた。しかし、さらに過去の精神科病歴をとってみると、診療記録にはなかったが、2年前に躁状態であったことがわかった。そのエピソードの間、自分が救世主であり、彼女のメッセージを神が新聞に載せ、免許証にサインしたという確信が出てきて、恍惚感を感じていたと述べた。彼女は人々から尊敬される指導者となり、世界を救う使命を神から与えられたと信じていた。彼女は、ニューヨークからイスラエルのキブツまで旅行をしようと計画し、カリフォルニアからニューヨークまでヒッチハイクをした。彼女は、キブツから救世主として認められるだろうと期待し、イスラエルの国旗を作り直すつもりだった。彼女は、躁のエピソードが終わるまで次々と別々の男性から短期間ずつ援助を受けながら、5週間ニューヨークに滞在し、カリフォルニアに戻った。この間彼女は入院しなかった。

　気分の高揚、活動性の亢進、自尊心の肥大、睡眠欲求の減少、痛ましい結果に終わる行動に巻き込まれることなどの彼女の症状は、DSM-Ⅲの躁状態に合致するのに必要とされる1週間以上の持続があった。このエピソードの間に存在した躁症候ではない精神病症状は、彼女の診断である精神

分裂性障害を説明するために診療記録に記録してあった。しかし、すべての症状を用いて考えると、精神病症状は、すべて、彼女の躁状態の時の爽快気分に合致することは明らかである。結局、彼女の現在の診断は、双極障害の抑うつ状態ということが明らかとなった。過去の病歴を注意深く明らかにしていく構成的面接の利用は、この診断的ジレンマを解決するのに役立った。そこで、処方が神経遮断薬から抗うつ薬とリチウムに変更されて、彼女の状態を合理的に治療できるようになった。

D．注意深い診断評価の効用
BENEFITS OF CAREFUL DIAGNOSTIC ASSESSMENT

慢性精神障害者の詳細な面接は、単に適切な診断のための評価を可能にするだけでなく、それ自体が治療的効用を持っている。患者の体験を詳細に深く聴きそれを共有することによってラポールが著しく深まる。それはしばしば初診のときにも生じ得る。以下に紹介するのは構成面接の例であるが、上の症例にかかげた患者は、次のように述べている。病院に入院する5週間前の間は、非常に楽しい時を過ごせた、と。このように、診断的面接を行うことは、慢性精神障害者と治療的関係を維持しようとする全ての専門家──精神科医、心理士、ソーシャルワーカー、看護婦、リハビリテーション療法士──にとって有用である。情報は、現在進行している診断学的評価に加え、患者が生活している体験世界について、患者から情報を得ることによって、治療者としての専門的機能を助けることにもなる。

治療者は、患者が妄想的確信から、現実に基づいた知覚を選び出せるよう手助けすることができる。精神力動的療法家や、行動学的療法家は将来の治療セッションのための豊富な情報を見いだすことができる。たとえば、

ある面接者は、患者が夜遅くまで起きていて、コーヒーを飲みながら大きな音で音楽を聴いていた時、幻聴を体験したということがわかった。そこで、「午後6時以降はカフェイン抜きのコーヒーしか飲まないことに同意した場合には薬を増やさない」という約束が患者ととりかわされた。ある抑うつ患者は、死んだ母親が、「お前は頭が良くない、大学なんか絶対に出れない」などと、患者を批判し敵意をもったコメントをする声を聞いたと報告した。その患者の母親は、患者が抑うつ状態になる1年前に自動車事故で突然亡くなっていた。構成面接で表出したぬぐい去れない悲哀と罪悪感が治療セッションの主たる焦点になったのである。

E. 診断面接の指針
POINTERS FOR THE DIAGNOSTIC INTERVIEW

次の実際的な示唆とガイドラインは、患者と専門家との間のより満足のいく、相互に重要な診断的面接を助けてくれるであろう。

1. 初回面接の設定　Setting Up the Initial Appointment

通常の診断面接は診察室で行われる。しかし、病院やケア付き住宅のような公共施設で行う場合、第三者が患者と会う時間と場所を設定するであろう。他の状況では、あなたは患者の名前と病棟あるいはケア付き住宅の場所を教えられるだけですべての設定を自分で行う必要があるであろう。あなたがよく知っているか、初対面であるかにかかわらず、患者が45～90分単位の誰にもじゃまされることのない時間を患者に約束することを思い出さなければならない。ふつう1回のセッションで診断面接を終えることは可能であろう。しかし、困難な症例や、患者の認知能力が不完全な場合は2回目あるいはそれ以上の面接を持つ必要があるだろう。

面接は、非公開で行われるべきである。ほとんどの病棟は、そのような

目的にかなった部屋を持っている。その部屋が利用できないとき、あるいは個室の面接室を持たない施設の場合、最大限に秘密が保て、じゃまされる可能性が少ない場所を見つける余分な努力が必要となる。もし患者の病室を用いることにした場合は、患者はベッドに寝ているより椅子に座るようにしてもらわなければならない。

2. 患者との最初の出会い　First Contact With the Patient

　面接はあなたが患者と出会ったときから始まっている。患者の一般的態度を記録しておきなさい。患者は抑うつ的に見えますか？　陽気すぎやしませんか？　内的思考に支配されていませんか？　もごもごひとりごとを話しませんか？　非常に錯乱していませんか？　あるいはまとまりがない状態ですか？　これら、患者の最初の数分間の注意深い観察は、診断面接にとって価値がある。

　自己紹介では、あなたの名前、職業名と面接を行う簡単な理由を確実に伝えなければならない。たとえば、

面接者：こんにちは、私はこの診療所の心理士で、スミスといいます。私は、あなたが最近経験したことなどに関して、いくつかの質問をしたいと思います。2人だけで話をするために私といっしょに面接室に来ていただけませんか？

　「あなたにお目にかかれてうれしいです」などの社交辞令は避けなければならない。これは、重要な問題や当惑させている体験を打ち明けるために必要な職業的な雰囲気をこわしてしまう。しかし、「今日は何をして過ごしましたか？」というような中立的なコメントや質問は最初の気まずさを和らげるのに役立つだろう。

　実際に病的状態であり、思考障害の著しい患者では、患者の忍容力、認知の状態や、不安に応じて、面接時間を短縮し焦点を絞る必要があるだろ

う。診断的評価が、数回のセッションを越えたり、患者の回復を待たなければできないような場合もある。

3．ラポールの獲得　　Development of Rqpport

　ラポールは、面接が進むにつれてとれてくるものである。それは、一部には面接者が、たとえ奇妙であったとしても、患者の信じ込んでいることや体験を、批判せずに受け入れる結果である。たとえば、UFO を見て、それが考えを奪っていると言っている患者に対し、次のように答える。

面接者：あなたは UFO が追いかけてきて、あなたの考えを盗んでいるとおっしゃいました。それについてもう少し詳しく教えてもらえますか？

　しかし、診断面接の基本的機能は、同じ患者に対し、将来あなたが行うであろう治療のためのセッションとは違った側面を持つことに注意する必要がある。診断面接の間は、あなたの目的は標的症候を見いだし記録することである。したがって、患者の妄想的確信を思い止まらせようとしたり、現実検討を主題にはしない。面接者は、症状に付随した患者の不安を取り除こうとする必要もない。面接者は、機に応じた共感的な言葉は役には立つが、患者が継続的に良好な状態であるようにする必要はない。たとえば、もし患者が被害妄想を持っているとすると、面接者は、その体験を患者に理解を示すことばを述べるのである。

面接者：そのことがあなたをおびやかしているのですね。
患　者：はいそうです。働いている人々は、この病院の看護婦でさえ、誰かに支配されていると思うのです。

　患者の異常体験に理解を示す態度で接する診断者は、症状のより正確で

完全な像を引き出すであろう。

　患者の表出した言葉を記録することは、患者の症状の重要な記録を提供することになる。ほとんどの患者は、あなたの記録に対して、反対はしないであろう。しばしば、疑い深い患者は、記録をとっていることに関して何かいうかもしれないが、患者の体験を可能な限り正確に記録しようとしている旨を説明して、この恐れを和らげることができる。症候の言語的記述は、診療記録に記載されるべきであり、それによりその後患者に会った臨床家が、診断情報を提供したり、診断を変えたりすることが、より容易になるのである。

練習問題

　診断記録に患者の症状の具体的記録をしそこなうことに付随する問題を評価するために、あなたの施設あるいは実際場面で患者チャートを作りなさい。診断面接の報告を含むチャートに、患者の症状の主観的体験とを言語化して記載するようにしなさい。もし症状の言語表現が見いだせないならば、症状が実際に存在したかどうかを確実にするのに十分な症状の記載を見いだせるだろうか？　それは診断基準を満たすであろうか？

4．質問の仕方　　Phrasing Questions

　構成面接からの質問を用いることにより面接がやりやすくなる。いったん質問を始めたなら、患者の体験が、より詳細に出てくるよう質問を続けなければならない。役に立つ質問としては、「もっと詳しく教えてくれますか？」、「どんなことですか？」、「それが起きたのは最近ではいつですか？」、「どんな感じですか？」、「たとえば？」などである。次の描写は、面接者

が最初の質問からどのように質問を展開していくかをうつ病に関して示している。これらはこの章の後に再掲してある。

面接者：あなたは憂うつだったのですか？
患　者：はい、たいへん憂うつでした。
面接者：どんな様子だったのか、話していただけますか？
患　者：とてもひどかったのです。
面接者：どの位の期間憂うつだったのですか？
患　者：この1ヵ月ずっと、夜も昼もいつも憂うつでした。
面接者：憂うつなために、いつもやっていたことができなくなったとか、そういう影響のようなものはありますか？
患　者：ボーリングも友人に会うこともやめました。TVで好きなショーを見ることさえやめてしまいました。

　面接者は、構成面接にある、標準的な導入質問から始めていることに注意しなさい。次いで、面接者は抑うつ感の重症度をより詳しく引き出させるためのいくつかの質問で、患者の抑うつ感の自覚を追求している。単純にハイ、イイエで答えられるような閉じた質問は、ある症候が潜在的に存在するかどうかが決めるには有用である。しかし、具体例を得るには、面接者は、それの特効薬である、自由に答えさせるような質問に切り替える必要がある。うなずいたり、見つめたり、「ウン、ウン」といったりする非言語的傾聴技術も、患者からの情報を引き出すのに有用である。
　もし患者が正確に思い出せないというときは、面接者はその体験がおかれていた状況を患者と一緒に再構成し、患者の記憶が呼び起こされるようにすべきである。たとえば、

面接者：その時声が聞こえてきましたか？
患　者：ほんとうによく思い出せないんです。

面接者：ロスト・パインズのケア付き住宅のあなたの部屋に座っているところを思いだしてみましょう。そこでは、今まで声が聞こえてきたことを思いだしませんか？

患　者：ああ、そうでした。私と同室の者が私の心にテレパシーで声を送っていると思っていたのです。

5．面接の管理　　Management of the Interview

　診断に有用な話題に焦点を当て続けて面接を行うのが難しいことはよくある。症状が活発にある患者では、面接は患者の関心に沿って実施するよう試みることが特に必要になる。そのようなケースでは、面接者は適切な分野に患者を再び戻す必要がある。時には、あなたは、患者が話したがる話題を無視しなければならないかもしれない。これは、治療セッションでは、採ってはならない面接スタイルである。

患　者：そう、私にはテレパシーがあるのです。そして、それを政府の指導者の心を読み取るのに用いていました。

面接者：ほう、それはあなたの特殊能力だね。さて、別の質問をしたいのですが。誰もそばにいないのに、声が聞こえてきたりはしなかったですか？

患　者：はい、それは彼らが私に対して用いたテレパシーなのです。時々、私の方がその力を持ち、またあるときは彼らがその力を持つのです。まだはっきりとはいえませんが、その背後には政府がいると確信しています。

面接者：あなたにどんなことを言ってきました？

患　者：彼らは「君は世界の指導者になるだろう」といいました。

　同様に、ある患者はたくさんの質問をしてくるでしょう。そのすべてに答えていると、面接が滞ってしまうことになります。患者の質問は面接の

最後に延ばしてもかまいません。

患　者：私のこと、気狂いだと思う？
面接者：そのことの結論を出す前に、できるだけ多くの情報を集めたいのです。このセッションの終わりに、私の評価の結果を話し合いましょう。

　思考のまとまりがないことは、精神分裂病の中核的症候であるが、双極性障害でもしばしば起こる。思考のまとまりがない患者は、診断上特別な問題が生じてくる。なぜなら、彼らは、診断に必要な情報を提供することが困難なためである。たとえば途絶、迂遠、観念奔逸、非論理性、概念拡大・概念縮小、連合弛緩によって、構成面接の質問に対してさえ混乱した返事が返ってくる。そのような患者では、面接者は、質問を繰り返したり、常に単純なことばで置き換えたり、患者の答えが質問の文脈を評価できるような言い回しを繰り返したりして、患者を質問に再び集中させたり、不適切さや非論理性を除外したりして、特に注意を払う必要がある。自由に答えさせるような質問は、すでにまとまらない思考過程の患者に対しては、無理な要求である。このような場合、面接者は、いったんは患者が症候の存在を自覚できるよう、予測されるいくつかの答えを準備するなどして、質問をより構成的にする必要がある。

面接者：誰もいないのに声が聞こえてきたりしますか？
患　者：声が聞こえる・・・温度からじゃない・・・すごく新しいものがまわりに・・・
面接者：男の人の声ですか、それとも女の人の声？
患　者：男の人・・・、私は世界の向こうに向かって歩いている・・・
面接者：彼らはあなたをほめていますか、それとも批判していますか？
患　者：卑劣なことを言ったり、私を呪ったりしている。

6．面接の持続　　Duration of Interview

　面接の時間と中心的話題は、患者の忍容力、認知の状態、緊張度に応じて短縮する必要がある。思考のまとまりがない患者や、躁病、うつ病、精神病状態の急性期の患者の診断学的評価は、数回のセッションを必要とする。

　33歳の男性患者の初回のセッションでは、面接者は患者の名前と住所を尋ねるところから始めた。患者はこれらの質問に対し、きちんと答えた。さらに、面接者は質問した、「どんなことで病院に来ることになったのですか？」。

　患者は答えた、「私は創造者である・・・私の従兄はいい奴なんだ・・・鉛管工として働いている・・・女性の役割はいつも・・・私にはつらいのがわかる」。

　さらに、質問を続けても、同様のまとまらない答えがかえってきたので、面接者は質問を打ちきった。

　このセッションから確実視できる唯一の症候は、誇大妄想と思考のまとまりのなさ (conceptual disorganization) である。2日後、面接者は再訪した。次節で述べてあるのに似た構成面接にたいする答えでは、患者は抑うつ気分と抑うつに付随した症状についての情報を提供することができた。しかし、15分後、反応は再び思考のまとまりがなくなり、爽快気分に対する質問をしているところで、中止せざるを得なくなった。面接者は、患者の認知能力は、薬物の影響下で再構成可能と考え、もう2日待って再び訪れた。この時は、面接者は、すべての質問を終えることができ、感情病症状に先行する精神病的症状の発現を伴う精神病的・抑うつ的症状の両方の完全な病像を引きだすことができたのである。

　診断の初心者は、よく次のような質問をする。

1．実際に病的な患者に対し面接をすべきか、あるいは症候がおさまるまで待った方が良いか？

患者が急性期に近ければ近いほど、より正確な情報を引き出すことができる。多くの患者は、診断上重要な症候を忘れていたり、「口をつぐんだり」する。しかし、患者が著しくまとまっていないときは（妄想的ではないとして）、ある程度症候がおさまるまで待つことが必要なこともある。

2．もし患者が面接中に、とり乱したり興奮したりしたときはどうするか？

非常に興奮した場合には、面接は中断すべきであるが、しばしば面接者は、一時的に一連の質問をより中立的領域に移すことができる。いったん患者が落ち着きをとり戻せば、前の一連の質問に、やや強度を下げて戻ることが可能である。

3．患者が猜疑的で、面接者が患者を陥れようとしているなどと非難してきたときは、どうするか？

これは起こり得ることである。実際、患者が治療スタッフを自分の妄想世界にとり込んでしまうことは、よくあることである。おだやかに、しかし、断固として患者に対し、自分が患者を治療することで助けるために存在していることを話して安心させなければならない。また、患者に対し、この場で述べられたことを患者の許可なしに他所で用いることは禁じられており、秘密は保たれる旨を、患者に伝えなければならない。

4．もし患者が、相矛盾する回答をしてきたときはどうするか？面接者は患者と、対決しても良いのか？

もちろんそうである。しかし、面接者は一貫性のないことに対し、いら立ちを表明すべきではない。保つべき適切な態度は、できる限り正確な情報を得ようとする態度である。批判的でない態度で行われるなら、この種の対決はほとんど患者を当惑させない。たとえば、

面接者：前に声が聞こえるといいましたね。どんなことを言ってくるのですか？
患　者：声なんか聞こえませんよ。
面接者：前に、あなたは神の教示の声を聞いたといいましたね。
患　者：ああ、そうでした。神が話しかけてきましたが、声は聞いていません。

　もし、一貫性のなさが、たとえば同時に海兵隊員、僧侶、地下組織、学生であったなどという明らかに過去の事象の妄想的説明によっているなら、一貫性を直すために患者と対決する必要はない。単に妄想と記録しておくだけでよい。

5．適当な質問がすべて終了しても診断がまだ確実にならないときはどうするか？

　いくつかの研究で、診断的ジレンマは、20～25%のケースに起こりうることが見い出された。面接は診断過程の中心にすえられるものではあるが、他の情報源から情報を得ることを抑えてはならない。家族は、しばしば患者の記憶の穴を埋めてくれることがある。彼らは、特に症候の進展していく時間的経過を教えてくれる。患者を長期にわたり、自然の状態での、変化するストレス下で関わり観察している看護者や補助スタッフから、有用な情報がしばしば得られることがある。これらのスタッフから得られる情報は、患者が自ら述べた症候のあいまいさを検討する手助けをしてくれる。以前のカルテも、診断をつける上での助けとなる情報源である。しかし、特定の症候の記載がない場合は、必ずしも適当なものとはならないこともある。具体的記載のない思考伝播や幻聴などの症状記載は、あまり意味がない。診断面接者は、時間経過を追ってデータを蓄積しつつ、判断においては保守的であってよい。十分な証拠を得てから診断を下してよいのである。すべての情報源からのデータを利用した、一致した診断（たとえば、

構成面接、看護スタッフの観察、家族や友人からの報告、以前の病院や診療所の治療経過からの病歴記載、現在の診療録などは、診断の信頼性を最大にすることができる。

　最近のケースでは、患者は誇大妄想を示したが、気分の高揚は否定した。入院時の状態は誰も観察していない。しかし、肥大した自尊心、注意の転動性の高まり、活動性の亢進、多弁などを含む躁状態に付随するいくつかの特徴があった。治療スタッフは、精神分裂性障害か双極性障害かの診断を決めかねていた。レジデントが、患者とずっと一緒に暮らしてきていた家族と面談した。その結果、入院の2週間前、患者は始終、「宇宙の至福」について話し、「7番目の宇宙」を感じていたことが分った。この追加情報により、患者は躁状態の末期近くで入院してきたことが分ってきたのである。

　特に疑問なケースでは、薬物を注意深く減量すれば、薬物が入っていない状態の患者を再評価することができる。多くの場合、診断学的に重要な症候が再現し、あるいはより記述しやすく出現するのでより正確な診断が可能となる。

F．構成的診断面接
STRUCTURED DIAGNOSTIC INTERVIEW

　精神疾患の鑑別診断を目的とした質問からなる簡易構成面接の一例を以下に示す。このような構成面接法を用いることによって、患者から症状を引きだす能力は大きく伸びるであろう。しかしながら、診断において症状抽出と同様に重要なことは、ある症状が存在するか否かという評価である。面接者がある患者から幻聴について十分に聞き出していながら、症状の定義を間違って理解していたために「患者の行動を批判する声」を見逃してしまうかもしれない。このような症状定義としては、DSM-Ⅲの用語集を用

いることもできる。「精神症状の記載と分類」(Wing ら, 1974)には精神症状評価のための指針と実例を含んだすぐれた用語集がある。

　注意深い問診によっても患者が体験しているらしい症状の存在が確められないこともしばしばある。このような「偽陽性(false positives)」は診断の誤りの主な原因の一つである。以下に示す会話は、患者の返答を受けて、それをさらに明細化する質問をすること、具体例を話してもらうことが診断過程の重要な要素であることを示している。

面接者：自分のものでない考えがあなたの頭に吹きこまれるのですか？
患　者：ええ、悪魔がときどき私に悪いことを考えさせるんです。会ったばかりの女性とセックスしているのを考えさせるんです。
面接者：それがあなた自身の考えであるという可能性はありませんか？
患　者：ええ、私の考えかもしれません。でも自分でそんなことを考えるはずがありません。私は信心深いですし、結婚しています。私にセックスのことを考えさせるのは悪魔に違いありません。

　さらに探りをいれれば、面接者は「悪魔に影響されている」という本人にとって望ましくない考えを患者が経験しているということが確信できたであろう。これは思考が外部から吹き込まれたと経験されるという思考吹入の基準を満たさない。ぞんざいな面接を行えば思考吹入と評価され、患者の経験が妄想と評価されることはまずないであろう。悪魔の力をどの程度まで信じているか、患者の下位文化的な宗教的背景がどのようなものかをさらに調べなければ、妄想的確信の存在について最終的な判断はくだせないであろう。

　以下の面接法はほとんどの慢性精神障害者があてはまる主要な DSM-III の診断基準をカバーしている。これらには精神分裂性障害、分裂感情障害、双極感情障害、大うつ病、非定型感情障害、妄想性障害、非定型精神病が含まれる。大多数の慢性精神障害者はこれらのカテゴリーのどれかに

あてはまるが、中にはあてはまらない者もいる。より包括的な構成的面接法に関心をもたれる面接者は「診断的面接計画」(Diagnostic Interview Schedule ; DIS Robins ら, 1981)、「現在症診察表(PSE)」(Present State

表4 精神分裂性障害の診断基準 [295.XX]

A. 病相期に、以下のうち少なくとも1項目が存在すること：
   (1) 奇異な妄想(内容が明らかに不合理で、実際に根拠があり得ないもの)。たとえば被支配妄想、思考伝播、思考吹入、思考奪取のようなもの
   (2) 身体的、誇大的、宗教的、虚無的、あるいはその他の妄想で、被害的あるいは嫉妬的内容をもたないもの
   (3) 被害的あるいは嫉妬的内容の妄想が、どのような型であれ幻覚を伴っている場合
   (4) 幻聴で、ある声が患者の行動や考えを逐一説明するものや、2つ以上の声が互いに会話しているもの
   (5) 何度もおこる幻聴で、その内容は気分の抑うつや高揚とはっきりした関係がなく、
       1、2語より多いようなもの
   (6) 滅裂、著しい連合弛緩、著しい非論理的思考、あるいは極めて貧困な内容の会話が、以下のうち少なくとも1項目に伴っている場合：
       (a) 鈍麻した、平板な、あるいは不適切な感情
       (b) 妄想または幻覚
       (c) 緊張病性の、あるいは他のひどくまとまりのない行動
B. 仕事、人間関係、身の回りの始末などの面で、病前の機能水準から低下していること。
C. 持続期間：疾患の徴候が患者の人生のある期間で少なくとも6ヵ月間以上持続して存在し、患者も疾患の徴候のいくつかを示す。この6ヵ月間には上記Aの症状を示す活動期が含まれねばならないが、前駆期や残遺期は含むことも含まないこともある。
D. 完全に症状の揃った抑うつあるいは躁症候群（大うつ病エピソードまたは躁病エピソードの診断基準AおよびB)は、もし存在したとしても、何らかの精神病症状の後におこってくるか、あるいはAに属する精神病症状に比べてその持続期間が短い。
E. 前駆期または活動期の発症が45歳以前である。
F. いかなる「器質性精神障害」にも「精神遅滞」にも起因しない。

アメリカ精神医学会(1980)の許可を得て掲載。

Examination, Wing ら, 1974)、「DSM-IIIのための構成的臨床診断面接」(Structured Clinical Interview for DSM-III)などを参照されたい。

ひとたび症状が引き出され、評価が行われて面接が終了すると、DSM-IIIに掲げられている診断基準のすべての項目が参照される（DSM-III 原文マニュアルの340～341頁）。精神分裂性障害の診断基準を、すべての主要な精神障害に対するDSM-IIIの操作的診断基準の一例として表4に掲げた。

G．簡易構成的診断面接
BRIEF STRUCTURED DIAGNOSTIC INTERVIEW

1．導入
最近どんなことでお困りか、お話しいただけますか？

2．感情症状
<u>抑うつ気分</u>：気持ちが沈んでいますか？ 悲しいですか？ どんな風に？ それはいつ頃からですか？

<u>焦燥感</u>：いらいらしますか？ 口論やけんかに巻き込まれたことはありますか？

<u>体重減少や増加</u>：最近体重が増えたり減ったりしましたか？

<u>不眠や過眠</u>：眠りにくいことがありますか？ いつもより眠りすぎることがありますか？

<u>興奮や抑制</u>：いつもより、せきたてられている感じや落ち着かない感じがありますか？

動作がゆっくりになりましたか？（ゆっくりになったという主観的な感じのみではなく）

<u>興味の喪失</u>：興味が減ってきましたか？ セックスに対する興味が変わりましたか？

活力の喪失：疲れ果てた感じですか？
　自己価値の喪失や罪業感：自分は価値がないような感じがしますか？
　自分は良くないという感じがしますか？　罪深い感じがしますか？
思考抑制：はっきりと考えるのが難しいですか？　何かに集中するのが
　難しいですか？
希死念慮や自殺企図：自殺のことを繰り返し考えたことがありますか？
気分の高揚：いつになく元気だと感じることはありませんか？　最高の
　気分ですか？　今までになく幸せだと感じることは？
焦燥感：いらいらしますか？　口論やけんかに巻込まれたことはありま
　すか？
活動性の増大：最近は前よりも活動的ですか？　何かに新しい興味が出
　てきましたか？
多弁（会話促迫）：いつもよりおしゃべりですか？
観念奔逸：考えが次から次へと湧いてきますか？
自尊心の肥大：あなた自身に何か特別な能力や才能がありますか？
睡眠欲求の減少：いつもより睡眠時間が短くてすんでいますか？
注意散漫：注意が回りのどうでもよいようなことに散ってしまうような
　ことはありますか？

3．妄想

関係念慮：TVやラジオが特にあなたに関係あることを伝えてきます
　か？　新聞は？　雑誌は？　看板は？　他人の言うことが二重の意味を
　もっているような気がしますか？あなたに何かほのめかしているよう
　ですか？　あなたの行動を監視しているようですか？
被害妄想：誰かがあなたに危害を加えたり殺そうとしているような気が
　しますか？
誇大妄想：何か特別な能力や力がありますか？　何かの使命があります
　か？　お金持ちですか、あるいは有名人ですか？

宗教妄想：神と直接連絡しあっていますか？　啓示や予兆を受けますか？

超自然妄想：テレパシーや超能力に操られたり催眠術をかけられたことがありますか？

妄想的説明(物理的現象)：電気やX線、レーザー光線をかけられたことがありますか？

作為体験：何かの力にコントロールされているような気がしたことがありますか？　自分の意志をもたないゾンビやロボットのような気になったことはありますか？

容姿に関する一次的妄想：身体や外観に悪いところがあるような気がしますか？

嫉妬妄想：配偶者があなたを間違いなく裏切っていますか？

罪業妄想：犯罪や災害の責任があるような気がしますか？　自分が非常に罪深いような気がしますか？

虚無妄想：自分は死んでしまったような気がしますか？　身体の一部が奪われてしまったような気がしますか？　世界が存在しないかのような気がしますか？

4．思考障害症状

思考吹入：自分の考えではない考えが頭に吹きこまれるような気がしますか？

思考伝播：考えが他人に伝わってしまうので自分の考えていることを他人が知っているような気がしますか？

思考奪取：考えが自分の心から抜き取られるような気がしたことがありますか？

5．幻覚

非言語的幻覚：回りに音の出そうなものがないのに鈴や機械のような音

が聞こえたりすることがありますか？
　幻聴：回りに誰もいないのにあなたに話しかける声が聞こえたりすることがありますか？
　第三者的な幻聴：あなたについて話していたり、あなたのことを名前を出したり「彼」とか「彼女」とかいう形で話題にしている複数の声が聞こえたりすることがありますか？
　批評する幻聴：あなたの行動や考えを批評する声が聞こえたりすることがありますか？
　幻視：他人には見えない物が見えた（映像がうかんだ）ことがありますか？
　幻臭：他人の気づいていないような匂いがしたことがありますか？

6．鑑別診断のための質問
　持続期間：どのくらい［その症状をあげる（以下同様）］が続いていますか？
　障害の程度：これらの問題のせいで仕事の能力が下がりましたか？ 学校生活は？ 人間関係は？ 身の回りの始末は？
　症状と気分の調和：声が聞こえていたとき（他人が間違いなくあなたの心を読んでいるとき、など）気分はふさいでいましたか［高揚していましたか］？
　症状の順序：［症状名］と［症状名］のどちらが最初に起こりましたか？ どれぐらいしてから［症状名］が始まりましたか？

7．精神障害の徴候
　滅裂：＿＿＿＿＿＿＿＿＿＿＿＿＿＿＿＿＿＿＿＿＿＿＿＿＿＿＿
　著しい連合弛緩：＿＿＿＿＿＿＿＿＿＿＿＿＿＿＿＿＿＿＿＿＿
　会話内容の貧困：＿＿＿＿＿＿＿＿＿＿＿＿＿＿＿＿＿＿＿＿＿
　著しい非論理的思考：＿＿＿＿＿＿＿＿＿＿＿＿＿＿＿＿＿＿＿

感情鈍麻：＿＿＿＿＿＿＿＿＿＿＿＿＿＿＿＿＿＿＿＿＿＿＿＿＿＿

不適切な感情：＿＿＿＿＿＿＿＿＿＿＿＿＿＿＿＿＿＿＿＿＿＿＿＿

緊張病性行動：＿＿＿＿＿＿＿＿＿＿＿＿＿＿＿＿＿＿＿＿＿＿＿＿

ひどくまとまりのない行動：＿＿＿＿＿＿＿＿＿＿＿＿＿＿＿＿＿＿

練習問題

1. よい面接対象となりうる患者（すなわち、まとまりがない患者や疑い深い患者は不適）をえらび、本章の構成面接を適用してみてください。
2. ある症状や症状群を患者の言葉で逐語的に患者記録に記載してください。あるいは患者を主に世話している人か担当医に記録を伝えてみてください。

H．症状の重症度の評価およびモニター
RATING AND MONITORING SEVERITY OF SYMPTOMS

　精神症状の評価尺度は、慢性精神障害者に対しても有用な評価の手段である。分裂病のような主要な精神疾患の経過は変動するのが普通である。症状の変化を正確にモニターすることは治療者にとって非常に有用な情報をあたえてくれる。外来治療においては、患者の来院間隔は通常2週間かそれ以上となる。診療時間はしばしば大変短く、たとえば5分か10分のこともある。評価尺度を用いることによって、処方を行う精神科医や他の治療スタッフは客観的な方法で症状の安定や改善、増悪を知ることができる。したがって投薬はより敏感に行われることになる。

　再発がさし迫っていることを示す徴候は、前駆期における増悪をとらえ

ることで把握できる。これまでの研究によって、分裂病における再発は、患者や家族、治療者が学習によって同定可能な前駆期にひきつづいておこることが明らかになっている。ハーツとメルヴィル(Herz and Melville, 1980)は、分裂病の患者と家族を対象に、再発に先立つ時期について回顧的な面接を行ったが、ほとんどが明らかな前駆期を報告することができた。患者や家族によって報告された症状は、ほとんどの場合精神病的とはいえないものであった。すなわち、精神病でない人がストレスにさらされたとき感じるような不快感、たとえば食欲低下、集中困難、睡眠困難、抑うつ、交友関係の狭まりなどであった(Herz and Melville,1980)。以前の入院について考えること、魔術的思考、錯視などもよくみられる再発に先立つ徴候である。前駆期の進展の中で再発がさし迫っていることを知ることが望ましいことは明らかである。再発が完全に進行してしまうことを防ぐために、再発の前駆症状を同定することと同時に、薬物の増量や心理社会的な治療方略が並行して行われなければならない。

間歇的投薬の方略(CarpenterとHeinrichs,1983; Herzら, 1982) の発展は、精神科薬物療法を改善していくうえで大いに期待されるものであるが、このことによって、投薬再開を知らせる再発の初期症状をしっかりとらえる能力も要求されることとなった。しかしながら、ほとんどの慢性精神障害者はそのような症状を多かれ少なかれ持続的に持っている。その患者の普段の症状の程度をはっきりさせておくことによって、治療者は再燃を知ることができ、再発が完全に進行してしまうのを防ぐことができるであろう。

評価尺度から得られる情報も治療の助けになる。介入の効果は評価得点の変化にもとづいて評価される。たとえば、実施されている生活技能訓練が職場や賄いつき下宿での患者の不安を減少させているか否かを治療者は確かめることができる。治療者は患者の生活環境の変化がひきこもりや精神症状を増悪させているか否かを確かめることもできる。以下は簡易精神症状評価尺度(BPRS : Brief Psychiatric Rating Scale, Overall and

表 5 簡易精神症状評価尺度(BPRS)における精神病症状の3つのカテゴリーの評価のための操作的基準

異常な思考内容：異常な、ばかげた、奇妙な、風変わりな思考内容。会話のまとまりのなさの程度ではなく、異常さの程度を評価せよ。妄想とは言語的に表現された非論理的な、あるいは明らかに不可能な考えのことをいう。思考吹入、思考途絶、思考伝播を含めること。誇大妄想、妄想的説明(物理現象)、被害妄想は、たとえ他で評価されていてもここに含むこと。

2	非常に軽度	関係念慮(他人が自分のことをじろじろと見る／笑っている)。被害念慮(他人が自分をひどい目にあわせる)。超能力や霊、UFOの存在に対する異常な信念。確信しているわけではなく、いくらか疑っている。
3	軽度	2と同様であるが確信している。
4	中等度	妄想は存在しているが強固ではない。つまり、生活機能は障害されていないか、妄想への確信は強いが限局されている。これらによって、生活機能は障害されていない。
5	やや重度	確立した妄想が存在し、それによって心がある程度占められているか、あるいは生活機能のいくつかの領域が妄想的思考により障害されている。
6	重度	確立した妄想が存在し、それによって相当心が占められている。あるいは、生活機能の多くの領域が妄想的思考により障害されている。
7	最重度	確立した妄想が存在し、それでほとんど心が占められている。あるいは、生活機能のほとんどの領域が妄想的思考により障害されている。

誰かに支配されていると感じたことがありますか？

物事が自分にとって何か特別の意味をもっているように思えたことがありますか？

テレビや新聞で自分に関係あることが報道されたことがありますか？

何か奇妙なことが起きつつあるように思いますか？

あなたは、今、起きつつあることを（具体的に）どう説明しますか？

幻覚：外界の刺激なしに生じる知覚体験の報告。幻覚による生活機能の障害の程度を評価する際には、幻覚の内容で心が占められていることを含まない。幻覚体験による障害のみを考慮すること。自分の考えが外部に声になって洩れること－考想化声(Gedanken-laut-werden)を含む。

2	非常に軽度	安静にしているとき、あるいは寝つくときに、外界の刺激なしに映像を見たり、声や音、ささやき声を聞いたりするが、生活機能は障害されない。

3	軽度	意識清明な状態で、非言語的な幻聴（音やささやき）を聞いたり、錯覚（暗闇のなかの顔）をみたりすることが2回以上あるが、生活機能は障害されない。
4	中程度	時に幻聴や幻視、幻臭、幻触、幻味がおきるが(1～3回)、生活機能は障害されない。
5	やや重度	幻覚が毎日おきるか、あるいは幻覚によっていくつかの領域の生活機能が障害される。
6	重度	幻覚が1日に何度もおきるか、あるいは幻覚によって多くの領域の生活機能が障害される。
7	最重度	1日中幻覚が続く、あるいは幻覚によってほとんどの領域の生活機能が障害される。

回りに誰もいないときに、音が聞えたり、自分に話しかけたり自分のことを話している声を聞いたことがありますか？

他人の気づいていないようなものを見たり、匂いをかいだりしたことがありますか？

これらの体験のせいであなたの日常の活動や仕事を遂行する能力は妨げられましたか？

思考のまとまりのなさ：話し方の混乱、非連続性、まとまりのなさの程度を評価せよ。接線的、迂遠さ、唐突な話題転換、減裂、脱線、途絶、新語造作、およびその他の話し方の異常を評価せよ。話の内容は評価の対象とならない。面接の最初の15分を考慮の対象とせよ。

2	非常に軽度	変わった言葉の使い方、とりとめのない話し方。
3	軽度	話題が唐突に変わるのでちょっと理解しにくいあるいは意味をつかみにくい話し方。
4	中等度	非常なくどさ、接線的、何度も話題が唐突に変わる、あるいは減裂、脱線、途絶、新語造作などの重い障害が1～2個みられ、そのために理解しにくい話し方。
5	やや重度	接線的、非常なくどさ、ほとんどの場合において話題が唐突に変わる、3～5個の重度の障害のせいで理解しにくい話し方。
6	重度	ほとんどの場合において重度の障害のせいで理解不能な話し方。
7	最重度	面接中ずっと理解不能な話し方。

注意　それぞれの症状群の質問は現在症診察表(PSE) (Wing, Cooper and Sartorius, 1974) から引用されている。評価尺度における評価方法の操作的定義は UCLA の「分裂病と精神科リハビリテーションの臨床教育センター」で作製された。(Lukoff, Liberman, and Nuechterlein, 1986)

Gorham,1962)を用いることによって治療者が患者の状態をモニターし、さし迫っている再発を防ぐことができた1例である。表5は簡易精神評価尺度の24の尺度のうちの3つの評価について、各尺度ごとに用いられている評価基準(anchor points)の例を示したものである (Lukoff ら, 1986)。

症 例

　外来のある男性患者がこれまで2年間住んでいた小さな賄いつき介護施設(board-and-care facility)から両親の家に近い介護施設に移りたいので援助して欲しいとソーシャルワーカーに言ってきた。ソーシャルワーカーは両親の家の近くにあるずっと大きな施設に患者が移れるように手配した。引越しの1月後に、ソーシャルワーカーは面接して様子をたずねた。患者は夕方や週末に両親の家で過ごすことができて楽しいとこたえた。ソーシャルワーカーがこの時点で面接をやめていればすべてうまくいっているようにみえたかもしれない。しかし、ソーシャルワーカーは標準化された評価尺度である簡易精神評価尺度(BPRS)の質問を続けた。これらの質問によって不安が強まり、睡眠困難、介護施設の人々が自分のことをじろじろ見たり、噂していると信じていることなどがあきらかになった。これらの前駆症状は引越し前の患者の症状の程度より明らかに悪化している点でソーシャルワーカーの関心をひいた。さらに質問を続けたところ、患者が今度の広い施設に圧倒感を感じており、1人の友人も持てないでいたことが明らかになった。しかし、患者は両親の家から離れて住むことを望まなかった。ソーシャルワーカーは直ちに主治医と連絡をとり、その日の午後に薬の増量が必要かどうかを判断するための担当医の面接のてはずをととのえた。患者の同意を得た上で、ソーシャルワーカーは介護施設のマネージャーに連絡をとり、患者に特別に注意をはらうようにと助言した。それからソーシャルワーカーはその地域の他の介護施設に連絡をとり、居住者の少ない施設を選びだした。ソーシャルワーカーが患者の精神症状を注意深くモニターし、患者にとってストレスが高かった状況を変えるために

努力したことによって、起きつつあった再発が回避されたのである。

症状の程度が明らかにされれば、症状と投薬の相互作用の結果としての臨床像が処方内容と薬物量の決定に用いられうる。

症 例

　ジョーンが入院してきたとき、彼女はテレビやラジオ、そしてコンピュータからのメッセージに完全に気をとられていた。簡易精神症状評価尺度（BPRS）によれば、異常な思考内容の項目における彼女の評点は7で、これは可能な最高得点であった。彼女はまた1日に数回幻覚を訴え、これはその項目で6の評点になった。彼女はフルフェナジンを経口で1日に20mg服用していた。退院時には彼女の幻覚は完全に消退していた。彼女は退院の2日後に外来をおとずれ、まだメッセージを受けることがあるが、ラジオだけからだとケース担当者に語った。彼女は幻覚について考えなくてもすむようになっており、彼女の生活機能がそのために障害されることはなかった（この状態は簡易精神症状評価尺度（BPRS）の異常な思考内容の項では評点4にあたる）。ジョーンは4週間外来治療を受けたが、ラジオからのメッセージについての関係妄想が程度は強くはないがずっと残っていた。このことをケース担当者が心配した。妄想的思考が続いていることについてケース担当者はクリニックの精神科医と相談し、フルフェナジンの1日量を30mgまで増やすことがきまった。6週間後に簡易精神症状評価尺度（BPRS）の評価を行ったが、ジョーンの評点に変化はなかった。しかし、彼女の運動抑制の程度は「やや重度」にまで増悪していた。彼女の同意を得て、彼女の症状が持続しているのは服薬遵守（compliance）が良くないからではないかという可能性を除外するために、2週ごとのフルフェナジン20mgの筋注に変えてみた。ジョーンが3度目の注射にやってきた時、彼女は注射は絶対いやだと主張した。注射は痛いから錠剤のほうがいいと

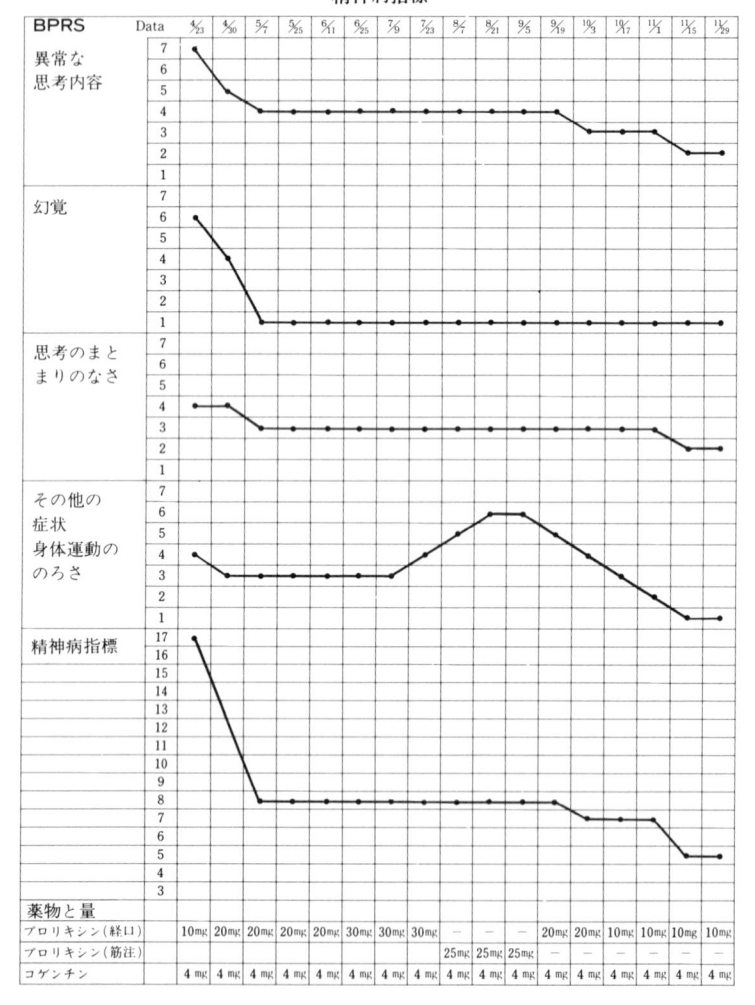

図6 ジョーンの症例において薬物療法の決定に簡易精神症状評価尺度(BPRS)の得点変化を用いた様子を示す。精神病指標とは、BPRSの中心的な精神病尺度である「思考のまとまりのなさ」、「幻覚」、「異常な思考内容」の評点の合計である。このように患者の精神症状と副作用を表にしてモニターすることは、処方を行う臨床医が向精神薬の種類と量の決定について、その効果と危険を踏まえて判断するうえで助けになる。

彼女はいった。簡易精神症状評価尺度(BPRS)には薬の増量や筋注の治療的変化は示されていなかった。唯一の変化は運動抑制とアカシジアの増悪であって、ともに向精神病薬のよくある副作用である（図6参照のこと）。この再評価に基づき、担当者と精神科医はフルフェナジンの経口投与に戻し、薬物の1日量も元の退院時の量に戻すことに合意した。2週間後には、ジョーンの症状は奇妙な思考はあるものの妄想といえるほどのものではなくなり、錐体外路系の副作用は軽快しはじめた。フルフェナジンの維持量はさらに10mgまで減らされ、それにともなって思考と生活機能は次第に改善した。簡易精神症状評価尺度(BPRS)を用いて連続的に評価を行うことによって、ジョーンの担当医は抗精神病薬の量を最少量に、すなわち副作用を最少にしつつ効果をしめす薬量にすることができたのである。

練習問題

以下の3つの症例の具体的な症状と症候を評価し、仮のDSM-III診断をつけて下さい。

症例1　患者は47歳の男性。現在までに3回の入院歴があり、生活保護で生活している。昨年はひとりでアパートで暮らしていた。2月前からマフィアがアパートの隣の部屋に引越してきたと信じるようになった。彼は隣に面している壁を通して笑い声や叫び声が聞こえると訴えた。彼はマフィアが自分の飲み水に薬をいれて「マインドコントロール」していると報告した。水がとても苦いのでそれが分るというのである。マインドコントロールを用いて、テレパシーによりマフィアの考えが自分の心に伝わってくると彼は信じていた。マフィアは人種差別と世界の終末という考えを彼の心に伝えてきていた。これらの考

えは自分の考えの妨げとなった。彼はマフィアが彼の頭脳を用いて犯罪を企て、彼を刑務所に送りこもうとしていると考えた。彼はマフィアが自分の犯していない犯罪に対する逮捕状を用意しているものと信じて過去2週間自分のアパートを出るのを拒否していた。

症状は？　診断は？

症例2　患者は37歳の既婚女性。過去8ヵ月、彼女は夫が自分の心を読めるのではないかと疑っていた。2ヵ月前、彼女は夫が自分の心を読んでおり、自分の考えが放送されているので近くの人全員に彼女の考えていることが聞こえてしまうと確信するようになった。彼女は夫が自分をあやつっており、自分はロボットのようになっていると信じていた。しばしば、彼女は自分の考えや思いつきでないことを言わされたりやらされたりしていると信じることがあった。彼女はこれは夫のあやつっている何かのテレパシーのようなものではないかと疑っていた。彼女は夫が自分を助けようとしてくれていると感じていた。しかし、このテレパシーが彼女にとって特に負担になっていることに夫は気づいていないようだと感じていた。

症状は？　診断は？

症例3　患者は28歳の男性で、自殺してしまうのではないかと心配した両親に連れられて来院した。彼はここ7晩連続して一睡もせず、なおかつ高い活動性を示していた。彼は自分は世界を救うという特別の使命をおびていると報告した。彼は自分に特別の指示を告げる神の声を聞いた。彼はボナバンチュールホテルの屋上から飛びおりたいと思っていることを認めた。彼がその場所を選んだのは近くに「神は救いたまえり」というネオンサインがあり、そのことは彼が飛びおりれば

彼と世界が救われるということを意味していると信じていたからであった。彼は病院の職員は CIA の工作員で自分は彼らの裏をかくことができるし、またそれが義務でもあると信じていた。

症状は？　診断は？

　臨床家や研究者は、幻覚、妄想、思考障害などのいわゆる分裂病の陽性症状に主な関心を向けてきた。陰性症状はさまざまな質的な障害であって、たとえば活動性や努力の障害（動機のなさ）、楽しむ能力の障害（無快楽症）、人づきあいをしたいという欲求の障害（非社交性）、思考の流れの障害（思考の貧困）、感情の表出や感情を体験することの障害（感情鈍麻）、エネルギーの障害（無力症）などである。ブロイラーのような初期の理論家は、陰性症状こそが分裂病の第一義的な特徴を示すものと考えた。しかし、過去50年の間、陰性症状は信頼性の高い評価が難しく、診断の役にたたないからという理由で無視されつづけてきた。最近になって、陰性症状が再び臨床家や研究者の興味をひきはじめた。高い信頼性を持って陰性症状を評価できるように評価尺度も改善されてきている。その例として、「陰性症状評価尺度」(SANS; Schedule for the Assessment of Negative Symptoms, Andreasen 1982)がある（訳注：この日本語版は岡崎祐士らによって作成され、臨床精神医学 13(8):999-1010, 1984に掲載されている）。他の疾患におけると同様に、陰性症状は分裂病においても患者の社会的および職業的機能に大きな障害をあたえることがこれまでの研究によって明らかになっている。陰性症状は主に日常生活における活動の機能にかかわるものであるので、第3章の「機能評価」でさらに詳しく論じられる。

I. まとめ　SUMMARY

ほとんどの慢性精神障害者はすでに診断名をつけられているが、注意深く診断評価を行うことで患者のうける治療の質は大いに改善する。患者の診断名は時間の経過とともに変わりうるし、新しく診断名を追加する必要があるかもしれない。薬物療法も心理社会的治療も、患者の診断が正確に行われていることによって大いに促進される。注意深く症状をモニターすることにより、治療者は適切な種類と量の投薬を行うことができ、患者に合った治療法や住まい、治療活動を選ぶことができ、また、自分の精神症状に対処し習熟していくための患者の方略を改善することができるのである。

文　献

American Psychiatric Association: Diagnostic and Statistical Manual of Mental Disorders (Third Edition). Washington, DC, American Psychiatric Association, 1980

Andreasen N: Negative symptoms in schizophrenia: definition and reliability. Arch Gen Psychiatry 39:784–788 1982

Carpenter W, Heinrichs D: Early intervention, time-limited, targeted pharmacotherapy of schizophrenia. Schizophr Bull 9:533–542 1983

Goldman HH, Gattozzi AA, Taube CA: Defining and counting the chronically mentally ill. Hosp Community Psychiatry 32:22, 1981

Hertz M, Melville C: Relapse in schizophrenia. Am J Psychiatry 137:801–805, 1980

Herz M, Szymanski H, Simon J: Intermittent medication for stable schizophrenic outpatients. Am J Psychiatry 139:918–922 1982

Kohler K: First rank symptoms of schizophrenia: questions concerning clinical boundaries. Br J Psychiatry 134:236–248 1979

Lukoff D, Liberman R, Nuechterlein K: Symptom monitoring in the rehabilitation of schizophrenic patients. Schizophr Bull, in press 1986

Menolascino F, Stark J: Handbook of Mental Illness in the Mentally Retarded. New York, Plenum Press, 1984

Overall J, Gorham D: The Brief Psychiatric Rating Scale. Psychol Rep 10:799–812 1962

Robins L, Helzer J, Croughan J: National Institute of Mental Health Diagnostic Interview Schedule. Arch Gen Psychiatry 38:381–392 1981

Spitzer R, Endicott J, Robins E: Research diagnostic criteria: rationale and reliability. Arch Gen Psychiatry 35:773–782 1978

Spitzer R, Williams J: The Structured Clinical Interviews for DSM-III, 1986. Available

from Robert Spitzer, New York State Psychiatric Institute, Biometrics Research Department, 722 West 168th Street, New York, NY 10032
Strauss J, Carpenter W: The prediction of outcome in schizophrenia II: Relationships between predictor and outcome variables. Arch Gen Psychiatry 31:37–42 1974
Wing J, Cooper J, Sartorius N: The Description and Classification of Psychiatric Symptoms: An Instruction Manual for PSE and CATEGO System. London, Cambridge University Press, 1974

第3章
機能評価 FUNCTIONAL ASSESSMENT

ティモシー・G・キューネル　　Timothy G. Kuenel, Ph.D.
ロバート・ポール・リバーマン　Robert Paul Liberman, M.D.

あなたのなしうるかぎりのことを、
なしうるかぎりの方法で、
なしうるかぎりの場所で、
なしうるかぎりの機会に、
なしうるかぎりの人々に、
なしうるかぎり、続けなさい。

ジョン・ウェズリー　John Wesley
「行動の諸原則」"Rules of Conduct"

要な精神障害を持つ人の症状や機能障害を評価することは診断と治療薬物の選択において必要な最初の段階であるが、心理社会的サービスの提供のためにも、同様に、行動上の長所と短所の機能評価(functional assessment)が前もって必要である。精神医学的診断は患者の機能障害(impairments)に焦点を当てたものであるが、リハビリテーションのためには、患者の能力障害と潜在的可能性についての包括的で多元的な行動上の評価もこれとともになされなければならない。診断と機能評価がともに行われて初めて、リハビリテーションの到達目標と計画を立てることができる。

　慢性精神障害に関する「脆弱性―ストレス―対処―能力」モデルの見方においては、これら両方の評価のためのアプローチが強調される。症候的診断と評価によって、精神生物学的な脆弱性から患者を防御するうえで最も適した薬物療法とそれをモニターするための情報が得られる。それに対して、機能評価によって、リハビリテーションの専門家は以下のような情報を得ることができる。

1. ストレス：個人の対人的、道具的な対処技能や能力を超え、それにより症状の増悪や再発を引起こすようなストレス。
2. 対処技能や能力：ストレスを緩和する効果を持つと考えられる対処技能や力量が現在および病前にどの程度あったか。
3. 個々の障害者の対処技能、問題解決技能における欠陥の理由：たとえば不使用、病者的役割の強化、動機の欠如。

　簡単にいえば、機能評価(functional assessment)は、障害者が社会的・職業的役割を果すうえで役に立ったり妨げとなったりする、行動上の長所や過剰な点、不足な点を同定することを助けるものである。臨床家は、障害者の社会的・個人的・職業的な能力障害にとらわれがちであるが、慢性精神障害者の治療とリハビリテーションは、その障害者の能力に関する正

確な評価表、つまり障害者の日常生活における能力について、これまでどうであったか、現在どうであるかということから始めるべきである。

リハビリテーション実践における機能評価の重要性は、精神分裂病に罹患していると診断された人々の長期間にわたる追跡による知見から明らかにされている。これらの諸研究によれば、合理的な量と質、および連続性をもった治療的サービスがあれば多くの障害者の社会的回復は可能である。たとえば、シカゴの79人の精神分裂病患者の縦断的研究では、精神病院を退院後平均2.7年の時点で、良好な社会的機能を示した者が45％、良好な職業的機能を示した者が36％であった（Harrowら　1978）。さらに驚くべきものは、バーモント州立病院の障害の重い、長期入院の精神分裂病患者の30年間の追跡研究の知見である。この研究では、2／3に近い患者は正常範囲の役割機能を示し、症状も少なく、仕事や地域での生活に建設的に関わっていた（HardingとStrauss 1985; Hardingら　1987）。これらの研究によって、また他の多くの研究によって、精神病的状態が繰返されても、慢性精神障害者は社会的・職業的技能を用いて自分の利益に役立てられることが示されている。

「精神障害の診断と統計の手引（第3版）（DSM-Ⅲ；アメリカ精神医学会　1980）」の精神障害の判定基準の多軸的な枠組みにより強調されたように、症候面および機能評価の両方が相補い合って機能障害、生活障害、社会的不利の評価に寄与している。たとえば、ある人物について精神分裂病という診断を下しうるには、その障害に特徴的な症状の存在とともに、少なくともそれ以前の6ヵ月にわたり仕事、身の回りの始末、人間関係の面での社会的機能の障害が存在したことも記述されなければならない。

精神症状とその他の心理学的欠陥（たとえば、注意、集中力、記憶）は障害者の機能障害(impairment)を表す。身の回りの始末、対人関係、家族関係、仕事、学習などの領域での生活障害(disability)は、症状による機能障害の結果として遂行を妨げられている活動に関連している。社会的不利(handicap)は機能的に障害され生活障害をともなっている者が特定の具

体的な環境や社会的役割においてどの程度不利益をこうむっているかを表すものである。たとえば、精神分裂病にかかった者は、会話の減裂や貧困という機能障害により、対人関係の面での生活障害が生じる可能性がある。現代のスーパーマーケットという環境で食物を買う際には、この生活障害はあまり大きな社会的不利をもたらさないであろう。というのはそこでは商品の大多数は基本的にはセルフサービスで得られるからである。しかし、この同じ生活障害は、かつての商取引という環境では実際上の社会的不利をもたらしたであろう。そこでは買手は、買手自身が直接近づけない所から商品をとりよせ、求められた分量の食糧だけ計る売手と、言葉を用いて交渉しなければならなかったからである。

　抗精神病薬は慢性精神疾患の陽性症状を改善し、それにより障害者の機能障害の軽減を可能にした。陰性症状や生活障害、社会的不利を改善するためには、行動面での長所、過剰、不足についての心理社会的治療が必要である。症候的な診断的評価は医師や治療チームに処方の方針を与えるが、機能評価は、1）短期目標と長期目標の設定、2）進歩のモニタリング、3）最適なリハビリテーション効果の判定のための指針を与えるものである。

A. 機能評価のための枠組み
FRAMEWORK FOR FUNCTIONAL ASSESSMENT

　適切な心理社会的介入の方法の選択に先立って系統的で包括的な評価を行うにあたり、機能評価のための総合的枠組み（表6）は臨床家にとって助けとなるであろう。重要なことは、機能評価を行うにあたり現実に可能なかぎりなるべく多くの段階において、患者自身と重要な関係者（significant others）、すなわち両親、同胞、居住施設の援助者、関係機関の職員の参加を得ることである。リハビリテーションの計画に患者自身が関与することは、提案されたリハビリテーション・プログラムが受入れ可能かどう

表6 病歴聴取と評価、治療のための、機能的および行動的接近法の概要

I．問題の同定と目標の設定
  A．問題と目標を行動上の言葉へ翻訳し定義する。その際、その行動の、頻度や強度、持続時間、形式や内容(quality)、前後の文脈からみた適切さなどを次元として用いる。
  B．望ましい目標
    ―具体的で明瞭
    ―患者や重要な関係者から選択され認められている
    ―短期目標が長期目標と結びついている
    ―（日常的に）しばしば起こる
    ―目立っており、かつ、役に立つ
    ―到達可能
  C．目標の設定に患者自身を積極的に参加させる
    ―原理を説明する
    ―選択と賛否の意見を求める
    ―視覚にうったえて情報を提供する
    ―患者が受入れているか、理解しているかを確かめる
  D．人間の行動表現や経験のすべての水準が含まれている、問題と目標についての多面的評価表(inventory)を開発する
    ―対人的・親和的行動
    ―道具的行動
    ―日常生活動作（ADL）
    ―感情（affect）
    ―認知(coginitions)
  E．行動上不足している点を判断する。どんな行動を始めるべきか、頻度を高めるべきか、やり方を強化すべきか。
  F．行動上の過剰な点を判断する。どんな行動を止めるべきか、頻度を低めるべきか、またはやり方を変えるべきか。
  G．行動上の長所を決定する。多面的な視点で患者の力量を考える。
  H．生活の妨げとなる症状や副作用を薬物療法によってよりよくコントロールできるかどうかを判断する。

II．生活上の問題を持続させている状況の、機能面（行動面）の分析
  A．問題のさきがけとなった状況
    ―どこで、いつ、だれと
    ―一時的なもの持続的なものも含めて、どのような生活上の出来事(life event)やストレッサーが、問題や再発に対して、引金となったり影響を与えたりしているか。
    ―症状や薬剤の副作用、認知障害が生活機能を妨げているか

B．問題行動の結果
      ―問題が無視されたならどうなるか? 他人の同情や庇護、他人が注意を向けること、他人の怒り、禁圧がどのような役割を果すかを考える。
      ―問題が少なくなったなら、患者はどのような強化や利益を得るか、または失うか。
   C．自己の動機づけ(self-motivation)
      ―患者は問題を認め、その変化を望んでいるか。
      ―患者が話すことと治療や宿題への参加における実態の追跡結果は一致しているか。

III．評価の情報源
   A．自己報告式の質問項目や評価目録(例：恐怖感調査(Fear Survey)、標的愁訴尺度(Target Complaint Scale)、ベック抑うつ評価目録(Beck Depression Inventory)、自立生活技能調査(Independent Living Skills Survey))
   B．面接（例：社会的行動評価計画(Social Behavior Assessment Schedule)、強化調査(Reinforcement Survey)）
   C．患者自身による記録(self-monitoring)（例：日記、メモ）
   D．行動観察（例：自然な日常生活の観察、ロールプレイでの観察）
   E．行動の結果得られる証拠物
   F．生物学的測定（例：心拍数、バイオフィードバック、身体的障害、薬物と行動の相互作用）
   G．社会文化的測定（例：環境や人間関係の最近の変化、価値や行動規範、社会的なネットワークや社会的支援）

IV．社会資源管理
   A．患者のある側面を援助するために、いかなる資源が利用可能で動員可能か?
      ―技能の学習
      ―技能の使用
      ―技能の補足
      ―症状の管理と再発予防
   B．リハビリテーションの目標を達成するうえで、社会環境的に有利な点と不足している点にはどのようなものがあるか?
   C．リハビリテーションの目標へ向けて、動機づけと進歩を維持するために、どんな資源の発展が可能か?
      ―人材
      ―交通機関
      ―場所
      ―活動
      ―電話や郵便
      ―資金
      ―強化因子の調査(Reinforcement Survey)

V. リハビリテーションの計画
 A. 総合的および具体的目標を記述する（例：毎月ごと、毎年ごとに）。
 B. 長期目標（例：月ごと、年ごと）、短期目標（例：日ごと、週ごと）を立てる。
 C. 獲得すべき技能、動員するべき資源の優先順位をつける。
 D. 時間的経過（time lines）を予測する。
 E. 援助機関と協力して、自然な支持や介入を調整する（例：薬物療法、ケースマネジメント）
 F. 介入と連携に責任をもつ担当者を決めておく。

VI. 進歩のモニタリング
 A. 問題の持続よりも目標へ向けての進歩を追求する。
 B. 測定法は実用的、適切で、簡便なものがよい。
 C. 進歩を記録し認める際に患者自身と重要な関係者も参加させる。
 D. 経過中の評価の方法：
   －目標到達度
   －頻度
   －間隔
   －強度
   －行動の結果得られる証拠物

VII. 行動療法の戦術
 A. 多くの行動的技法の基礎でありテコとなる、信頼と心配りに満ち、温かく相互に尊敬しあうような治療同盟（therapeutic alliance）をつくりあげること。
 B. 期限の目標を明確にした治療プログラムをつくりあげること。
 C. 実生活での問題場面を模するため、実技リハーサルやロールプレイを用いること。
 D. 改善を促すために、促し（プロンプト）、キュー、合図、コーチを患者に与えること。
 E. 「宿題」（homework assignment）を与えること。
 F. 適応的な方向への小さくても明確なステップを強化（reinforce）すること。
 G. 治療的な教示を行ない、行動の結果への望ましい期待を高めること。
 H. 患者に望ましい行動を繰返し実行させること。
 I. 患者に行動上の変化についてのフィードバック情報を与え、定期的に進歩を評価し、目標を設定しなおすこと。
 J. 進歩を強化し、退歩は軽く扱う。
 K. 家族構成員や「実生活」のその他の側面を巻き込むことにより、獲得したものを普段の自然な環境にまで般化（generalize）させること。

かについての即座に確認できる情報を提供する。またそれにより、リハビリテーションの目標と提案された介入について、障害者がどれだけ理解しているかを評価するための便利な方法がえられる。患者からの意見はリハビリテーションの最初の目標を選ぶうえでも大変役に立つ。このようなやりかたでの患者自身の関与はリハビリテーションプログラムへの参加のための動機を高め、「動機なし症候群」(amotivational syndrome)に対抗するうえで役に立つ。重要な関係者が関与することにより、臨床家が患者やその他の人々から得た情報についての信頼性を調べることができる。重要な関係者は目標に優先順位を付けるのを助け、リハビリテーションプログラムの一部に積極的に参加することを求められるかもしれない。

　患者の診断と疾病の段階にふさわしい向精神薬の適切な処方は、機能面の包括的な査定や評価を実行し完成するための必要条件である。病気の症状の薬物療法による改善は、社会的行動の大きな改善をもたらし、患者の元来の機能状態をより正確に評価することを可能にするであろう。

　それに加えて重要なことは、機能評価のいろいろな方法は、あれをしたから次はこれだけでよいというような連続した単線的なやりかたでは十分ではないということに留意することである。むしろ、その評価のいろいろな方法はお互いに重なり合っており、治療とリハビリテーションの過程の間に繰り返し施行されるべきである。評価と治療は臨床的な意思決定においては不可分に結びついている。したがって、介入は評価から得られたデータに基づいて行われるものであり、評価データを定期的に組み込むことによって方向づけをしなおしてゆくべきである。図7は評価と治療が経過の中で連続してからみあっている様子を示したものである。優先順位の高い目標が達成されたならば、治療者と患者は十分な進歩がなされたか、リハビリテーションのための新しい目標を立てることができるかを一緒に決めることができる。もし目標へむけての進歩が見られなかった場合には、次のことを考えることが重要である。初めの問題の同定に誤りがなかったかどうか、リハビリテーションの目標選択が不適切であったり、あまりに

高く設定されていなかったか、治療の方法がその患者にはふさわしくなかったのではないかということである。図7に示すように、これらの各段階のいずれにおける誤りも、進歩が見られないことにつながりうる。

　次頁の実例は症状面の評価と機能評価の相互の関連を示したものである。これはまた機能評価のステップや段階を明らかにするのに役立つとともに、どの領域に介入すべきかを明らかにするためにどのような情報を集めるべきかを示している。

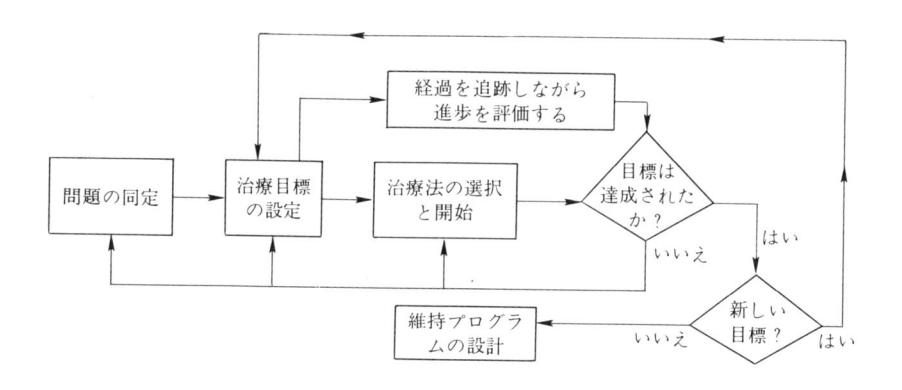

図7　慢性精神障害者の治療への実証的アプローチの流れ図。目標を志向した臨床的関わりのこの連続した流れは、薬物療法と心理社会的療法の双方にとって導きとなりうる。鍵となる要素は、操作的にたてられた目標及び精神症状と社会的機能を信頼性をもって評価できる道具である。臨床的目標が達成された時は、リハビリテーション担当者やチームは――患者、家族やケアを提供するその他の人とともに――新しい目標に取組むべきか、治療により得られたものを固めて強化するための維持プログラムにきりかえるべきかを考慮する。

実 例

　アルはオールＡの好成績で高校を卒業し、科学者としての道をめざしていた。科学は彼が特に興味を持っていた分野だった。彼の父は技師で、母は法律家であり、ともに彼の知的能力をのばすことを励ましていた。しかし、両親は、アルが人づきあいにあまり関心を払わないことを心配していた。彼は時折つきあう程度の何人かの友人はいたが、親友は持たず、異性とデートに行くこともなかった。彼は近くの州立大学に合格し２つの学期の間は毎日家から学校に通った。彼は大学の学期試験はこなしたが、集中して宿題を完成させることにしだいに困難を自覚するようになった。彼とその両親は学業成績の低下に当惑したが、医療や精神科への相談は思いつきもしなかった。

　次の秋には大学に戻る代りに、アルは働くことに決めた。彼は文書整理係から皿洗いまで次々と仕事につこうと試みた。彼は数少ない知りあいや家族からも引きこもり、自室で長い時間音楽を聞くことに時間を費やすのを好むようになった。彼は両親に、緊張して恐怖感もあるといったが、両親はそれは仕事の圧迫感によるものと考えて仕事を辞めるように勧めた。彼は一日中家で過すようになったが、アルは一層孤立して疲れたようになった。彼は入眠が困難になり悪夢にうなされた。彼の心は、レプラにかかっていて死んでゆくという確信などの奇妙な考えの中をさまよっていた。しばしば、独りで横になっている時、彼は２人の男の声が彼の怠けぶりを批評し、彼を「失敗者」とか「負け犬」というのを聞いた。

　彼は食事を拒否するようになり、一日中寝床に横たわって、身だしなみに一切の関心を払わなくなった。ある晩彼は父親に「自分の行動は外の空間からの力でコントロールされていると思う」といった。彼はさらに、「完全にじっとしていることで外からのコントロールを防ぐことができる」と話した。父親はそれらの空想的な考えに肩をすくめ、アルに「誰も君をコントロールしてはいない」と説得した。翌日、アルはいらいらして母親に「自分の考えを人に伝えられることがわかった」「近所の人が自分の考えを

聞いてしまうのではないかと心配だ」と話した。

　数週間経って、アルはますます怠惰になり、喋らなくなった。彼は虚空を見つめ、下着に排尿し、じっと座ったきりで、質問にも答えなかった。彼は回りから力を加えられて姿勢を変えることはあったが、全く意志を持っていないようであり、彼は粘土の塊のように受動的であった。とうとう、アルの両親はボーッとした状態から抜け出すのに待ちくたびれて、彼を精神保健センターに連れて行き、彼は治療のためにそこに入院した。アルは神経遮断薬による治療をうけ、外見と行動の面で次第に改善を示してきた。彼は再び会話を始めたが、初めはささやき声で問われた時だけであった。彼の錯乱と失見当識は無くなり、はっきりしてきた。いくらかの促しによってではあるが、彼はシャワーを浴び髪をとかした。食事もとるようになり、入院して5日後には、彼は微笑むようになり人に目を向けるようになった。しかし、彼は同棟の患者や職員と交わるのを避け、できうるかぎり自室や病棟の離れた隅で閉じこもりがちであった。薬物治療は彼の身の回りの始末の技能と認知能力の改善をしたようであったが、彼は対人的には引きこもって受動的なままであった。彼は彼の病前の性格、すなわち、恥かしがりで、静かな孤独屋に次第に戻りつつあるように見えた。

1．問題の同定　　Problem Identification

　多くの分裂病患者の場合と同様に、アルはほとんどすべての機能領域で重篤な生活障害となる問題を呈していた。入院の時点で神経遮断薬療法を用いるという決定は、彼の緊張病性無動、無言、失禁という初期の臨床的観察および彼の両親から得られた特徴的な妄想や幻覚の具体的な病歴からなされた精神分裂病という診断から促されたものであった。最初にとりかかるべき問題は彼の症状であった。

　アルのように急性の活発な精神病症状をもった患者に対しては、介入は初めは認知・行動面の再建であり、この再建が進んで注意深さと対人反応

をある程度回復した後に、より明確で包括的な評価と治療計画が可能となるのである。適切なプログラムを持つ治療的環境は、精神分裂病の活発な症状の改善における薬物療法の効果を高めることができる。アルの治療チームは、彼の症状改善のために、神経遮断薬療法とともに次のような対策を講じた。

1. おそらくストレスに満ちていると思われる家庭環境から、一時的にせよ引き離す。
2. 日常的な要求について、職員から簡潔明瞭なメッセージを受けるようにする。
3. 病棟の中の静かで刺激の少ないところで過せるようにする。
4. 病気についての自覚や対人的コミュニケーション、身の回りの始末についてのいかなるものに対しても、促しと肯定的なフィードバックを受けられるようにする。

精神分裂病の急性の活発な精神病的症状や陽性症状がおさまった後に、職員はさらに明確にアルの問題を定義し、適切なリハビリテーション目標を定めることができた。

2. 問題を機能的、行動的な用語で定義する　　Defining Problems in Functional, Behavioral Terms

アルの問題を検討するのに際して、職員は問題を行動面の用語へ操作的に表現し置き換えた。その時、次元として、頻度、強度、持続、潜時、彼の行動や言動の形式ないし質を用いた。それに加えて、アルの行動が社会的文脈から見て適切かどうかについて評価を行なった。治療目標へむけての進歩をモニターするこれらの次元は表6に挙げてある。

「頻度」は、ある行動がどのくらい頻繁に起こるかを表わす。1日あたりアルが職員や病棟の他の患者と言葉を交わした回数の毎日の記録は、社

会的引きこもりを評価する方法の1例である。
　「問題の強度」は、その重篤度や規模を表す。自覚的不快感を測定するため、アルは自分の緊張感、恐怖感、不快感の程度を12点式の標的愁訴尺度に基づいて評価するように求められた。この尺度における強度のレベルは、「これ以上にひどいものはありえない」(12点)から、「少しはある」(3点)、「ない」(0点)までにわたっている。図8はこの尺度に基づいてアルが行なった連続した評価を描いたものである。
　「持続」は、ある具体的なしかたで行動するのに消費された時間の長さを表わす。アルの病歴によれば、彼は「長時間音楽を聴いていた」。音楽を聴く時間が1日3時間以内になることが治療における最初の適切な目標として操作的に定められた。かわりに、彼の自発的な自閉的状態の持続を測定することもできた。社会的孤立、激昂、常同行為や自己刺激にふける過度の時間のような問題行動の持続時間の尺度として、秒、分、時間の単位は全て用いることができる。
　「反応潜時」は、それぞれの患者が環境とどのように相互に作用しあっているかについて、行動面の機能を測定するものとして時間経過を用いることである。ここでは、手がかり(cue)や信号(signal)を与えられた後、患者が反応したり行動したりするのに要する時間に焦点が当てられている。読者は下記のアルの問題リスト例のところで、質問してからアルが反応するまでの時間を測定し、精神科医が毎週の面接で反応潜時を用いていることに気づくであろう。初め、緊張病症状(catatonia)が存在していた時には、30秒におよぶ時間があったが、アルの認知能力が改善するにしたがって潜時は5秒以下に短縮した。
　行動の形式や質は、問題となっている行動がよく特定されている場合に、信頼するに足る測定が可能である。たとえば、アルの総合的な生活技能を測定するに際して、各看護者は、視線の合せかた、声の調子、表情、身振の質を含む評価を基準を一致させて行なった。アルは初めは眠そうで、回避的で、不活発であり、それらは総合的な生活技能の評価の低さに反映さ

標的愁訴尺度 Target Complaint Scale

名前：アル
愁訴：緊張感（腕の筋肉が硬くなっている）、恐怖感と不快感（内心の動揺、手掌の発汗、脈拍が速い）

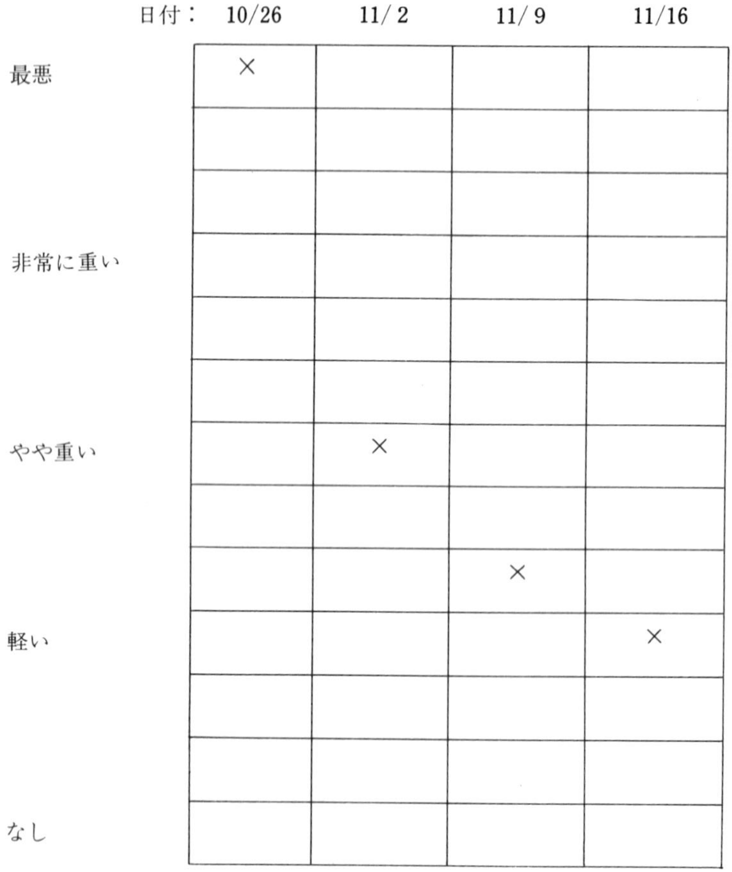

	日付： 10/26	11/2	11/9	11/16
最悪	×			
非常に重い				
やや重い		×		
			×	
軽い				×
なし				

図8 アルの治療中に緊張や不安をモニターするために用いられた標的愁訴尺度（Target Complaint Scale）。愁訴はアルからアル自身の言葉で引き出されたものであり、毎週アル自身によりその重さについて繰返し評価された。

れた。彼が病棟の職員や患者とより気楽に交流できるようになるにつれて、彼の生活技能はその存在がはっきり証明できるものとなった。彼の入院生活のずっと後期には、生き生きした様子や熱中がさらに高いレベルで示された。

　ある行動は、不適切な条件のもとで、また不適切な時に起きることで問題となりうる。すなわち、患者は十分な技能を持っているのだが、適切な

表7　アルの全般的な問題を具体的行動として操作的に表現した例

漠然とした問題	行動への翻訳
幻聴	2人の男が彼の怠惰さを批難し、彼を「だめなやつ」、「負け犬」と言っていると信じている。この幻聴は、彼が「おれはダメじゃないぞ。こん畜生」、「お前なんか大嫌いだ、ボブめ」「蹴っとばしてやるからな、フレッド」とか、ボブやフレッドに対しての言争いの言葉を叫ぶ時に気づかれる。典型的には、言葉につづいて誰もいないところをたたく仕草（shadow boxing）が見られる。
自己評価の低いこと	彼はだれも彼に話しかけたくないのだと感じている。自分について、たとえば「おれはクズ(jerk)だよ、みんなおれのことなんか嫌いにきまってる」と、否定的で非難するような表現をする。
引きこもりと孤立	会話をはじめない。他人と一緒に食事をとらない。80％以上の時間を1人で過す。
不安、緊張、恐怖心	動悸。発汗。なにか破局的なことが起こるかもしれないとの恐怖。筋肉の緊張。自己統制を失うのではないかとの恐怖感。
身の回りの始末ができない	失禁。促されなければ食事が摂れない。着衣や身繕いができない。
生活技能が低い	話し声が小さくて聞取れない。視線を合せない。「開いた質問」ができない。話し声の高さ、速さ、調子を変化させない（退屈しているみたいに聞える）。

やりかたや適した時、ふさわしい文脈の中でその技能が用いられないわけである。不適切な感情、精神病の徴候が頻繁に現われることはその文脈により評価される行動面の問題の例である。治療者に恋愛感情を抱く患者もまた、文脈の中での適切さによって定められる問題点を露呈している。

アルの緊張病性症状が消えたあとは、持続している行動面の問題を操作的な用語で正確に表すことに努力が注がれた。同定された問題行動のそれぞれについて正確に表現するにことの中には、一般的であいまいな問題を具体的な行動へと翻訳したり操作的に表現しなおすことが含まれている。たとえば、「社会的引きこもり」は、「会話を始めない。他人と食事をともにしない。80％以上の時間を１人きりですごす」というふうに翻訳される。アルの問題を正確に操作的に表現したその他の例を表7に示す。アルの問題を具体的な行動で記述することにより、治療者はそれらの重症度とともに治療への反応性も評価することができる。

練習問題

みなさんはアルの全般的な問題をどのように具体的行動として操作的に表現するかについて、その実例をご覧になりました。ここで2～3分の時間をとって、下記の臨床的用語を具体的で行動的な言葉で操作的に表現することを試みてください。明確な行動的記述をするためには、「その患者の同じ行動を別の人が観察しても自分が下した評価に同意することができるだろうか？」と自問してみることが助けになるでしょう。

　　敵意
　　自己概念（self-concept）の乏しさ
　　怒り、喧嘩早いこと

自殺志向
自罰的、無気力
身なりのだらしなさ
自閉的、反抗的
ひきこもり
沈んだ、悲しい
攻撃的
人を操作し、ふりまわす(manipulative)

3. 問題と目標の多面的な評価目録　Multimodal Inventory of Problems and Goals

　慢性精神障害者の機能評価を真に包括的に行うには、その人が行動として表わすものと主観的体験について、それらのすべてのレベルを調べなければならない。しかし、時間や資源、置かれている状況に制約がある場合には、通常は妥協と簡略化が必要になる。アルの例では、表8に大まかに示したように、多くの次元に従って精神医学的評価および機能評価が進められた。多面的な問題リストから、情報を収集し臨床的な進歩をモニターするためのさまざまな方法を用いた評価の方略が導かれる。

　一見したところ、1人の慢性精神障害者の多面的な評価を遂行するためには驚くべき量の評価データが必要に見える。多くの次元について問題を定め、目標を設定し、進歩をモニターすることは非常に重要であるが、入院中であれ地域生活を営んでいる場合であれ、十分な信頼性と有用性をもったデータを収集することはしばしば困難である。しかし、改善の臨床的判断を概括的な用語により単純に行うことは常に信頼性を欠き、実際の変化に対して感度が乏しい。したがって、どの程度の正確さと一貫性をもった情報が必要であるかということと、その情報を収集するために使える時間、訓練や専門的な注意とのバランスのとれた評価とデータ収集のシステ

表8 ある精神分裂病患者の問題点と評価方法－症例アルについて

行動の水準	問題の具体的内容	評価の方法
認知面	心気妄想、被支配妄想、思考伝播、注意・集中の幅の短縮	患者の精神状態の評価面接（例：現在症診察表（PSE）、感情病と精神分裂病のための問診スケジュール（SADS））、家族面接、病棟での観察
感情面	緊張、恐怖心	各種面接、病棟での観察、チェックリスト 質問表（例：恐怖調査スケジュール）
対人的行動	孤立、引きこもり、貧困な会話、無口	各種面接、病棟での観察、家族面接、質問表
道具的行動 　身の回りの始末を含む	動動かない、促しと直接手を用いた指導を要する、失禁、食事がとれない、指導に応答がない。作業、身繕い、着衣ができない。	病棟での観察（例：行動遂行度検査）、家族面接
感覚面	軽べつするような内容を伴う幻聴－彼について語る声	患者面接
心像面	身体がレプラで歪んでいるという空想	患者面接、患者のかいた絵

ムの開発に挑戦しなければならない。機能評価システムが現実に受け入れられるためには、それが信頼性、妥当性と有用性をもつことが必要である。また、評価システムは、適切な頻度でデータを収集すること、データ収集を確実にするために環境上の手がかりを利用するものであることが望ましい。

　信頼性：時間や状況が違っても、別々のスタッフが同じやり方で評価データを集めることができるような手順が用いられるべきである。臨床的な

場面では、信頼性は2人のスタッフが同じ時間と場所で独立に記録して集めたデータを随時比較することにより評価することができる。下記の例では、精神科医ともう1人別の専門家のスタッフがアルを面接して、簡易精神症状評価尺度(BPRS; Overall と Gorham 1962)により評価される12次元の精神症状を2人が独立に評価した。

妥当性：評価データは、それを測定しようと意図したものを測定しなければならない。一般に、ある行動を直接測定することは間接的に測定することに比べて妥当性が高いものである。たとえば、アルの身の回りの始末の技能については、ケアの提供者による、月ごとの概括的な評価と記録が可能であろう。しかし、身の回りの始末についてのより妥当性の高い測定は、身だしなみのようにアルに特に欠けている技能の領域を具体的に明らかにすること、また、はっきりと問題を特定し技能の遂行度のよしあしを区別できる尺度を開発することが必要である。妥当性の高い測定法は、その行動を示す患者と示さない患者とを正確に区別する。

データ収集の適切な頻度：各々の患者に記録用紙やデータシートをもって歩かせることはできないので、標的とする行動を十分はっきりと記憶することが可能な最大限の時間間隔を決めねばならない。評価される行動の水準によって、この時間間隔は15分ごとのこともあれば週単位のこともありうる。ただし、その特定の時間間隔（たとえば、月1回）で問題とされている変数をサンプリングすることで、その行動の出現を十分に反映するデータを得られるかどうかを決めなければならない。下記の例では、アルの社会的―対人的問題は対人的交互作用評価表(Social Interaction Schedule)を用いて1日に4回看護者によって測定された。この評価表は書き上げるのに1～2分しかかからない。アルの幻覚体験の強度は、毎週BPRSに基づいて精神科医により評価された。

あまりにも頻繁に評価情報を集めることの問題点は、木を見て森を見ないという点にある。はっきりしていて頻繁に起こる行動（たとえば、対人的引きこもりのある患者について、スタッフとの適切な会話の数）を毎日

測定する臨床家は、行動の変化の、より頻度は少ないがより機能的な指標（たとえば、治療場面外で新しく友人関係をつくること）を見落すであろう。したがって、行動上の評価の頻度は、患者の「現実世界」でも認められる活動や相互作用、行動であり、しかも長期的適応により重要と思われるものに注目して決めねばならない(Libermanら 1976)。

環境における手がかり(cueing)：評価を行う上で望ましい条件は、論理的で明瞭なデータシートが便利な場所におかれて使用されること、スタッフの勤務スケジュールに組入れられていること、指導者によるチェックが行われることである。

有用性(utility)：ある評価システムについて考える際に重要なことは、使用している治療方法の適切さを判断する上で、そのデータが治療者やケア提供者にどの程度役にたつかということである。患者の行動の実際の変化について、データの感度が高く、肯定的であれ否定的であれ変化の兆候がその測定法でデータとして速やかに示されるならば、それは望ましいことである。

次にあげる実例を読むにあたり、これらの次元や特徴に注意しておいてほしい。あなたはこれらの次元をどのように測定するだろうか？　時間や人的資源が少ない場合に、治療目標の設定に役立て、進歩をモニターするために、多面的評価のこれらの測定法のうちのどの測定法を用いて情報を収集するだろうか？　どの測定法を省くだろうか？　ある特定の評価方式が治療プログラムに役立つかどうかをどのように判断するだろうか？　症例アルの機能評価について次に述べるが、ここではアルの心理社会的な機能の核心となる領域に焦点を当てて示されている。評価はアルの認知障害と精神症状についての機能障害(impairments)の記述から始まっているが、それは「全人的(whole person)評価」に向けた努力として、患者の精神的、臨床的、社会的状態の全てにわたる次元の必要な統合的把握を際立たせるためである。

B. 認知障害と精神症状
COGNITIVE PROBLEMS AND PSYCHOPATHOLOGY

　アルは原則として毎週、病棟の精神科医の面接を受けた。精神科医は簡易精神症状評価尺度（BPRS; Overall と Gorham　1962）を用いて精神症状を 12 次元にわたり評価した。デビッド・ルコフとジョセフ・ベンチューラが 2 章で述べているように、頻度と強度の測定を通じて、BPRS によって臨床家は精神病理の各次元について評価することができる。（BPRS と精神病理のその他の便利で妥当性に富む評価尺度は「精神薬理学のための評価の手引」＜Guy 1976＞に載っている）。幻覚と妄想にかんする BPRS の評価を補うために、アルの主治医は、認知能力（cognitive capacity）を測定するため、毎週の面接で医師の質問と患者の応答の間に経過した時間を測定して得た反応潜時を用いた。当初は30秒にも至った潜時があったが、アルの認知機能が回復するにつれて、5 秒以下に短縮した。

　毎日の生活技能訓練セッションで、治療者は対人的問題を解決する能力を試すための質問を行ない、それに対するアルの答の正答と誤答との頻度の記録をつけた。たとえば、家族や友人との関わり合いの場面がロールプレイされた後、アルは次のようなことを質問された、「だれと話していたか」「相手の人はなにを望んでいたか」「相手の人はどう感じていたか」「その場面での患者の短期目標はなにか」「その場面では他にどんな振舞い方が可能だっただろうか」という質問である。そのロールプレイについての情報を正確に受容し処理するアルの能力はしだいに改善して、誤答率は結果的に 0 に減ったが、これは彼の注意と認知の能力が発展したことを反映している。

　アルの幻覚体験の強度は BPRS に基づいて精神科医により毎週評価された。病識がある程度ついてきたとき、彼は幻聴の頻度を、幻聴が起こる度に手首のカウンターを押すことで毎日自分でモニターした。退院時までには幻覚は消失していた。

アルの空想と心気妄想は毎週のレクレーション療法のセッションで自画像をかくことによって追跡された。初期の数枚には、体の形が歪み手と顔に数多くの傷が表われていた。その次の絵には、他人と離れてはいるが、まとまった輪郭を持ち傷のない像が表れた。これらの変化は彼の自己知覚(self-perception)の質の肯定的な改善を反映するものと感じられた。

C. 感情面の問題
AFFECTIVE PROBLEMS

アルは標的愁訴尺度にもとづき、彼の緊張感、恐怖感、不快感(discomfort)の強さや程度を自分で毎週記録した。彼の自己記録は、彼を観察している臨床家による機能評価を補って、治療チームが彼の自覚的な不快感(dysphoria)を敏感に察知することを可能にした。3週間にわたるアルの標的愁訴尺度のグラフは、「最悪」から「多少」と「やや強い」との間のレベルに低下したことを表わしていた。興味深いことには、神経遮断薬の「試験量(test dose)」投与の後の不快感についての同様の形の概括的評価が、分裂病患者の最終的な臨床的反応と神経遮断薬を使用し続けるかどうかについて正確に予測することが示されている(VanPuttenほか 1981)。すなわち、感情面の領域の早期の系統的な評価は、ストレスのレベルを反映するだけでなく、臨床家が神経遮断薬療法の効果の予測を行うことを可能にするのである。

D. 社会的ー対人的問題
SOCIAL-INTERPERSONAL PROBLEMS

1日4回、対人交渉評価表(Social Interaction Schedule)に基づいて、

看護スタッフは病棟でアルをそれとなく観察し、病棟の活動への参加・他患との関わり合い・さまざまな不適切な行動の出現という3つの指標を記録した。指標の測定値にはすべてある特定の適切あるいは不適切な行動の出現頻度を用いた。最初の1週間では、看護スタッフの観察のうち90％においてアルは孤立がちで不活発であると記録された。彼は、奇妙な姿勢・体を揺する・しかめ面など18種類の不適切な行動を示していた。初めはこれらの1日4回の対人交渉評価表の評価をするためにスタッフが2～3分の楽しい会話を行うために接近しても、アルは自分から引きこもり目を閉じた。時間が経つにしたがい、彼が環境にたいしてもっと積極的に関与するようになったことが観察されたが、依然として他人からは孤立していた。入院3週間目までには、アルは約40％の時間は他の患者やスタッフと関わり合えるようになり、60％の時間はスタッフとの会話に反応を示すようになった。

　生活技能訓練セッションが入院1週間後、薬物療法が効果を示しはじめてから開始され、そこではロールプレイ場面でのアルの実技の適切さについて評価された。彼は、視線を合せること、声の大きさという点ではまずまずと評価されたが、声の調子・流暢さ・顔の表情では改善を要すると評価された。後者は彼の感情鈍麻を反映している。また彼は訓練の開始前と終了後に自己主張評価表に記入した。1ヵ月の入院が終る時までには、アルは正常範囲に近づいており、その評価目録の点数は15点の増加を示していた。

E. 自立生活技能
INDEPENDENT LIVING SKILLS

　点数による動機づけシステム、つまり一種の代用貨幣制度を使っている状況のなかで、アルの身の回りの始末と労働の技能が1日に何回も看護ス

タッフにより評価された。体を洗う、シャワーを浴びる、歯を磨く、髪をとかす、ふさわしい衣服を着るなどの行動をうまくアルにとらせるために必要であった促しの数が頻度の計量(measure)として記録された。これらの課題を促しなしに申し分なくできた場合には満点(full credit)が与えられた。また1回の促しで申し分なくできた場合には半分の点の点数が与えられた。部屋の維持や病棟の雑用については、仕事ぶりや、それをなしとげるまでに必要とした促しの数に従って、与えられる点数が変った。適切な身の回りの始末の行動の頻度と病棟の雑用の仕事ぶりの質との評価は、毎日彼が稼ぐ点数の総数に換算された。こうして、アルの点数獲得数は病棟における彼の役割の遂行度を反映し、治療過程を通じてアルの進歩を続けて定量的に評価するのに役だった。

　それに加えて、地域社会での生活機能の領域のうち、介入と訓練を必要とするものを明らかにするために、アルの最初の評価に際して自立生活技能調査（Wallace 1986）がなされた。自立生活技能調査は、食事・身繕い・家事・保健・金銭管理・交通機関の利用・余暇活動・労働などの身の回りの始末のための諸活動について、自分でどのくらいできるのかに関連する112項目からなっている。評価の前の月において、ある特定の行動が何回みられたか（頻度）、および、その行動（ないしその欠如）が患者、家族あるいはその人が生活している施設にとってどれほど問題であったか、という点から各項目は評価された。自立生活技能調査はアルの両親によって記入された。身繕いと余暇の両方の下位尺度によると、アルはこれらの領域でかなりの困難をもっていることが明らかになった。「促しなしに少なくとも週に2回石鹸を使って入浴あるいはシャワーを浴びること」や、「促しなしに毎日デオドラントを使う」などの身繕いの行動の頻度は「ゼロ」と評価された。それらの行動については、アルの両親もこれらの項目を「常に問題」と前の月に評価しており、機能上重篤な障害があるとみなしていた。

練習問題

　機能評価の多元的枠組みを用いて、あなたがよく知っている重い精神障害患者を評価してみてください。多元的視点から、その患者に適用できる異なる評価次元を考え1枚の紙に間をあけて記入してください。それから、患者がそれぞれの生活機能の次元において経験する問題を行動上の問題を記述する形で、箇条書した各様式の下に書いてください。

　このようなやりかたで問題を定式化したあと、各問題領域において、頻度・強度ないし重篤度、潜時、持続時間、文脈における適切さを評価するための測定法や道具を使用できるかどうかを検討してください。信頼性が高く臨床的に適切なデータを生みだす便利で実際的な測定方法をあみだすために、あなたの創意を発揮してください。

F．行動上の過剰、不足と長所
BEHAVIORAL EXCESS, DEFICITS, AND ASSETS

　アルのような慢性患者について機能評価を行う際には、問題があまりにも多いため担当の臨床家は圧倒されがちであるものの、介入の標的を行動上の過剰と不足という観点で定めることが通常は役に立つ。また、行動上の長所も明らかにするべきである。というのは、行動上の長所こそは治療過程の優先順位を定めるための礎石(building blocks)の役割を果しうるからである。問題の全ての領域にたいして介入をはかる必要はないかもれないが、問題の領域をこのように分けて考えることは、治療のための問題の選択をはっきりさせ、優先順位をつける助けとなることが少なくない。患者のもつ望ましい長所に働きかけることにより、リハビリテーションは患

者の適応的行動を強め、それによって問題となっている不足点や過剰点を長所で置き換えることができるのである。

　行動上の過剰：それ自体が社会に適応しえないものである場合のほか、頻度や強度や持続時間がある特定の環境にとって過剰であると判断される場合にも行動は問題となりうる。

　アルについてはじめに同定された行動上の過剰のなかにはつぎのようなものがある：

　　独りで過す時間が長すぎる──引きこもって、孤立している
　　ズボンのなかに放尿する
　　寝つきが悪い
　　悪夢にうなされる
　　音楽に聴き耽ける時間が長すぎる
　　いつも疲れている
　　奇妙な考えの空想に耽けっている
　　自分を軽べつする内容の幻聴がある

　行動上の不足：それ自体は社会に適応した望ましい行動であっても、頻度が少なすぎたり、強度が不十分であったり、形式が不適当であったりするために問題となることがある。これらは、精神障害の「陰性症状」と名づけられている。

　アルについてはじめに同定された行動上の不足の例として次のようなものがある：

　　集中力が長続きしない（注意を長時間維持できない）
　　課題を最後までやりとげられない
　　友だちを作ることや、その関係を維持することができない
　　食べない

身の回りの始末の技能が低い
対人的ないし道具的活動が欠けている
質問に対する反応がみられない、あるいは、会話の貧困
感情が乏しい
無言である

　行動上の長所：長所(assets)や力(strengths)には、社会的対処能力(social competence)、対処のための努力(coping efforts)、および患者が治療状況にもちこむ社会的サポートが含まれる。病前の生活歴が「貧弱な」慢性患者は、通常、これらの長所に乏しい。しかし、どのような水準や形であれ患者が過去に持っていた技能や興味や能力を同定することは重要である。治療目標は患者個人の長所に基づいて立てることが得策である。なぜなら長所から出発すれば、臨床家にとっても患者にとっても、既に存在する行動上のレパートリーを出発点として用いることができるからである。多くの臨床症例において、治療者は直接症状につながっている目標ではなく患者の長所と力にもとづいた目標に優先順位を与えるのがよい。

　妄想型分裂病患者の妄想は、直接にそれを標的とした治療努力では突き崩せないかもしれないが、もし対人関係と仕事の能力が改善されるならば、あまり日常生活の妨げにはならなくなる可能性がある。肥満者にとって、食行動の変容を直接めざすような努力は、まずほとんど無効かもしれないが、もし彼らが食行動のかわりとなるような社会的、レクリエーション的な活動に、特に空腹感が最も強いとき熱心にたずさわるようになれば、彼らは以前とくらべて食べる量が減るだろう。身体化障害の患者では、特にその症状が配偶者からの関心と励ましを得られるという場合には、症状自身を標的とする介入よりも、結婚生活におけるコミュニケーションを改善する目標にむけての介入のほうが、臨床的にはより有効であろう。いいかえれば、個人の長所や力を強める目標は、間接的に精神病理や精神症状に置き換わり、それらを減少させることがしばしばありうる。

長所を評価するための評価目録を開発することは、DSM－IIIの第5軸、すなわち患者の過去1年間の心理社会的適応機能の最高の水準を定めることにも、もちろん役立つ。臨床家は、病歴記録からだけでなく、患者や重要な関係者から次のような質問への答えを得るとよい。

1. その患者が、現在もしくは過去において、最も機能水準が高いのはどんな領域においてか?
2. 患者のもつ対人関係での資源(interpersonal resources)や社会的支持ネットワーク(social support network)にはどんなものがあるか?
3. どのような援助機関や援助のための専門スタッフを治療計画に参加させることが可能か?
4. 患者の現在の障害が、患者自身や家族にどれほどの嫌悪をもたらしているか、またそのことは変化に対する動機の源として役立つか?
5. 患者はその治療同盟や治療構造にどれだけ反応するか?

　問題を同定し目標を設定する際には、多元的視野から患者の長所の一覧をつくるとよい。機能の水準は患者ごとに異なるものであり、各患者は感情・認知・道具的な役割行動・対人関係・生物学的な資質といった領域での長所において独自の組合せをもっている。これらの長所は、選択された目標を患者が達成するために必要な技能や変化と対応させることができる。長期目標に向けての歩みは、すでに患者が持っており、そして発展させつつある長所を生かしつつ、少しずつ無理なく変化を促進していく方法によって、患者のもつ社会資源の上に築くことが可能となる。
　症例アルの行動上の長所は以下のようであった：

学業成績が高い
約束にたいして良心的で信頼がおける
関わりのある家族のメンバーが治療への参加に積極的である

アルの治療計画を立てるにあたって、行動上の長所を同定し考慮することの必要性は、2つの方法で示すことができる。第1に、ある望ましくない行動の頻度は、その行動を善意であっても知らない間に強化してしまう関心により維持されることがしばしばありうる。アルにおいて入院前後の数日間みられた身体の健康についての妄想的思い込みは、彼の家族や病院のスタッフが心配し共感してくれることによって不可避的に強化された。この関心は、アルを助けるのではなく、妄想的思い込みを実際は強めていたのかもしれないのだ。もちろん、診断を行い精神状態の改善をモニターするためには、精神病理を調べ明らかにするための十分な関心を払わなければならない。症状に対して焦点をあて過ぎたり無関心であったりすることの損得をうまく勘定するには、臨床的な鋭い洞察力が必要である。家族や専門的な援助提供者は、患者の肯定的な力や進歩に注意を払い、それらを強化することで精神病理を改善することができる。

行動上の長所に関心をはらう第2の理由は、それが適応行動を新たに開発する媒体として重要であるからである。治療プログラムは、既に存在する才能や、技能、資源の上に立てられている場合に、成功する可能性がより高い。

アルの誠実さと信頼性を利用して、彼に手首カウンターで幻覚体験の頻度が減少していく様子を自己モニターさせることができた。彼が大学を1年間は修了したことや、(短期間にせよ)一般就労を続けた経験のあることも、アフターケアの目標をその上に立てるのにふさわしい長所とみなされた。

G. 問題を持続させている状況の機能分析
FUNCTIONAL ANALYSIS OF CONDITIONS MAINTAINING THE PROBLEMS

どのような問題が存在するかが明らかになった後は、問題に影響を及ぼ

している生物学的および環境的因子の同定が評価プロセスの次の段階となる。多くの精神障害にはその特徴的症状とその精神病理への脆弱性をもたらしている生物学的基盤が存在するので、機能分析に先立って診断的評価（第2章に記載）を行う必要がある。DSM-IIIなどを用いた診断から、第4章で概説したように、精神科薬物療法の合理的な計画が導き出されるであろう。主な精神障害を特徴付けている精神病理の病因的要因のうち最も重要な変数が、生物医学的変数(biomedical variables)であることは、はっきりと意見の一致している点である。

この生物医学的病因の解明はまだ初歩的な段階にあるが、効果的な心理社会的治療とリハビリテーションの計画と実行を可能にするためには、さらに、精神障害の発症、悪化、再発あるいは慢性化に関係のある環境的因子を明らかにする必要がある。ここでは、問題行動が生ずる前に存在していた特徴的な環境状況と、問題行動に続いて典型的に起こる結果に関する情報を集めることが仕事となる。患者の現在および過去の環境の中で問題行動の前提条件となった状況、あるいは結果として生じた状況は、問題の発生や継続に影響を及ぼす。臨床的障害の前提となった環境的条件を明らかにすることは、臨床家にDSM-IIIの第4軸である心理社会的ストレス因子の重症度の評価を可能にする。

機能分析または行動分析の第一段階は、患者の普段の生活の様子を、患者自身や家族、友人から聞くことである。詳しく聞くことによって、患者が朝起きてから夜寝るまでの生活の様子がしばしば明らかにされる。普段の様子を見直すことにより、行動を持続させたり動機づけたりしている先行条件や結果が明らかになる。行動上の問題の様々な形のパターンに影響を及ぼしうる「個人と環境との関係」を明確にするために必要な具体的な質問を以下に記す。

1. 状況　「どの様な状況で問題行動が起こっているか？　家庭でか？職場でか？　皆が居るところでか？　独りでいるときにか？」「問題が

生ずる時、あるいは問題が最も大きくなる時には、誰と一緒に居ることが多いか？ その人はあなたに対してどのような反応を示すか？」「一日のうちのいつに起こるか？」「あなたは他にどのようなことをその時にする傾向がありますか？」

2．先行条件　「問題の生ずる直前には、通常どのようなことが起きているか？ 何か特定のことがその行動の引金になっていないか？」

3．結果　「問題の生じた直後には、いつもどのようなことが起きるか？」「問題が生じた時にはどのような気持になるか？」「その時にあなたに対して反応したり、お互いに影響を及ぼし合ったりする人はいないか？」

以下にあげた先行条件および結果の例は、患者の行動上の問題の機能分析において、これらの変数がもつ重要性を強く示している。以下の項を読みながら、その時に問題とされている問題行動と、その先行条件や結果として考え得ることがらとを結びつけるためには、どのような面接と観察をすればよいか考えなさい。

練習問題

次の症例の病歴を読み、質問に答えて、患者の行動で不足している点、過剰な点、そして長所を明らかにしてください。

イブは、快活だが興奮しやすく緊張の強い、いつもそっけない調子でしか返事をしない56歳の女性である。彼女はアイオワで約25年前に、短期間の夫以外との男女関係の後に極度に自責的となり、見知らぬ誰かが彼女の悪口をいっているという妄想に絶え間なくさいなまれて短期間の入院をした。初回入院の後も5〜7日間の短期間の入院を2回しているが、2人の子供を無事出産し、簿記係として仕事を続けている。

彼女の夫によれば、2年前の最後の入院以来、なかなか回復せず社会適応の貧弱な状態が続いている。詳しく聞いてみると彼女は、この6〜7年間ふさぎ込んでいて、エネルギーに欠けており、世間に直面する勇気が無い状態であったことを明らかになった。

最初の評価では、簡易精神症状評価尺度 (BPRS) とベックのうつ病評価尺度が用いられた。その結果は極端に高い自責感と緊張を伴った中程度の抑うつを示していた。

機能分析により、彼女がこの15ヵ月間、自分1人で家から外に出たことがないことが明らかになった。夫が一緒で、かつ彼女を知る人が誰もいない場所であれば、週末、時に外出することもあった。彼女の孤立は完璧なもので、郵便物を取りに私道を歩くことや以前には彼女の誇りと喜びであった野菜園の世話のために裏庭に出ることさえなかった。家の中を夜どおし徘徊して過すこともしばしばであった。面接の間、彼女は手を握りしめ、足を踏みならし、唇や顎を奇妙に動かし続けていた。以前にはハイキング、旅行、買物、ディナーパーティーの計画、植物センターでのボランティア活動、ブリッジの試合などにいつも喜んで参加していたのに、現在の彼女は余暇活動にもレクリエーション活動にも一切参加していない。彼女の話の内容は、自己を卑下するものであり、自分自身の不幸に関するものが主である。また、以前の何か楽しかったことを話すように言われても、彼女は滅多に感情を表わさない。

イブは二重のうつ病 (Double Depression) ——背景に存在する慢性の気分変調性障害に精神病的抑うつ障害が重なったもの (Keller, Shapiro 1982) ——と診断され、6週間後より抑うつを軽減するための処方がなされた。おそらくイブとその夫にとって最も厄介な問題は、治療による効果にもかかわらず、彼女が食料品店や銀行、郵便局などに出かけて日常的な仕事を果すために独りで家から出ることに極端に抵抗を示すことであったと思われる。イブも夫もともに、友だちと交

際したり、自分たちのキャンピングカーでもう一度旅行をしてみることを望んでいる。

1. 不足した行動：イブの適応行動のうちで、新たに始めさせたり、その頻度を増加させたり、そのやり方を強化する必要があるものはどれですか？
2. 過剰な行動：イブの不適応行動のうちで、やめさせたり、その頻度を減少させたり、そのやり方を変えさせたりする必要のあるものはどれですか？
3. 行動の長所：さまざまな見方でイブの長所について考えてみて下さい。顕在的あるいは潜在的にイブはどのような興味や技能をもっていますか？ この患者はどのような物的あるいは人間関係における資源をもっていますか？
4. 彼女自身が述べる彼女の問題点と他人からみた問題点とが一致しているかどうかは、どのようにして判断すればよいでしょうか？彼女の進歩と治療への反応とを彼女以外の人にもモニターさせるとすれば、誰にならば信頼して任せられますか？

1. 先行条件　　Antecedents

　すべての出来事、状況や他の人間には、身体的刺激と同様、人間に行動上の反応を引起こす作用がある。キュー、促し（プロンプト）、合図、あるいは指示は、人間の振舞い方に影響を及ぼすことができる。たとえば強迫性障害では、言葉、色、家具、汚れ、ストーブのつまみ、ドアの鍵や電燈のスイッチなど、本人の望まない考えや儀式を引起こすきっかけとして働くものが、先行条件となる事物の例としてあげられる。同様に、恐怖症の患者は一般的に、不安を引起こすような特定の状況、たとえば混雑した街路を運転する、混みあった店や劇場を訪れるといったことは避けるもので

ある。このような不安と逃避の先行条件となる状況を、行動的療法を進めるうえでそれを利用することができるように、具体的に詳しく明らかにすべきである。

先行条件は実際にはさまざまなレベルの行動上の体験の組合せとして起こる。たとえば抑うつ状態の人の社会的な事柄からの引きこもりには、以下の様なさまざまの先行条件が影響を及ぼし得る。1)軽蔑や拒絶の予期(認知)、2) 特にその日は落ち込んでいる（感情）、3) 以前に彼に対して批判的で失礼であった人と居合せる（対人関係）、4) 屈辱的な場面を想像する（想像）、5) 不愉快な体験の舞台となった部屋に入る（状況）、6) 前の晩によく眠れなかった（生物学的条件）などである。

状況によっては、過去にその状況において問題行動が強化されたために、不適応行動を自動的に引起こすものがある。たとえば、子供がベッドに連れて行かれた時の泣き喚きや癇癪は、それまで親が食べ物を与えたりあやしたり関心を向けたりすることと結びついていたベッドとの接触で促進されることがある。同じように、抗精神病薬の屯服を与えられる時の患者の興奮は、過去に頓服薬を飲んだ際にスタッフから受けた身体的接触や注意の体験から強化されることがある。生理的反応に影響を与える状況もある。たとえば仕事の場面でのストレス因子が胃酸の分泌を高めたり、頸部や頭部の筋緊張を高めたりする。生活上の出来事や対人関係の失敗の主なものも、生物学的素因やストレスへの脆弱性をもつ人にとっては、多くの精神障害への重要な引金となるものである。

モデリング、あるいは他人の行動を観察することによって影響を受けることは、行動上の反応を決定するうえで特に強力な先行条件となる。モデルには親や親戚、娯楽やテレビの登場人物、広告の題材などが含まれる。同一化(identification)を通じて種々の特性を獲得していく過程は、本質的にはモデリングを通して行われる。ほとんどの複雑な技能や症状は、代理体験を基礎にして、他人の行動やそれによって起こる結果を観察することで学習される。たとえば、心気症の患者が、最初は患者としての役割(sick role)と身体的訴えとを、同じような訴えをもつ他の人を目にすることを通じて獲得することもあろう。同様にヒステリー症状の伝播も、それにかかった人の様子を目にしたり話をつぶさに聞くことにより、近くにいる人同士の間では速やかに広がるのである。

認知反応(cognitive response)は、臨床症状を持続させ悪化させる媒介として機能する先行条件の中で特殊なものの1つである。情動の状態へのラベル付け、自己の知覚、自己教示は適応の良くない行動を持続的なものにしてしまう可能性がある。たとえば、慢性の分裂病患者が自分のことを「失敗者で働けない人間である」と自分自身にいい聞かせることが予期不安を強め、それによって作業効率が低下し、求職への関心が減退するといったことも起こりうる。

練習問題

あなたがよく知っている症例について以下の質問に答え、不適応行動を引起こしたか、あるいは持続させていると思われる先行条件をあげて下さい。

1．問題行動が起る直前には、いつもどのようなことが生じますか？
2．何か特定の事柄がその行動を引起こしているようですか？
3．問題行動が始まるのに関連する特定の場所や状況が存在しますか？
4．複数の様式のレベルでの行動経験がどのように組合さって、不適応行動の形成に寄与していると考えられますか？
5．1つまたは複数の様式のレベルでの行動が生ずるのを阻止することによって、不適応行動の発生を防げるでしょうか？
6．どのような認知反応あるいはラベル付けが、臨床的問題を持続さ

せる媒介として機能しているようにみえますか？
7．モデリングが問題行動の形や発生に影響を与えているでしょうか？

2．結果　　Consequences

多くの精神衛生の専門家は、情動的問題の先行条件や誘因に対しては敏感であるが、それに比べて、問題の結果や問題の強化因子には余り注意を払わないようである。しかし、結果そのものが、それに先行した行動やその頻度、持続時間または程度を強めたり増加させたり、あるいは逆にそれらを弱めたり減少させたりすることも生じうるのである。

強化因子とは、先行する行動によって環境上に起こる結果のうち、その行動が将来再び起こる可能性や学習される可能性を増加させるものである。行動の結果がその行動の将来再び起こる可能性を減少させている場合には、罰による学習解消の過程あるいは消去が働いているのである。

行動の発生とその環境上の結果との時間的関係を定義している随伴性（contingency）は、ある特定の結果が先行する行動に影響を及ぼしているかどうかを明らかにするうえで非常に重要である。たとえば、問題行動の直後に起こる結果は遅れて起こる結果よりも、その問題の将来の状況に影響を一層及ぼしやすい。

治療者は、患者の問題に関わりのある先行条件や結果を、その特徴や治療計画への潜在的寄与を明らかにするためにどの様に評価すればよいであろうか。環境上の先行条件や結果についての情報は、患者に対する注意深く系統的な面接と質問項目とによって得られる。

不安調査表（The Fear Survey Schedule, Wolpe and Lang 1964）は120の項目または状況それぞれが、どの程度の恐怖または不快感を生み出すかを示すもので、患者本人が記入できるものである。強化因子に関するさまざまな調査により、患者が望ましい、あるいは楽しいとみなしている、した

がって強化の作用があると考えられる物や人物、出来事についての報告を患者自身から引出すことができる。ただし、臨床家の情報源は患者のみに限られる訳ではない。実際、行動評価で要求される先行条件や結果を知るためには、重要な関係者との面接や、問題の行動が起きている場面で直接患者を観察することが必要なこともあり得る。

患者から先行条件や結果として聞き出したことと、実際に観察されたこととの間に大きな差異が存在することもある。相違の生ずる理由には、回顧の際の歪み、社会的不安、および貧弱な自己観察などがある。そのような相違が生じた場合には治療者は、患者の言うことよりも実際に患者の行うことに信頼をおくべきである。患者を直接観察することは、常に簡便であるとはかぎらないし、実際には不可能な場合もあるが、問題を持続させている環境上の要因をはっきり知る方法として最も信頼できるものである。入院病棟、デイホスピタル、あるいは外来治療セッションにおいてさえも、そこで観察された行動－環境相互関係は、機能分析を行ううえで有用な情報を提供する。主に看護者や専門家に準ずる人々によって行われる家庭訪問や地域社会への外出も、行動評価の範囲と質を改善するものである。

練習問題

以下の症例の病歴を読み、質問に答えて、患者の不適応行動を持続させている要因となっている行動の結果を明らかにしてください。

ジョーンズさんは州立精神病院に入院中の47歳の女性患者である。彼女は過去15年間にわたり入院を続けている。彼女は病院内や地面にタバコの吸いがらを見つけると、フィルターと一緒にそれを食べてしまうのである。彼女は時々ナース・ステーションにどかどか入って来て手にいっぱいのタバコを摑み、自分の口の中に詰込んでしまう。ス

タッフが彼女の口からタバコを取りだそうとするときには、彼女はすでにいくつかのタバコを飲み込んでしまっている。食事時には他の患者の食べ物を皿から摑んで、自分の口に放り込んでしまうこともある。盗んだ食べ物を嚙まないために、飲み込む時に喉を詰らせることもしばしばで、そのために昨年は人工呼吸器が必要なことが3回あった。

これまでに何度も教え諭され、忠告され、食べ物を無しにされたり、保護室に入れられたりしたが、どれも役に立たなかった。喉を詰らせるエピソードが何回かあった後に、ジョーンズさんは、タバコを口に入れることを止めさせるために一対一の監視を受けた。また、タバコや食べ物を盗んで他の患者から殴られたために、治療を要したことも6回あった。

1．ジョーンズさんの行動における問題は何ですか？　具体的に述べなさい。
2．スタッフの行為のうちでジョーンズさんの問題行動を煽っている可能性のあるものにはどのようなものがありますか？
3．彼女の問題行動に対してもっと効果的に対処するには、スタッフはどのようにすればよいでしょう？　2つか3つ、案を出して下さい。

症　例

　精神分裂病症状における生物学的原因の果す役割の重要性を軽視することなく、アルの臨床的問題の発生と持続に影響を与えている環境上の先行条件および結果について調べてみよう。アルの以前の生活上の出来事が、彼の人格、長所、短所の形成に関与していることも多いであろう。彼の社会的孤立の増大、友人関係の欠如、両親からの批判のすべてが、彼の症状形成において役割を果しているようである。これまでの分裂病の研究者の

多くが、刺激の欠如した社会環境と刺激の過剰な社会環境とのいずれもが症状の形成と悪化をもたらしうると考えている。アルの場合、全くの孤立と、さもなければ家族の批判と過剰な関与の両方のタイプのストレスにさらされていた。

　両親によるおだてが、彼の自己否定と孤立を増大させる役割を果していたこともありえよう。すなわち、自分の耐え難く高まった覚醒の水準を低めようとする彼の試みに対する両親の感情的反応が、うかつにも彼の引きこもりを増大させていたのかもしれない。アルの友人関係の欠如は、友人を得る生活技能を学習できたはずの年齢相応のモデルを彼から奪ってしまった。彼の両親はアルにかかる外部からの圧力を軽減するために、普通なら当然果すべき仕事の責任を余りにも極端に彼から免除しすぎたのかもしれない。アルは、日常の雑用に対する彼の実力を両親から認識され承認されて報酬を伴った仕事を続けるかわりに、両親から心配や気遣いを受け、次第に無力で依存的になってしまったのである。

　先行条件と結果の機能分析は、行動上の問題の解明に役立つ。たとえば、上記のアルの分析例のように、回顧的推測に依存はするものの、目標の設定過程において役立つものである。アルの例においては、彼が今後発展させていくのに適当な仕事上の役割を見出し、また、友人との社会的関係を彼に開始させるためには、強化因子の随伴性と家族のコミュニケーションのパターンを変化させることが重要であると考えられたわけである。

練習問題

　次の症例では、慢性分裂病患者の行動に対する行動の先行条件と結果の潜在的影響のいくつかが描かれている。

ウェスト氏は、州立病院の慢性病棟に入院中の37歳の男性患者である。彼は毎日の時間のほとんどを床や部屋のソファの上で眠ったりテレビを見たりして過している。彼の2人の友人であるビルとボブも、やはり同じように毎日を過している。3人が一緒にテレビを見る時には、テレビ番組に関連させて自分のことを誰が一番おかしくいえるかというゲーム（one-upmanship game）を楽しんでいるように見える。また、ウェスト氏は普段の食事の時には一番前に並ぶし、タバコをたかったり予備を節約したりする機会を逃すことは決してない。
　ウェスト氏は退役軍人で、2年間の大学の過程を修了している。治療スタッフは、彼にリハビリテーション・グループに参加させたり、就職や退院計画を始めさせたりすることは、ほとんど不可能なことと考えている。面接を試みたり治療セッションに参加させたりしようとすると、彼はいつも姿をくらましたり無反応になってしまったりする。彼が「ほっといてくれ」というのを聞いた者もいる。スタッフは彼のことを「良い患者」とみなしている。なぜなら、彼は決して攻撃的になることはなく、スタッフを困らせたり、投薬時間に遅れることもないからである。彼は2年近く入院しているが、これまでに彼を自分の病気についての建設的な議論や計画、あるいは治療プログラムに参加させることは誰にもできなかった。スタッフは彼について、「まだその時期に至っていない」といい、彼への援助が可能となるには彼の中で「動機」が育ってくることが必要だと述べている。

　スタッフのウェスト氏に対する努力がどのような役割を果たしているかを、彼の臨床的問題を持続させている可能性のある先行条件と結果に関する観点から評価してください。

1．ウェスト氏にみられる行動上の問題はどのようなものですか？
　　多元的評価方法によって具体的、記述的に述べなさい。

2．病棟の状況および彼の友人であるビルとボブとが、ウェスト氏の現在の問題点に対してどの様な影響を及ぼしていますか。彼の無気力、たかりや奇妙な行動の先行条件として考えられるものを少なくとも2つ以上明らかにして下さい（活動の欠如や構成されたプログラムの欠如が逸脱行動の結果や症状の表われとしても起こり得ることに注意すること）。行動上の問題の結果で、これらの問題を持続させていると思われるものを少なくとも2つ以上明らかにして下さい（問題行動の結果が、正の強化因子にも負の強化因子にもなり得ることに注意すること。問題とされている行動が、患者の期待する結果を環境上にもたらす引金となっているときには、正の強化因子として働く。問題とされている行動によって、患者が不快な、あるいは自分にとって望ましくない環境上の結果を免れる、あるいは避けることが出来るときには、負の強化因子として働く）。
3．ウェスト氏と接触するときにスタッフがこれまでと違った振舞い方をするとしたら、どのような方法が可能ですか？

H．機能評価の道具と方法
INSTRUMENTS AND METHODS FOR FUNCTIONAL ASSESSMENT

　行動とは多次元的なものである。したがって、行動の評価は、臨床症状、機能の障害、治療結果に影響を及ぼしている人間の機能の全てのレベルを含む必要がある。道具的役割の遂行、社会的相互作用、表象作用、感覚的体験、認知、感情、心理生物学的過程が、最初の評価、治療とリハビリテーションの経過のいずれの時点においても評価される必要がある。すなわち機能的評価は、人間の表現と経験の全ての様式を含むのである。ただし

肝心なことは、最大限の自立と生活の満足のために必要な機能の各分野を妨げる問題行動をいかに理解するかということである。この要点から考えて、評価を必要とする最も重要な日常機能の分野は以下の4つである。

  家族成員との関係
  仲間や友人との関係
  職業的技能
  余暇活動

 これらの機能分野に関する情報を得るうえで臨床家の助けとなる方法や道具にはさまざまなものがある。行動的面接も評価の方法の1つである。面接は上記の領域を網羅した質問で構成してもよいし、あるいは構成面接の手引を用いてもよい。機能評価の第2の方法は、行動を直接観察することである。直接の観察は、多くの時間を要し、また確実な信頼性を得るためにはスタッフの経験も必要であるが、入院患者の場合やデイ・トリートメント（注：デイケアやデイホスピタル）のように、患者が自分の問題をはっきり話すことができない場面では特に有効である。行動コード化システム (behavioral coding system) によって、プログラムの評価、プログラムの質的保証、治療および退院計画、特定の介入に対する患者の反応への注意深い監視について、鋭敏で標準化された評価が可能となる。

 患者の問題がどのような文脈で、どの位の頻度で生ずるのかを知るための信頼できる第3の方法は、自己観察法である。機能評価の第4の方法には、紙と鉛筆を用いたチェックリスト、質問紙、特定の技能に関する点数化等がある。

 これらの4つの方法とそのいくつかの使用例については後で述べる。機能分析には、これらの複数の方法を用いることが望ましい。なぜなら、それによって鋭い治療者ならば、患者のリハビリテーションに必要な情報をさまざまな情報源からさまざまなやり方で得ることができるからである。

たとえば、評価過程において専門家を積極的に手助けすることができる患者に対しては、行動的面接と自己監視、および紙と鉛筆を用いたチェックとを用いることができる。機能レベルからみて活動的な参加ができない患者の場合には、直接観察する方法を用いることができる。これらの方法の組合せ方は、利用できる情報源と治療場面における時間的制約に合せて選択するのが最も良い。

1. 行動面接　　Behavioral Interviewing

　行動面接を通じての機能評価では、治療者はまず、患者に自分の行動で欠如している点、過剰な点、また優れている点が、どのようなもので、どのような文脈において起こるかを説明するように求める。「あなたが難しいと感じるのは、どのようなことですか？　それはいつ、どの位の回数で起りますか？　どこで起りますか？　それによってあなたはどのような衝撃を受けますか？」といった質問をする。患者にとっての困難について、全般的な要約や概説よりも、実際の環境の中で最近生じた行動の具体例を述べさせた方がよい。患者が漠然とした一般的な問題を、より明確で具体的な言葉に置き換えられるように手助けすることが必要である。患者が自分の感じている漠然とした不満を行動レベルの言葉で表現することができない時には、あいまいに表現された感情や問題に伴っているはずの事柄や行動を明らかにすることが評価の仕事となる。たとえば、うつ病の患者の「抑うつ」や「自分が無価値である」といった訴えも、面接によってさらに「何もしない時間が多すぎること、社会的交流の欠如、否定的なあるいは自罰的考え方、家族または友人からの批判」といった情報を付加えることができれば、より明確な評価が可能となる。家族、社会的接触、仕事、余暇活動に関する患者の機能についての情報を引出すために評価面接で用いられる質問の例を表9に示す。

　時に患者は、ある種の望ましからぬ行動、たとえば露出症や妄想的思考などを話したがらず、口を閉ざしてしまうこともある。この場合には評価

表9　行動面接において機能的ニーズを引き出すための質問例

家族
家族や親類との付き合いはどうですか？
家族や親類がすることで、あなたを苛立たせるようなことがありますか？
一緒に居ると居心地が悪いために、あなたの方で避けている人が家族や親類のの中にいますか？

社会的な接触と楽しみ
友だちや家族と交わって何かをする機会がありましたか？
社交的な活動をする場合、普通あなたが自分で計画を立てる方ですか、それとも誰か他の人に誘われる方ですか？
人と一緒にいるのは楽しいですか？
人と一緒にいると不安だったり、その場を離れたくなったり、一人になりたいと思ったりしますか？

仕事
仕事を続けていく上で困難を感じたことがありますか？
仕事には時間通り行っていますか？
家事は何かやっていますか？

余暇活動
自由時間には何をして過していますか？
そのことについて話してくれますか？
余暇時間に何かに熱中するのを妨げるような問題が何かありますか？

の作業は、患者が十分に気持ちを楽にして自分の問題を話せるよう援助することから始める。さらに多く見られる例だが、全般的な気分変調を特定の行動や環境的状況と結びつけることは、患者にとっては困難なことである。そのような場合には、適応上望ましい行動の欠如が環境からの正の強化を減少させ、それが疲労や気分の変調の原因になっていないかを考えてみることが役立つ。

　最初の評価面接では、患者の立場から問題を理解すること、すなわち「消費者型」接近法("consumer" approach)をとり、その中で患者が自分の心配事や助けを求めている理由を述べるのを聞くことが大切である。その後、

治療者は、患者が何を行い、感じ、考えているかに焦点を当てながら、患者に感情や問題を操作的な言葉に置き換えるようにさせていく。目標は、患者のどの行動を変える必要があるのか、すなわちその頻度、程度、持続時間あるいは条件を変える必要があるのは患者のどの行動であるのかを明らかにすることである。行動評価のこの観点から、臨床家は問題が不適応行動の過剰から成立っているのか適応行動の不足から成立っているのかを明らかにすべきなのである。

　最初の評価では、患者の自己報告では問題の頻度や程度が実際よりも過剰になりがちである。抑うつ的な患者は、実際にもっとよく聞いてみると平気で過ごせる時間があるにもかかわらず、自分からは「年がら年中」惨めで、希望がなく、悲観的に感じていると報告するかも知れない。問題がどの位の頻度で生ずるかを、直接的に明確に質問することが、より信頼性の高い情報を患者から引き出す助けとなる。構成面接の手引きも、問題が社会的機能におよぼしている影響とその広がりとに関する信頼できる情報を得るための助けとなる (Platt et al.1980; Hersen and Belleck 1981; Harris 1975; Cautela 1977)。そのような手引の１つである社会的達成度尺度(Social Attainment Scale, Goldstein 1970) は、患者の社会適応水準を速やかに評価するのに有用であることが証明されている。この尺度の抜粋を表10に示した。

2．行動の直接的観察　　Direct Observation of Behavior

　行動の直接観察によって、個々の患者についての評価と、精神科患者グループのプログラムの効果についての評価とを効率的かつ経済的に行うことができる。治療およびリハビリテーションが必要な特定の技能欠如または過剰な行動を対象に、多次元的あるいは複数のカテゴリーの行動評価が用いられる。集中的な個人別の行動測定を多数の患者に行うことは費用の点から実行は困難であるが、時間抽出法に基づき非専門家によって行われる多くのカテゴリーからなる行動観察の方法は、厳密な評価に必要な具体

表10 UCLA社会的達成度調査からの抜粋（Harris 1975の改訂）

患者の最近3ヵ月の社会適応に基づいて以下を記入してください。利用可能な最良の情報に基づいて記入すること。

同性の同輩との関係
患者と似た年齢の同性の若者とのつきあいの数とその親密さをチェックする。ここでは一時的なつきあいや、年上の者または年下の者、および親戚とのつきあいは含めないこと。
1. 同年代の友人がいない。
2. 普通程度のつきあいの友人が1～2人しかいない。
3. 普通程度のつきあいの友人が何人かいる、あるいは親しいつきあいの友人が1人だけいる
4. 普通のつきあいの友人が何人かいて、かつ1～2人の親しいつきあいの友人がいる。
5. 普通のつきあいの友人が何人かいて、かつ親しいつきあいの友人が3人以上いる。

同性の同輩とのつきあいの中で、どのくらい積極的役割を果すか
同性同年代の仲間の中で、患者が積極的立場をとる頻度をチェックする。患者の方からつきあいを求めたことが何回くらいあったか、あるいは仲間の中で患者が計画を立てたり決定を行ったことが何回くらいあったかを記す。
1. 積極的立場を一度もとらなかった。ほとんど常に他の人に追随していた。
2. まれに積極的立場をとった。
3. 時々は積極的立場をとった。
4. しばしば積極的立場をとった。
5. 通常積極的立場に立っている。他人と一緒にいるときは、いつも積極的に計画を立てたり意志決定を行っている。

異性の友だちとの関係
異性の友だちとのつきあいや感情的接触を評価する。異性の友だちにどの程度自分を開放し、彼女（彼）等への関心（必要性）と興味を示しているかをチェックして下さい。
1. 異性の友だちとの感情的接触が全くない。
2. 多少の感情的接触はある。
3. 中程度の感情的接触がある。
4. 感情的接触は、強いが断続的である。
5. 異性の友だちとの間に持続的で強い感情的接触とつきあいがある。

デートの経験

1．これまでに1度もデートをしたことがない。
2．2～3回デートをしたことがある。
3．時々デートに出かける。
4．しばしばデートに出かけるが、関係が長続きしたことがない。
5．定期的にデートに出かけ、関係も持続。

性的経験
1．性に興味がない。
2．興味はあるが、性的行為や性交の経験はない。
3．性的行為の経験が1度か2度しかない。
4．性的行為または性交の経験が1～2回ある。
5．性交および性的行為の経験が数回以上ある。

戸外での活動
患者が自分で自発的に始めた家の外での活動（映画、ダンス、パーティー、買物、ピクニック、趣味、キャンプ、ドライブ、ハイキング等）の回数をチェックして下さい。
1．家の外での活動を全く始めなかった。
2．家の外での活動を1～2回自分から始めた。
3．数回（5～7回）程度。
4．ある程度の回数。
5．多くの活動を自分から始めた。

組織への参加
組織活動や社交クラブ（教会、青年団、YMCA、学校でのスポーツ、社交クラブなど）への自発的な出席や参加をチェックして下さい。
1．これらのいかなる活動にも参加しなかった。
2．いずれにも所属はしていないが、たまに出席はしている。
3．少なくとも1つの組織に所属し、時々出席はしているが、参加することは稀である。
4．少なくとも1つの組織に所属し、参加も時々している。
5．少なくとも1つの組織に所属し、定期的に出席し、積極的に参加している。

性を維持したまま、より少ない費用で行うことが可能である。行動観察の道具(instrument)には、心理測定上の信頼性と有効性とが備わっていなければならない。さらに、a) 問題とされている評価項目に関係する行動が十分に全般的に観察されること、b) 専門家以外の観察者にも十分利用できる

ように簡便であること、c) 患者の変化に十分反応できるように敏感であること、が必要である。

　いかなる入院環境における患者の機能評価と持続的モニタリングについても、信頼性と有効性が証明されている唯一のシステムとして、時間抽出 (Time-Sample) 行動チェックリスト (Paul, Leng 1977, Power 1979) がある。時間抽出行動チェックリスト (TSBC) は、入院治療施設の患者の機能水準を測定することを目的に作られた観察評価システムである。このチェックリストは、状況特異的な問題の同定と持続的臨床モニタリングにとって十分に詳細な行動評価を行うことができるように作られている。またそれと同時に、治療プログラムにおける個人及びグループ間の相違の絶対的および相対的評価を可能にする、高次の適応及び不適応カテゴリーについてのスコアを採点できるようになっている。このチェックリストは、患者が覚醒している時間帯でのランダムな2秒間の観察に基づいて採点される。個々の観察時間における69の行動項目の有無をチェックリストの記録用紙に記録する。それによって、患者の適応行動あるいは不適応行動が、各行動に関連した行動項目の有無に基づき同定される。1回ごとの観察は余り意味をもたないが、1日最低10回以上の観察を行うことにより患者の機能水準を正確に知ることができる。表11にこのチェックリストの観察カテゴリーが掲げてある。表12にはチェックリストの高次スコアの不適応および適応カテゴリーに入る個々の項目を示してある。図9にはカマリロ州立病院内のカリフォルニア大学ロスアンジェルス校臨床研究施設で1人の患者「ラルフ」について2ヵ月以上にわたり観察された、このチェックリストのカテゴリーの2つの項目——独語と徘徊——の変化の例が示されている。神経遮断薬治療の導入により、独語と滅裂言語にはっきりとした減少がみられる。徘徊は多少増加しているが、これは薬物治療の副作用として起こったアカシジアによるものであろう。

　観察項目の意味を具体的にするためこのチェックリストでは、たとえば独語の場合には「話をする。意味のない声を発する。2秒間の観察時間の

表11 時間抽出行動チェックリスト・カテゴリー (Time Sampling Behavior Checklist Categories) と観察者の記録のためのコード

I. 場所（1つのみ選ぶこと）
　　1. 教室の休憩室
　　2. テレビ室
　　3. 廊下の休憩室
　　4. 自分の寝室
　　5. 他人の寝室
　　6. 活動場所
　　7. 居間—デイルーム
　　8. 事務所
　　9. 玄関
　10. 食堂
　11. 台所
　12. トイレ
　13. 浴場
　14. 洗濯場
　15. 座る場所 (sitting room)
　16. 隔離室
　17. 施設以外（具体的に）
　18. 無断欠席—観察なし
　19. 病気—観察なし（具体的に）
　20. 許可を受けての欠席—観察なし（具体的に）

II. 姿勢（1つのみ）
　21. 座っている
　22. 立っている
　23. 横になっている
　24. 歩いている
　25. 走っている
　26. 踊っている

III. 覚醒—睡眠（1つのみ）
　27. 目を開いている
　28. 目を閉じている

IV. 表情（1つのみ）
　31. 明確なきっかけがあり微笑んだり笑ったりしている
　32. 明確なきっかけがありしかめ顔をしたり、ひそめ眉をしたりしている
　33. 明らかな刺激があっても表情が変らず（中立的表情）
　34. 明らかな刺激なしに微笑み、笑い
　35. 明らかな刺激なしにしかめ顔、ひそめ眉
　36. 明らかな刺激がなく、表情も変らず（中立的表情）

V. 対人的指向性（該当するすべてにチェック）
　37. 独り
　38. 同居者（患者）と一緒
　39. スタッフと一緒
　40. 他の人と一緒

VI. その時の活動内容（該当するすべてにチェック）
　1. 他人を見ている
　2. 他人と話している
　3. 他人の話を聞いている
　4. 歌っている
　5. 読んでいる
　6. 書いている

7. 趣味または工作　　　　　13. テレビを観ている
8. タバコを吸っている　　　14. グループ活動
9. 食べている　　　　　　　15. 個人の身支度
10. 飲んでいる　　　　　　　16. 仕事をしている
11. ゲームをしている　　　　17. その他（具体的に）
12. ラジオやステレオを聞いている

Ⅶ. おかしな行動（該当するすべてにチェック）
1. 独語　　　　　　　　　　9. 反復的、常同的動き
2. 叫び声　　　　　　　　　10. 姿勢（posturing）
3. ののしり　　　　　　　　11. 震え
4. 言語的暴力　　　　　　　12. 徘徊
5. 言語化された妄想、幻覚、13. 虚空の凝視
   自殺の脅威　　　　　　　14. ものを壊す
6. 滅裂な言語　　　　　　　15. 自傷
7. 泣き喚く　　　　　　　　16. 物理的暴力
8. 体を揺り動かす　　　　　17. その他（具体的に）

Power CT: Journal of Behavioral Assessment 1:199-210, 1979からの引用。

表12 時間抽出行動チェックリスト（TSBC）の高次スコアにおいて不適応カテゴリーおよび適応カテゴリーのそれぞれに入る各項目。高次スコアはそれぞれのカテゴリーにあてはまる各項目の発生数を合計することで得られる。

適応的カテゴリーの高次スコア

対人交渉	道具的活動
（いずれも他の誰かと行っていることが必要）	読む
微笑み－笑い（刺激を伴うもの）	書く
しかめ顔－ひそめ眉（刺激を伴うもの）	趣味または工作
他人を見る	仕事をする
他人と話をする	**個人的楽しみ**
他人の話を聞く	歌う
ゲームをする	タバコを吸う
グループ活動	ラジオやステレオを聞く
	テレビを観る
	ゲームをする（一人で）

自分自身の維持

食べる
飲む
個人的身づくろい

総合的適応行動

他者に向けられた行動であるか否かとは関係無く
上記の項目のすべてに加えて
　座っている
　立っている
　歩いている
　走っている
　踊っている
　刺激がなく変化もなし
　その他の活動

不適応的カテゴリーの高次スコア

奇妙な運動行動

横になっている
目を閉じている
刺激があっても変化がない
体を揺り動かす
反復的、常同的運動
姿勢（posturing）
震え
徘徊
虚空の凝視

敵意－好戦的

叫ぶ
ののしる
言語的暴力
ものを壊す
自傷
物理的暴力

奇妙な表情と言語

微笑み－笑い－刺激なしで
しかめ顔－ひそめ眉－刺激なしで
独語
言語化された妄想、幻覚、自殺の脅威
滅裂な言語
泣き喚き

総合的不適応行動

全ての不適応行動に加えて：
隔離室
無断欠席
その他のおかしな行動

間、常に、意志伝達を伴わないままで唇を動かす」と定義される。徘徊は「2秒間の観察時間中、はっきりとした目的（行き先）のないまま1人で歩き続けていること」といったように定義されている。「目的がない」という点はさらに、1)何もない壁に向かって歩いている場合と、2)一定のパターン（たとえば、円周のような）に沿って歩いている場合とに、具体的に分けられている。

慢性の精神障害患者の行動上の問題や機能的必要性の評価において、このチェックリストのような直接観察法は、回顧的採点法や質問紙のみによる評価に比べて、偏りが少なく、より詳細な記述を得ることができる。ただし、症状行動の広がりや分布および頻度の指標として、このチェックリ

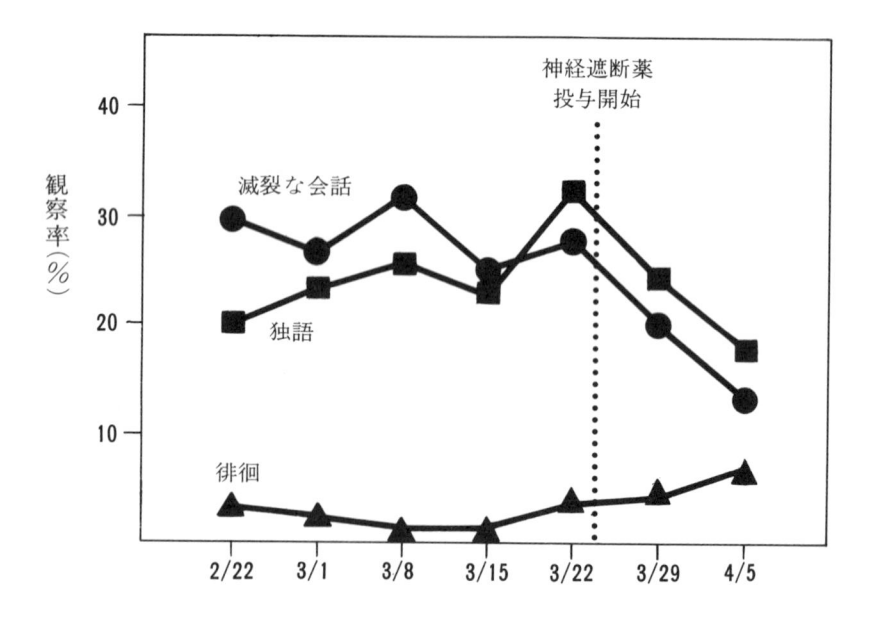

図9 時間抽出行動チェックリスト（TSBC）によってモニターされたラルフの3つの問題行動の変化をグラフ化したもの。行動機能のさまざまな領域を測定することにより、治療の効果および副作用——この例では神経遮断薬の導入——を評価することができる。

ストのような観察手段は、必要ではあるが、それのみでは十分な評価方法とはいえない。多次元的評価を行うためには、自己報告や他の評価尺度を直接観察法と併用するのが最善の方法である。

3. 自己観察法　　Self-observation

　問題が起きる文脈と頻度についての信頼できる情報を得る別の方法として、問題が生じたエピソードを数えあげることを患者に宿題として出すことである。この方法には、日記や記録の他に、ゴルファーが用いる腕時計式のカウンターを患者につけさせたり、食料品の値段の一覧表を作るのに用いる余り高価ではないプラスチック製のカウンターをもたせたり、あるいは紙にマークをつけさせたりする方法がある。自己観察法とその記録を患者に行わせることは、患者自身を評価や治療努力に対して熱心にさせ、また、より詳しい情報を得ることで患者の訴えを具体化することができる。以下の症例で自己観察技術の用い方を示す。

症　例

　両親の話によれば、マットは10代のはじめの頃からまわりとうまくやっていくことができなかったとのことである。現在マットは35歳であるが、彼の平均的な1日の過ごし方は以下のようなものである。ファーストフードのレストランで食事をとり、商店の在庫管理の仕事をし、余暇の時間は家族が集まる時に呼ばれて参加する他は、ほとんどアパートの自室で過ごしている。彼は、「他人と話しをすると、人が自分のことをおかしな奴だと思うようだ」、「人のいうことを聞きとれないので笑われる」と訴えている。彼は以前「分裂病」と診断されたが、最近は「分裂病型人格障害と回避性人格障害」という診断に変わった。マットには友だちがおらず、何らかの社交的な集まりに出ていくということもない。彼の話しぶりは迂遠で脱線しがちである。彼の両親は初回の面接で、マットは身づくろいができず、ゴミ箱に古新聞をためこんだり、寝室にダイレクトメールのごみをしまい

こんでいるので、ゴキブリやシミなどの害虫がわいてアパートから立ち退きを要求されて困っていることを述べた。また、マットが自分のことをするのに一々両親に確認せずにできるようになるとありがたいと思っているようであった。彼は15年にわたって精神療法を受け、自分の問題に多少の洞察を持てるようになっていたが、生活の質の改善に役立つような変化は得られていなかった。

　初期の治療目標は、彼の生活技能を改善し自己管理（self care）の能力を増強することに焦点があてられた。そこで、他者との交流を円滑に行う能力を高めるために生活技能訓練を行うとともに、いくつかの自己観察法（self-observation techniques）を用いてマットの問題を　り明らかにし、進歩をモニターできるよう援助した。たとえば、マットに最初の宿題は、勤務日に短時間でも他者と関わりを持った回数がどれ位あったかを数えることであった。その結果、職場の同僚やアパートの隣人に「こんにちは」という機会が25回あったことがわかった。次に、短い会話の技能を学習して実地練習を行っていく中で、1日に何回短い会話をしているか、そしてそのうち何パーセントがうまくいったかをチェックする宿題が出された。同じ自己観察技法を用いて、マットに課せられた「自分から人との関わりを持つ」という課題の遂行具合を調べ、さらにそうした人との関わりにおける満足度を標的愁訴尺度（Target　Complaint Scale）を用いてチェックした。さらに、身なり、衛生、部屋の管理の各項目についても自己観察チェックリストを作成し、宿題を課した。何か新たに治療セッションを開始する際には、治療者はそれまでマットが行ってきた自己観察を振り返り、マットが課題を達成したことをはっきりさせ進歩を評価した。マットの進歩にしたがってチェックリストを改訂したり、新しく作りかえていった。

4．チェックリスト、質問紙、評価用紙　　Checklists, Questionnairs, and Rating Forms

　観察や面接を行うことで、患者の治療とリハビリテーションの上での必要性をつかむことができる。紙と鉛筆を用いて患者が記入する方法で技能を評価することも可能である。技能評価の方法の多くは、個人と周囲の環境との間の相互作用に焦点をあて、その技能的・行動的側面を評価するものである。こうした評価方法のうちのいくつかを表13に示す（Wallace 1986）。ただし、明確な促しや励ましの言葉がないと信頼のおける返答がかえってこないような患者の場合は、チェックリストや質問紙のほかに、面接を通して情報を得ることが必要である。

機能評価法の性質

　いくつかの機能評価法の中から、ある特別な目的に適したものを選ぶためには、それぞれの方法の関連性（relevance）、実行可能性（feasibility）、有用性（utility）、信頼性（reliability）、妥当性（validity）を検討することが必要である（Brownら　1983）。関連性のある方式を選ぶことによって、利用者が必要としている種類の情報を手に入れることがきるであろう。各種の機能評価法を通して得られる情報の内容や構成は、少なくとも以下に示すいくつかの点ではっきりした相違を持っている。

1. 機能の変化に対する感受性（sensitivity）。
2. 評価される機能の内容の幅（breadth）。
3. 機能評価に際して細部のプロフィールを重視するか、それとも全体的な機能障害の程度の測定を重視するか。
4. 社会生活の中でのその人の具体的な細かいレベルの評価に焦点をあてるか、それとも概括的な機能レベルの評価に焦点をあてるか。
5. 行動の特別な要素や部分を重視する（たとえば、視線を合わせること）か、または、社会的適切さといった全般的な機能を重視するか。

表13 慢性精神障害を持つ人の生活上の技能評価に用いられる主要な評価尺度とその特徴

尺度の名称と作成者	評価される領域	評価する時間の範囲	情報収集の方法
Katz Adjustment Scale (Katz and Lyerly 1963)	症状、期待される活動、レクレーション活動	過去の2～3週以内	尺度Rは家族が評価する205項目からなり、尺度Sは患者本人が評価する138項目からなる。
Personal Adjustment and Role Skills Scale (Ellsworth et al. 1968)	症状、薬物・物質乱用、全般的な地域での社会的機能	過去1月	5つのバージョンがあり、29～79項目は家族が評価する。
Social Behaviour and Adjustment Scale (Platt et al. 1980)	症状、役割遂行、客観的な負荷、家族の苦悩	過去1月	家族に対する半構成的面接。329項目。
Psychiatric Status Schedule (Spitzer et al. 1970)	症状、道具的役割遂行	過去1週(症状)、過去1月(役割遂行)	患者版は構成的面接によって評価される321項目。患者の世話をしている情報提供者版も構成的面接により評価。
Psychiatric Evaluation Form (PEF) (Endicott and Spitzer 1972a)	症状、道具的役割遂行	過去1週(症状)、過去1月(役割遂行)	経験のある臨床家により全ての情報を用いて評価される28項目により構成。
Current and Past Psychopathology Scale(Endicott and Spitzer 1972b)	PEF+過去の適応、症状、人格	PEF+12歳から評価の1月前まで	PEF+現在の症状についての13項目、精神医学的病歴についての130項目。経験のある評価者が評価。
Social Adjustment Scale (SAS)(Weissman et al 1971)	全般的および対人的行動と6つの道具的役割遂行	SASとSAS-IIは過去2月、SAS-SRは過去2週	SASは患者の面接中に評価する42項目。SAS-SRは患者が評価する42項目の質問紙。SAS-IIは面接により評価する慢性患者用の52項目。
Social Stress and Functioning Inventory (Serban 1978)	地域での生活の21領域の行動とストレス	報告なし	患者の面接により評価する行動に関する174項目と、ストレスに関する130項目。
Denver Community Mental Health Questionnaire (Ciarlo and Riehman 1977)	苦痛、孤立、薬物・アルコール乱用、生産性、各種機関の利用、サービスへの満足度	過去24時間から1月前まで	患者の面接により評価する61項目。
Community Adaptation Schedule(Burnes and Rosen 1967)	行動、感情、変化への欲望に関する34の機能領域	現在	患者が記入する212項目の質問紙。
Rehabilitation Evaluation of Hall and Baker(Baker and Hall 1983)	「逸脱した」行動と「全般的」行動(会話、対人関係など)	過去1週	逸脱行動7項目と全般的行動15項目。訓練されたスタッフが評価。

6. 行動の産出を重視するか、それとも対処能力(competency)を重視するか。
7. 機能のうち観察できない部分を重視するか、観察できる部分を重視するか。
8. 記述的測定（例:行動の頻度）を重視するか、評価的測定（例：評価基準に基づく評価）を重視するか。
9. 進歩の評価にあたって本人の側からその人の進歩の目印を重視するか、それとも成人としての一般的な目印（社会的規範）を重視するか。

　患者の機能状態に関するどのような情報が求められているかを考えながら、こうした点について、どちらがより適切であるかを考慮していく必要がある。
　評価にあたって必要な資源は、評価方法によって大きく異なる。実際、資源の制限からある方法の実行可能性が決まってくる。制約となるものの1つに情報収集に要する時間がある。数分ですむものから、数時間、あるいは1ヵ月を要するものまである。もう1つの制約は、機能評価に必要な情報を与えてくれる情報提供者に近づく必要があることである。情報資源は、自己申告、情報提供者との面接、直接観察、状況評価などさまざまなものがある。その場合、コンピュータが必要だとか、高度な訓練を受けた情報収集者が必要だというように、特殊な資源が要求されると、その機能評価方式の利益と費用の比率（benefit/cost）は小さくなる。チェックリスト、質問紙や評価用紙を用いる前に、利用者はそれぞれの方法の損得を十分考慮すべきである。たとえば、行動上の欠損や過剰を明らかにして評価を行ない、適切なリハビリテーションの目標を設定するためには、行動面接を行なうのが簡便である。また文盲の人や読み書きに困難がある患者に対しても、行動面接が好んで用いられる。
　機能評価の情報の有用性は、問題の焦点からずれていたり制限されたものであることがある。たとえば、変化に対する感受性の低い方法を用いる

と、治療結果の評価はできないが、機能的特徴の全体像をつかんで目標の設定をしたり治療計画をたてたりするのには有効である。一方、変化に敏感な方法を用いれば、目標を設定し、進歩の過程を追い、結果を記述するのに有用である。

どうしたらデータの精度を最も良いものにすることができるであろうか。各種の方法の中から適切なものを選択する際には、各々の精度の限界と、信頼性のあるデータを集めるための条件をわきまえていなくてはならない。何人かの人が評価を行っても同じデータが得られる場合、信頼性のあるデータ収集であるといえる。また、妥当性（validity）は、その評価が患者の日常生活にどの程度関連を持っているかに関わっている。A氏の社会性のスコアーがB氏より高い場合に、本当にA氏はB氏より社会性があるといえるであろうか。A氏は、職場や、友人との交際、地域社会で、適切な社会性を持っているであろうか。「標準化された」機能評価法の多くは、信頼性や妥当性の検討を行っていないという欠点を持っている。

以上に述べた条件を満たす機能評価法の1つに、自立生活技能調査表（Independent Living Skills Survey: Wallace 1986）がある。この調査表は、社会適応に関する112項目を備えており、セルフケア（自己管理）の技能、食事、身づくろい、家事、健康管理、金銭管理、交通機関の利用、レジャー活動、仕事といった領域をカバーしている。この調査表に記入するのは、家族・親類の人かケアを行っている人である。評価は、ある行動が過去1ヵ月にどの位なされたか、またその行動があったこと（または欠落していたこと）で評価者、家族、あるいは当人が生活している施設がどの程度困ったか、ということに基づいて記入する。いいかえれば、調査表の8つの機能領域における行動は、その出現頻度と程度に基づいて評価されるのである。表14はこの調査表の一部を抜粋したものである。この調査表を完成することができれば、それに基づいて行動面の評価を行い、欠損や過剰な部分を同定するのは比較的簡単な作業である。そして、問題の重篤度や頻

表14 自立生活技能調査表からの抜粋(Wallace 1986)

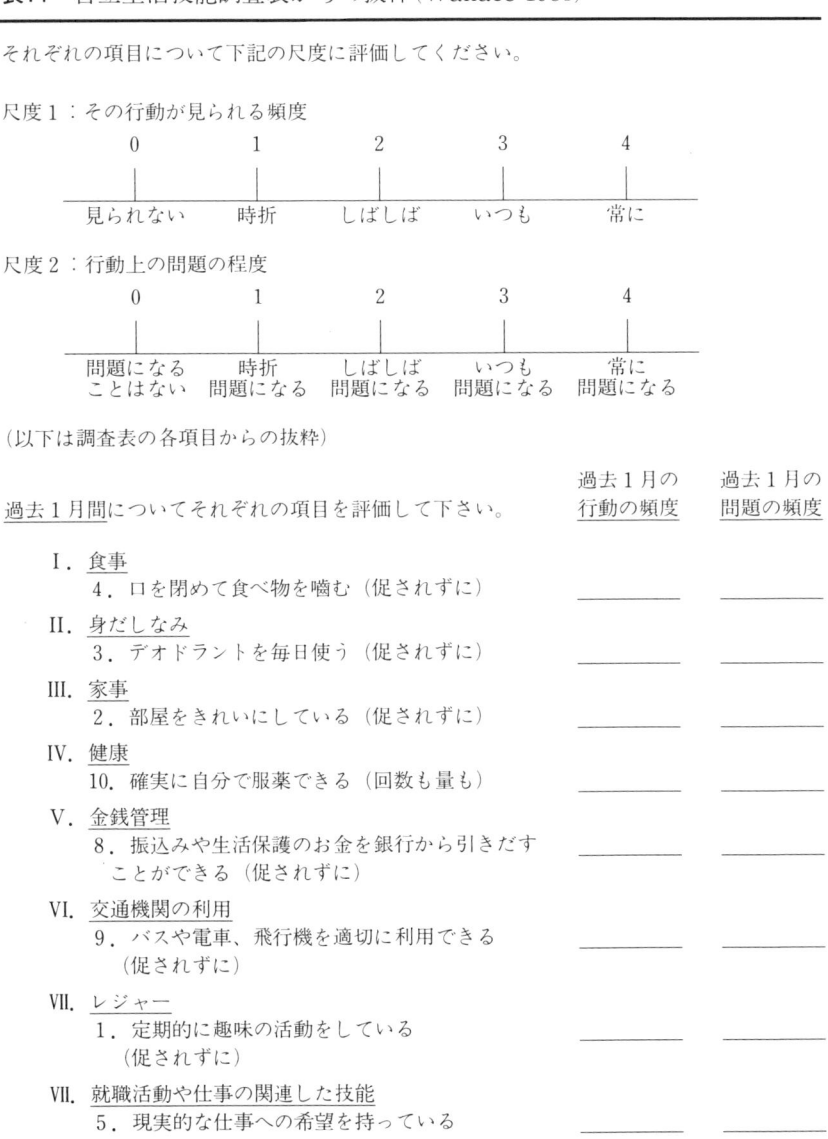

それぞれの項目について下記の尺度に評価してください。

尺度1：その行動が見られる頻度

```
     0        1        2        3        4
     |        |        |        |        |
  見られない  時折    しばしば   いつも    常に
```

尺度2：行動上の問題の程度

```
     0        1        2        3        4
     |        |        |        |        |
  問題になる  時折    しばしば   いつも    常に
  ことはない 問題になる 問題になる 問題になる 問題になる
```

(以下は調査表の各項目からの抜粋)

過去1月間についてそれぞれの項目を評価して下さい。　　　過去1月の　　過去1月の
　　　　　　　　　　　　　　　　　　　　　　　　　　　行動の頻度　　問題の頻度

I. 食事
　　4．口を閉めて食べ物を噛む（促されずに）　　　　　_____　　　_____

II. 身だしなみ
　　3．デオドラントを毎日使う（促されずに）　　　　　_____　　　_____

III. 家事
　　2．部屋をきれいにしている（促されずに）　　　　　_____　　　_____

IV. 健康
　　10．確実に自分で服薬できる（回数も量も）　　　　_____　　　_____

V. 金銭管理
　　8．振込みや生活保護のお金を銀行から引きだす
　　　ことができる（促されずに）　　　　　　　　　　_____　　　_____

VI. 交通機関の利用
　　9．バスや電車、飛行機を適切に利用できる
　　　（促されずに）　　　　　　　　　　　　　　　　_____　　　_____

VII. レジャー
　　1．定期的に趣味の活動をしている
　　　（促されずに）　　　　　　　　　　　　　　　　_____　　　_____

VII. 就職活動や仕事の関連した技能
　　5．現実的な仕事への希望を持っている　　　　　　_____　　　_____

度を考慮した上で、リハビリテーションの目標の優先順位を決めていくことになる。

5. 強化因子の調査　　Reinforcemnt Surveys

　機能評価を行っていく中で強化因子の調査も行われる。治療を行い、改善した行動を維持するための動機となるような強化因子をさがし出すことは、行動評価に欠かせない1つのステップである。分裂病の特徴的な陰性症状の1つに動機の乏しさ（amotivation）がある。プログラムの中で患者が進歩していくための強化因子や誘因（incentives）が少なければ少ないほど、治療への反応も乏しいであろう。病前や再発前に有効であった強化因子への反応を回復させるためには、症状に基づいた診断に適合した合理的な薬物療法、たとえば、たとえば分裂病に対する抗精神病薬投与、そううつ病に対するリチウムやカルバマゼピン投与などが役立つ。

　治療が始まって最初のうちは物的な（tangible）強化因子を用いる必要があるようである。このことは特に病院、ケア付き住居、デイ治療場面であてはまる。また、より自然な形で行える賞讃や皆の注意をひくという強化因子は、可能な際にはいつでも用いるようにする。強化因子の調査を行う方法には、面接、質問紙法、直接の行動観察があり、またこれらを組合わせた方法もある。クレメントら（Clement et al. 1971）が作成した強化因子調査表の一部を表15に示す。これは、本人からでも、本人のことをよく知っている人からでも情報が得られるようになっており、また相手に質問紙へ記入を求めてもよいし、面接を通して調査者が埋めていってもよいようになっている。

　強化因子は、患者の機能レベルや知的水準に基づいて、階層化して考えることができる。その階層には、初歩的で生物的なものから、より象徴的なものまでさまざまなものがある（表16を参照）。強化因子がさまざまな現われ方をすることを認識することは重要である。強化因子は、患者の中に現われること（本人にとってより好ましい行動を行う、不快な症状からの

表15 成人を対象とした強化因子調査表(Clement et al. 1971)

A．ひと
　あなたが毎週、多くの時間を一緒に過す10人の「ひと」を書きだしてください。一緒に過す時間が多い順に書いてください。家族や親類、職場での同僚などを思い浮かべながら書いてください。

　　1．_____　6．_____
　　2．_____　7．_____

　上に書いていただいた他に、あなたがその人ともっと一緒にいる時間を持ちたいと思う人もいるでしょう。実際にはあまり会ってはいないけれど、もっと一緒にいたいと思う人を書いてください。

　　1．_____　4．_____

B．もの
　あなたが毎週、多くの時間使っている「もの」を書きだしてください。本や趣味（できるだけ具体的に）、企画、音楽関係の道具などを思い浮かべながら書いて下さい。

　　1．_____　6．_____
　　2．_____　7．_____

　上に書いていただいた他に、あなたがぜひ自分の「もの」にしたいけれど、自分では持っていないとか、すぐには使えない「もの」を書きだしてください。

　　1．_____　4．_____
　　2．_____　5．_____
　　3．_____　6．_____

　あなたが好きな食べ物や飲み物を10種類、書きだしてください。お菓子やデザート、その他のごちそうを思い浮かべて書いてください。一番好きなものから順に書いてください。あなたが好きなものであれば、あなたが手に入れられないものや、めったに口にできないものも含めて書いてください。

表16 強化因子の階層

強化因子のタイプ	その例
一次的／生物学的	お菓子、食物、たばこ
即時の具体的なもの	お金、代用貨幣
頻度の高い行動	身体的活動、会話、テレビを見ること
即時の象徴的あるいは情報的なフィードバック	チェックすること、点数、バイオフィードバック
遅延した象徴的なもの	学校の成績、表彰
社会的	是認、注目、共感
自己強化	肯定的な自己表現
認知的	挑戦の習熟

がれるなど）もあれば、治療関係の中で現われること（治療者の正のフィードバックなど）もあれば、物質的なものであること（食物や金銭、トークンなど）もあれば、本人をとりまく環境の中に現われること（家族や友人の注意をひいたり認められることなど）もある。強化因子は問題となっている行動に影響があるものだけをいうので、有効な強化因子を探しだすまでには試行錯誤しながら、時間をかけることが必要となる。たとえば、食思不振の患者に食物は強化因子にはなりえないし、タバコを吸わない人にとってタバコは強化因子になりえない。

強化因子を発見する方法には次のようにいくつかのものがある。

1. 患者の行動を観察する。しばしば行われる行動があまり行わない行動を強化しうることがある（たとえば、就眠時刻を作業療法への参加の度合いによって決める、テレビが好きな患者に対して、自立生活技能訓練のグループに毎日参加すればテレビを見ることを許可するなど）。しばしば行われる行動を用いてあまり行われない行動を強化し、治療的変化を促進することによって、高度な個体化をもたらすことができる。
2. 患者に質問する。好んで食べる食物、よく一緒に過ごす人物、よくやる活動などについて聞き出すことは、効果的な強化因子を同定する上で役に立つ。また、強化因子調査や質問紙も効果的な正の強化因子を探すために用いることができる。例えば、「楽しいできごと調査表（The Pleasant Events Schedule, Macphillamy and Lewinsohn, 1982）」は、302の活動、状況や出来事について、患者がどれ位それを体験し、楽しんだかということを報告するようになっている。ただし患者が自己申告して分かった強化因子であっても、実際にそれが問題行動に影響を与えるかどうかを観察して確かめなくてはならない。
3. 患者のことをよく知っている重要な他者による報告。普通、血縁者

は患者の周囲の環境の中にある有効な強化因子を同定できるものである。
4. 患者の社会的孤立。社会的に孤立した生活を送っている患者にとっては、他人（治療者を含めて）との交流が強い強化因子となることがある。

　好ましい活動や状況、できごとが強化因子になるかどうかは、患者のおかれた状況やタイミングによって違ってくる。その良い例が強化因子としての他者との交流である。分裂病患者は、はじめのうちは他者との交流を避けがちだが、適切な生活技能を獲得するとともに交流を楽しめるようになる。強化因子に関することでもう1つ注意すべきことは、飽きの問題である。好物を少量食べている分には強化因子として有効だが、回が重なり分量が多くなってくると飽きてしまい、もはや強化因子として働かなくなるかもしれない。

症 例

　アルの治療プログラムの中で用いられた強化因子は、社会的・象徴的報酬と、より物的な報酬の2種類である。まず抗精神病薬を投与して強化因子への反応性を回復させてから、看護スタッフや精神科医、治療者、家族メンバーは、アルが進歩するごとに周囲の注意をひいたり、承認を与えたり、賞賛したりして進歩を強化した。たとえば、アルが生活技能訓練の場面で正しい答えをいったり、しっかり自己主張できた時には、治療者は言語的に賞賛した。さらに、自己管理や仕事の領域で進歩が認められれば、言葉による賞賛に加えて点数(credit)を与えた。また、身づくろい、シャワー、着衣、人との交流に関することで点数を与える際には、食物や菓子といったアルの好物を付け加えることが有効であった。

　時がたつにつれて、アルはより高度な報酬で強化されるようになった。それはたとえば、病院のグラウンドで見知らぬ人と10分間話すことに成功

して満足感を得るといったことである。アルは孤独を好み、よく1人でいたので、それを強化因子の1つとして用い、適宜生活面の改善のために利用することにした。たとえば、病棟の職員や患者計3名と話せたら個室を利用できるようにした。アルは病棟の治療チームとこうした「契約（contract）」をかわして訓練しながら、点数を用いたシステムの中で、最高度の自主性と特権のある段階へと移行していったのである。

　慢性の精神障害患者の機能評価を包括的に行うために必要な情報は、以下のような多様な情報源から得られる。すなわち、患者や家族との面接や、患者、家族、サービス提供者が記入したチェックリスト、質問紙や評価用紙、病棟や、家庭、地域での患者の問題行動や適応的な行動を直接観察した専門の看護スタッフからの情報などである。こうして得られたさまざまな情報をもとに、臨床家は治療リハビリテーションの目標を設定し、進歩を評価し、結果を測定することができるのである。

Ⅰ. 社会資源管理
RESOURCE MANAGEMENT

　機能的、行動的な問題を同定し、治療目標を設定した上でリハビリテーションの計画を立てるが、その前に1つ行うべきことがある。それは、患者やケア提供者がリハビリテーションの目標を達成するのに役立つような諸資源を組織化し、その一覧表を作ることである。ここでいう資源とは、時間、金銭、人間、場所、サービス機関、必要な物、交通機関、コミュニケーションのメディア、その他家庭内や地域社会にあって目標達成に役立つ各種の物を含む。たとえばレクリエーションに関する目標を達成しようとする際には、レクリエーション活動に参加するために金銭が必要であるし、

交通機関を用いることも必要となる。また職業に関する目標を達成するためには、州立職業リハビリテーション機関（注：日本の職業安定所に相当）を利用して、作業衣や工具にかかる金銭や職業訓練所までの交通費を工面してもらう必要があるかもしれない。

　患者は、治療やリハビリテーションに関与しているケア提供者や親戚の人と協力しながら、リハビリテーション計画を実行していくために必要な資源を探していく必要がある。時によっては、利用可能な資源や必要な資源にどのようなものがあるかを患者に考えるように促すこともある。たとえば次のように質問してみることが有益であろう。「自分の部屋で1人で料理するとしたら、どんな道具がいるだろうね？」「保護工場に通勤するためのバスの運賃のことですが、あなたが給料を稼げるようになるまで交通費を援助してくれそうな友だちや親戚の人はいませんか？」「レクリエーションセンターに連絡して約束をとりつける時に、電話はだれに借りましょうか？」。リハビリテーション計画をたてていく際に、医療関係者が考えておくべき具体的な質問を、本章表6の第Ⅳ項（社会資源管理）にあげた。

症　例

　多くの精神障害者が身につけるべき技能の1つに、精神科医や他の健康管理担当者と薬のことを上手に話し合うということがある。ロールプレイをしたり、コーチを行ったり、強化を加えたりしてコミュニケーション技能を身につけたら、それを実行に移すのに必要な資源を組織化する必要がある。以下に示す方法は、服薬自己管理の訓練プログラムから抜粋したものである。薬の副作用や他の心配事などに医者の目を向けるためにどのような資源を用いたらよいかについて、職員がグループリーダーとなって学習する方法である。

　グループリーダーは患者に次のようにいう。「医者や他の医療関係者と薬のことを話合うのに必要な資源には、どんなものがあるかを考えてみましょう。ここで資源というのは、受持ちの医者のところに行きやすくして、

担当医とのコミュニケーションをとりやすくするような人間、技術、情報、その他諸々のものを含めたものです」。

さらにリーダーは2つの質問を付け加える。1つは「この場合、あなたの目標は何ですか？」であり、もう1つは、「モジュール全体の目標は何でしたか？」である。診察場面で患者が薬に関する問題を持ち出した場合、担当医がどのような反応を示すかを患者に考えてもらう。担当医と薬について話し合うためには、どのような資源が必要なのであろうか？必要な資源を列挙したら、次に患者は各々の資源を手に入れるための方法を考えなくてはいけない。治療者は、資源とそれを手に入れるための方法を書き留めておく。次に、資源を手に入れるための各種の方法の有利な点と不利な点を上げるよう患者に言う。

J．リハビリテーション計画の作成
PLANNING REHABILITATION

さまざまな機能・評価はスムーズに一直線に行えるものではなく、治療とリハビリテーションの経過を通して、一部重複しながらくり返し行っていくべきである。しかし、治療チームの成員・患者・家族からの機能評価に必要な情報を統合するために、定期的に公式のミーティングを設けるべきである。こうした場を通して、異なる部所で行われている諸訓練を統合し、リハビリテーション計画について治療チーム全体の合意が得られるようにする。リハビリテーション計画をたてるためには、以下のステップを踏むことが必要である。

1. まず、リハビリテーションの総合的で明確な目標を設定する。たとえば、「2年後に、自室で独立した生活が営めるようになること」という目標設定は満足すべきものであろう。

2. 次に、長期目標（月単位または年単位）と短期目標（日単位また週単位）を設定する。たとえば自室で独立した生活を送ることが最終的な目標の場合、以下の事項が長期的目標となってくるであろう。身づくろいの技能の習得、買物の技能習得、服薬管理技能の習得。一方、短期目標の例としては、「今後3週間で、今述べた諸項目のうち2分野で進歩する」といったものが考えられる。

3. 習得すべき諸技能や利用すべき諸資源に優先順位をつける必要がある。たとえば、身づくろいができず入浴もしないという患者がいた場合には、まずこうした点の改善を短期目標にして、それに役立つグループや社会的場面への参加をはじめに行うべきであろう。つまりこの場合、身づくろいをする技能を習得することが優先順位の高い目標となる訳である。部屋の管理の技能については、就労する3、4ヵ月前位から習得すればよいかもしれない。

4. 進歩がどれ位期待されたか、実際にはどれ位進歩したか、どの程度の価値や満足が得られているか、ということについてリハビリテーションチームや患者がわかるような予定表を作るべきである。しかしながら慢性患者の進歩は一進一退を繰り返すのが特徴であり、決してスムーズに新しい技能を習得していけるものではない、ということを肝に銘じておくことも大切なことである。

5. リハビリテーション計画の中には、諸機関や元来ある支持グループの協力体制を作ることも含まれるべきである。典型的な場合には、ケース担当者やソーシャルワーカーがこの機能を果たす。つまり、ケース担当者が目標・必要な物・資源・進歩の変遷を追い、リハビリテーションチームに報告する。一例としては、州の職業リハビリテーション部と連絡をとって、そこのプログラムに患者を3週間参加させたいことを伝え、そのための評価を行う約束をとりつけることがあげられる。多くの場合、協力体制作りを行う際には、患者の側に立ち、患者の弁護を行う必要が出てくる。たとえば、患者のニ

ーズを他の機関の職員にわかってもらえるよう、説得したり運動をくりひろげることがある。
6. 以上述べてきた治療とリハビリテーションを実行する責任者を決定する。リハビリテーション計画をたて、適宜修正していく際に、情報を交換し伝達する責任を特定の人に負ってもらうわけである。

K. リハビリテーションの進展のモニター
MONITORING PROGRESS OF REHABILITATION

　機能評価を行っていく中で、リハビリテーション・プログラムを通しての患者の進歩をモニターすることほど重要なことはない。前に紹介してきた行動測定の方法・様式は、患者の臨床的進歩の評価を行うための手段となる。行動面接、行動の直接観察、行動の自己記録、チェックリストや質問紙への記入という方法を用いて、日毎、週毎、あるいは月毎にくり返し評価を行うことができる。

　進歩をモニターする最も簡便な方法の1つは、定期的にたてている目標の達成度を測定する方法である。患者に、特定の行動上の課題を達成するために「宿題」を出す場合、設定されたものを実際に遂行できたか否かが進歩の目安となる。目標達成に関する情報を得ることで、患者の新しい諸目標へ向けての気構えや、現在の目標に向かって努力しているか否かがわかり、さらに新しい治療方法を決めていくことができる(Austinら 1976)。図7は、治療とリハビリテーションへの経験的アプローチの実例であるが、臨床的に方針を決定していく上で進歩を評価していくことが重要な役割を果たすことが示されている。

症 例

　アルの示した進歩は、治療プログラムを遂行していく上で必要なさまざ

まな方法を通して評価された。起床、着衣、身づくろい、ベッドメーキングといった事柄について、看護スタッフは、促しを行いながら評価した。生活技能訓練セッションで、彼の社会的認知や認知処理技能を評価するために質問を行うが、それに対する誤答数の減少は彼の進歩を反映していた。またこうしたセッションでは、治療者がアルの言語的－非言語的表現を評価して、改善点をモニターした。ある時、両親を相手として自己主張をする訓練を行った際、間違いが増えて非言語的行動がぎこちなくなった。こうしたことから彼の治療者は、この場面をより小さないくつかのステップに分割し、モデリングや努力に対する正のフィードバックを増やしていく必要があると判断した。

　生活技能訓練における進歩を記録する方法として、おそらく一番重要なのは、宿題がどの程度遂行できているかということであろう。アルは、病院スタッフや地域社会の機関の事務員と関わりを持つ宿題にはほどんど困難を感じなかった。しかし仲間と話す宿題が出た時には、彼はいくつかの失敗をしたと報告した。これもまた治療者にとって有益な情報であったので、アルが仲間と関わりを持つことに対して促しやフィードバックを増やすなど、この問題に関する介入の度合いを高めた。

　毎週行われる家族療法のセッションでは、アルと両親は治療場面で学習したコミュニケーションの技能を自発的に利用しているようであった。リーダーは、アルと両親が相手の望ましい行為に対して正のフィードバックを加えたり、お互いに肯定的な要求をしたり、否定的な感情を非難めいた形でなく直接表現できている部分を探した。自発的には否定的感情が現われてこない時には、治療者は家庭内の共通の問題に関する感情を述べる様、促しを与えた。

　図10に、行動進歩の記録（Behavioral Progress Record）を示したが、これは多くの臨床場面で患者の変化を追っていく際に利用できると思う。この記録用紙では、リハビリテーション計画における4つの領域での達成度を評価して、下の記入欄の右隅にチェックするようになっている。上に

行動の進歩の記録

氏名　アル　　　　　入院日　１９８６年１０月１７日

長期目標

目標	自分で起床し、着衣できる	「ほんの少し」緊張が和らぐ	新しい仲間が１人できる	週末の自宅訪問がうまくいくこと
達成予定日	1986. 11. 10	1986. 11. 16	1986. 11. 16	1986. 11. 16

具体的目標

10月26日の週	目標	看護婦の手を使った援助によって起床し着衣	緊張が「大変強い」よりも下がる	声を大きくする	家族教育のグループに参加
	方法	促し、指導し、誉める。服薬遵守。	抗精神病薬の量を合せる、環境療法	レルレーション療法の時にコーチする	セッションに参加したことを誉める
11月2日の週	目標	看護婦の声かけの促しで起床し着衣	緊張が「大変強い」よりも下がる	１日１回は看護婦と話をする	家族教育のグループに積極的に参加
	方法	言語的促し、服薬遵守を誉める、否定的行動を無視	同じ	生活技能訓練	話すことを促し強化する
11月9日の週	目標	看護婦の１回の声かけの促しか、促しなしで起床し着衣	緊張が「かなり強い」よりも下がる	自分のことを他の患者と話せる	家族のコミュニケーション技能訓練に参加
	方法	「起きて服を着る時間ですよ」と声かけ。チェックリスト	同じ	生活技能訓練	実技リハーサル、モデリング、コーチング
11月16日の週	目標	声かけなしに起床し着衣。身だしなみを自己モニタ。	緊張が「少し」か、それ以下になる	他の患者を院内喫茶店のコーヒーに誘う	両親に「肯定的要求」をする
	方法	身だしなみのチェックリストを使い、8時前に支度ができる	同じ	病棟で促して強化	コーチングとフィードバック

図10. 行動の進歩の記録

　行動の進歩の記録は、精神科リハビリテーションの目標設定を段階づけることによって、患者の進歩をモニターするために用いられる。タルに対して、上記のように、セルフケアの技能、対人関係、緊張と不安、家族関係のそれぞれの領域ごとに毎月の目標が設定された。毎週、アルとの共同作業によって具体的目標が設定されたが、それは毎月のより長期の目標として設定された4つの領域の課題に接近していくために役立つものである。担当の治療者はそれぞれの具体的目標を達成するために、次の週にどのような関わりをすべきかを毎週明確にした。具体的目標が達成されると、担当の治療者は該当する欄にチェックの印をつけた。この行動の進歩の記録は、リハビリテーション治療者や臨床家が患者の進歩を記録し、治療のペースを判断し、関与の方法を選択するのに役立つものである。

書いてあるのが長期目標（月単位の目標）であり、下に書いてある短期目標（週単位の目標）をくり返し積み重ねていくことで、長期目標が達成できるようになっている。そして各短期目標の下には方法を記入する欄があり、それはその週の目標を達成するために用いられたリハビリテーションの介入方法を書き込む。図10の行動進歩の記録は、アルの場合のデータをモニターしていったものである。

L．まとめ　　SUMMARY

　第2章で述べられたように、重い慢性の精神障害者の症状を評価することで信頼性のある診断をくだすことができ、これが慢性精神障害患者の治療とリハビリテーションを行うのに必要な第一歩となる。診断を適切にくだせば、患者の障害に合った薬物を選択することができる。患者の障害に

合った薬物を選択し、適切に用いる方法については第4章で述べた。症状評価に加えて機能評価を行う必要があり、これも重い精神障害者に適切なサービスを行っていく上で欠かせない事柄である。機能評価では、社会的・職業的役割を果たす上で有益であったり阻害要因になったりする患者の行動の長所や過剰な部分や欠如している部分を明らかにする。本章で述べてきたように、慢性精神障害患者の治療とリハビリテーションを行う際には、日常生活で今までできたこと、そして現在できていることをもとに正確に患者の能力を把握すること、先ずはそこから始めるべきである。

　本章では、治療の必要性を明らかにし、リハビリテーションの目標をたて、患者の進歩をとらえ、結果をモニターするために機能評価を行うのだということを、さまざまな症例や練習を通してみてきた。（生活技能訓練、行動療法的家族指導、職業リハビリテーションについての技能を形成していく方法については、5・6・7章を参照のこと）

　機能評価を行動に関する用語を用いて行う場合の骨子は、患者の行動や言語化の頻度、強度、持続、潜時、形式、質を用いることである。この方法は、人間の行動表現や主観的経験のすべてのレベルに対して総括的な方法で多元的アプローチを行い、信頼性、妥当性にも留意するというものである。ここで多元的というのは、思考、感情、社会的・対人関係的技能、自立生活技能を含むものである。介入の目標を明確にし、優先順位をはっきりさせるために、行動の欠損、過剰、長所について述べる。

　問題が明確化されたならば、次に問題の生物学的背景や環境因子に焦点をあてて評価を行う。問題行動がおこる前によく生じている環境状況を調べ、さらにその結果がどうなっているかについての情報を得ることを機能分析と呼ぶ。機能分析では、現在と過去における患者の周囲の環境にあるもので、問題行動の前や後に生じがちで、問題行動を始めたり維持するのに寄与している事柄を明らかにする。

　臨床家が機能評価の情報を集めるために利用できる方法や道具にはいろいろなものがある。行動面接が評価のための1つの方法である。2つ目の

第3章　機能評価　153

方法は、行動の直接観察による機能評価である。さらに3つ目の方法として、患者が自分の問題の強度や内容を自ら検討して信頼性のある情報を得る自己観察法がある。機能評価の第4の方法は、特殊な技能や能力についてのチェックリスト、質問紙、評価用紙に鉛筆で記入していく方法である。こうした諸方法を適宜用いて、リハビリテーション・プログラムを通して患者が進歩していく様子をモニターし、評価する必要がある。定期的、周期的に再評価を行っていくことで、臨床的にリハビリテーションの目標、介入方法と進度を決めていくことができるのである。

文　献

American Psychiatric Association: Diagnostic and Statistical Manual of Mental Disorders (Third Edition). Washington, DC, American Psychiatric Association, 1980
Austin NK, Liberman RP, King LW, et al: A comparative evaluation of two day hospitals: goal attainment scaling in behavior therapy vs. milieu therapy. J Nerv Ment Dis 163:253–261 1976
Baker R, Hall JN: Rehabilitation Evaluation of Hall And Baker (REHAB). Aberdeen, Scotland, Vine Publishing, 1983
Brown M, Gordon WA, Diller L: Functional assessment and outcome measurement: an integrative review, in Annual Review of Rehabilitation. Edited by Pan EL, Backer TE, Vash CL. New York, Springer-Verlag, 1983
Burnes AJ, Roen SR: Social roles and adaptation to the community. Community Ment Health J 3:153–158 1967
Cautela JR: Behavior Analysis Forms for Clinical Intervention. Champaign, IL, Research Press, 1977
Ciarlo J, Riehman J: The Denver Community Mental Health Questionnaire: development of a multidimensional program evaluation, in Program Evaluation for Mental Health: Methods, Strategies, and Participants. Edited by Coursey RD, Spector GA, Murrel SA, et al. New York, Grune and Stratton, 1977
Clement PW, Richard RC, Hess AP: Reinforcement Survey for Adults. Pasadena, CA, Fuller Graduate School of Psychology, 1971
Ellsworth RB, Foster L, Childers B, et al: Hospital and community adjustment as perceived by psychiatric patients, their families, and staff. J Consult Clin Psychol 32:1–41 1968
Endicott J, Spitzer RL: What! Another rating scale? The psychiatric evaluation form. J Nerve and Ment Dis 154:88–104 1972a
Endicott J, Spitzer RL: Current and Past Psychopathology Scales (CAPPS): Rationale, reliability, and validity. Arch Gen Psychiatry 27:678–687 1972b
Goldstein MJ: Premorbid adjustment, paranoid status, and pattern of response to phenothiazines in acute schizophrenia. Schizophr Bull 1:24–37 1970
Guy W: ECDEU: Assessment Manual for Psychopharmacology, Rockwell, MD, U. S. Dept. of Health, Education, and Welfare, revised 1976

Harding CM, Strauss JS: The Course of Schizophrenia: An Evolving Concept, in Controversies in Schizophrenia. Edited by Alpert M. New York, Guilford 1985, pp 339–350

Harding CM, Brooks GW, Ashikaga T, et al: The Vermont Longitudinal Study of persons with severe mental illness: II. Long-term outcome of subjects who retrospectively met DSM–III criteria for schizophrenia. Am J Psychiatry 144: 727–735 1987

Harris JG: An abbreviated form of the Phillips rating scale of premorbid adjustment in schizophrenia. J Abnormal Psychology 84:129–137 1975

Harrow M, Grinker RR, Silverstein ML, Holtzman P: Is modern-day schizophrenia outcome still negative? Am J Psychiatry 135:1156–1162 1978

Hersen M, Belleck AS (Eds): Behavioral Assessment: A Practical Handbook, New York, Pergamon Press 1981

Katz MM, Lyerly SB: Methods for measuring adjustment and social behavior in the community: I. Rationale, description, discriminative validity and scale development. Psychological Reports 13:502–535

Keller MB, Shapiro RW: "Double depression" superimposition of acute depressive episodes on chronic depressive disorders. Am J Psychiatry 139:438–442 1982

Liberman RP, King LW, DeRisi WJ, McCann M: Personal Effectiveness: Guiding People to Assert Themselves and Improve Their Social Skills. Champaign, IL, Research Press 1975

MacPhillamy DJ, Lewinsohn PM: The pleasant events schedule. Studies of reliability, validity, and scale intercorrelation. J of Consulting & Clinical Psychology 50:363–380 1982

Overall J, Gorham D: The Brief Psychiatric Rating Scale. Psychol Rep 10:799–812, 1962

Paul GL, Lentz RJ: Psychosocial Treatment of Mental Patients. Cambridge, MA, Harvard University Press 1977

Platt S, Weyman A, Hirsch S, Hewett S: The Social Behavior Assessment Schedule (SBAS): Rationale, contents, scoring, and reliability of a new interview schedule. Social Psychiatry 15:43–55 1980

Power CJ: The time-sample behavioral checklist: observational assessment of patient functioning. J of Beh Assessment 1:199–210 1979

Serrban G: Social Stress and Functioning Inventory for Psychotic Disorders (SSFIPD): Measurement and prediction of schizophrenics' community adjustment. Comprehensive Psychiatry 19:337–347 1978

Spitzer RL, Endicott J, Fleiss JL, Cohen J: The Psychiatric Status Schedule: A technique for evaluating psychopathology and impairment in role functioning. Arch Gen Psychiatry 23: 41–55 1970

VanPutten T, May PRA, Marder SR, Wittman LA: Subjective response to antipsychotic drugs. Arch Gen Psychiatry 38:187–190 1981

Wallace CJ: Functional assessment in rehabilitation. Schizophrenia Bulletin (In press 1986)

Weissman MM, Paykel ES, Siegal R, Klerman GL: The social role performance of depressed women: comparisons with a normal group. Am J of Orthopsychiatry 41:390–405 1971

Wolpe J, Lang PJ: A fear survey schedule for use in behavior therapy. Behavior Research and Therapy 2:27–30 1964

第 4 章
実用的精神薬理学
PRACTICAL PSYCHOPHARMACOLOGY

バイロン・J・ウィットリン　Byron J. Wittlin, M.D.

効能が続く限り新薬を用いよ。

古代エジプトの医師のことば

神 経生物学的脆弱性が分裂病へと直接に変わっていく仕組みは知られていないが、抗精神病薬が患者の再発への脆弱性を減弱させることを示す経験的な証拠がある。基盤にある精神生物学的脆弱性の上に、生活上のストレッサーや対処能力の乏しさが重なって惹起され増悪する精神症状を、抗精神病薬は確実に減弱させる。そのため、ストレス-脆弱性-対処-力量モデルの観点からは、抗精神病薬はストレスと脆弱性とが結びついた有害な効果に対する防護力をもたらすものとみなされる。

　この章は、慢性精神病患者にたいする薬物の使用についての実用的な手引きである。本章は、包括的な教科書であることを目指したわけではないが、精神科の薬物、特に抗精神病薬の適切な使用法と明確な適応についての重要な点をカバーしている。抗精神病薬の効果（望ましい効果、望ましくない効果ともに）および最小有効量を用いつつコンプライアンス（服薬遵守性）を最大とするための実際的な秘訣についての概観を示す。治療効果を得るための薬物の使用法、副作用を治療するための薬物の使用法、患者一人一人にあった薬物治療の重要性、について指針を示す。そして、薬物療法についての患者教育・家族教育の方法についてあらましを述べる。

A．原理─なぜ薬物療法なのか?
RATIONALE—WHY MEDICATIONS?

　抗精神病薬であるクロルプロマジンが1954年に導入されて以来、向精神薬の投与は分裂病や他の精神疾患治療の主流となってきた。1955年には約55万人にのぼっていた米国の入院患者は向精神薬の登場によって今日20万人以下となっている。薬物療法が行われなければ精神化の施設に長期在院していたであろう多くの人々が、薬物治療の有益な効果もあって現在では地域社会・家族・職場において役割を果たす一員として生活している。

　分裂病治療における抗精神病薬の有効性、感情障害治療におけるリチウ

ムや抗うつ薬の有効性については多くの研究が言及している（Schatzberg and Cole 1986）。神経遮断薬——抗精神病薬は別名このように呼ばれる——は、精神病症状にたいする急性期治療と再発予防との両者に有効であることが証明されている。たとえば、抗精神病薬の維持療法によって、急性精神病エピソードの後の1年間における再発率は70％から30％に減少する。同様に、リチウムは双極性感情障害患者の70～80％にたいして、躁状態の重症度の軽減および予防に有効である。

　新しい分野での研究より、分裂病の初期治療や維持療法でわれわれがとっている方法についての古くからの仮説に疑問が投げかけられている。一例をあげると、「急速神経遮断薬療法（rapid neuroleptization）」、つまり、症状がコントロールされるまでの数時間に高力価の抗精神病薬を急速にくり返し投与する方法は、有効で安全だとされてきた。しかし、症状の減弱や調節において、このように一般的に用いられている大量投与が、より控え目で慎重な投与量より有効であるかどうかについて、現在では疑問が呈されている。多くの分裂病患者においては、今まで考えられていたよりずっと少量——「通常量」の1/5～1/10——の維持投与でも有効であることを最近の研究は示している（Kane 1983, Marder ら 1984）。このことは、抗精神病薬服用患者の15～25％に出現するとされる遅発性ジスキネジア（Baldessarini 1980）の危険を減らすということと関係してくる。遅発性ジスキネジアの有病率は一生においてどれだけ抗精神病薬を服用してきたかに比例すると考えられているので、低用量法には大きな利点があることになる。神経遮断薬への曝露を減らすもう一つの方法は間欠的で標的を絞った使用法である。つまり、ストレスが増加したとき、周囲からの支持が減少したとき、増悪の危険が差し迫っているときのみに薬物を使用する方法である（Herz & Szymanski 1982）。

　薬物療法が行われて以来30年にわたって開発されてきた標準的な方法と同時に、これらの新しい方法についても述べるつもりである。薬物療法は、慢性精神病患者の包括的治療や地域社会における寛解状態の維持を考える

うえで重要である。十分に根拠のある診断に基づいて精神科医が薬を処方し、服薬を指導し、そして、患者が正しく服用するならば、向精神薬は下記の問題や症状を改善する。

　　思考
　　感情
　　人づきあい
　　仕事と余暇活動
　　身辺ケア

　薬物の有用性、個々の作用、望ましくない副作用については、その薬を服用している患者や家族が完全に理解していなければならない。
　精神科領域では、いくつかのタイプの薬物が用いられており、それぞれのタイプは特定の病気や特定の問題を標的にしている（表17）。慢性精神病患者の多くは分裂病なので、分裂病における問題やその症状を改善するのに役立つ抗精神病薬（神経遮断薬）に焦点をあててみたい。神経遮断薬の有用性や治療効果と同時に、不快な副作用についても述べていく。それぞれの分裂病患者にとって、一番適した薬、一番適した量を選択する際に用いられる情報を以下に示す。抗精神病薬は、特定の病気や問題で困っている患者に有用であったからといって、別の種類の病気の人に有効とは限らない。たとえば、ハロペリドールといった神経遮断薬が、分裂病患者の不安は軽減できても、恐怖症患者の不安にはほとんど効果がなく、重篤な副作用を認めることもあることを理解することは重要である。

表17　精神科で用いられる薬（向精神薬）の種類

薬の種類	一般名（商品名）	適応
神経遮断薬 （抗精神病薬）	クロルプロマジン（コントミン） ハロペリドール（セレネース） チオリダジン（メレリル） トリフルオペラジン フルフェナジン（フルメジン）	分裂病 双極性感情障害における躁状態つまり「高い」状態、精神病症状をともなう大うつ病エピソード、器質性精神病
感情安定薬	リチウム（リーマス） カルバマゼピン（テグレトール）	双極性感情障害、うつ病
抗うつ薬	イミプラミン（トフラニール） アミトリプチリン（トリプタノール） ドキセピン デシプラミン（パートフラン）	うつ病（中度～重度）
マイナー・トランキライザー （抗不安薬）	クロルジアゼポキシド（コントール） ジアゼパム（セルシン） オキサゼパム（セレナール） ロラゼパム（ワイパックス） フェノバルビタール（フェノバール）	不安状態
鎮静・催眠薬	セコナール、ネンブタール ダルメーン・レストリル クロラール　ハルシオン	不眠症
中枢刺激薬	アンフェタミン（ヒロポン） メチルフェニデート（リタリン）	注意欠陥障害（小児の多動） ナルコレプシー

B. 抗精神病薬
THE ANTIPSYCHOTICS

　抗精神病薬は、分裂病に特徴的な症状に対して特に有効である。抗精神

病薬は異なった5系列の化学薬品からなるが、有益で治療的な効果は全ての抗精神病薬に共通している。ひとつの抗精神病薬と別の抗精神病薬の間で、有効性や治療効果については違いはない。しかし、どの薬物にも特有の副作用があるので、神経遮断薬の選択は患者を困らせる副作用を最小限とすることに基づいて行われることが多い。表18に、現在用いられている神経遮断薬の大部分を一覧表にして示した。

C. 抗精神病薬の治療効果
THERAPEUTIC EFFECTS OF ANTIPSYCHOTIC DRUGS

　抗精神病薬は分裂病の症状を和らげ、減弱させ、そして多くの場合に除去する。またこれらの薬物は再発の予防にも有効である。以前から指摘されているように、分裂病患者の65〜70％では服薬中止後1年以内に精神症状が再現してくる。抗精神病薬維持療法を受けない患者では、再発率は毎月5〜10％である(Donaldsonら1983)。薬物維持療法を続けることにより、この率は1年間当たり30％にまで下げることが可能である。服薬量や服薬の回数を減らすことができるではあろうが、分裂病患者は何年間にもわたって、場合によっては一生の間服薬を続けることが必要であろう。糖尿病患者におけるインシュリンやグラーベ病患者における甲状腺剤補充療法のように、症状をコントロールし、再発を予防し、社会人として職業人として機能していくのを容易にするために、薬物療法が絶対に必要であるような患者もいる。

　抗精神病薬療法は、精神分裂病の「陽性」症状、つまり、はっきりと存在することで認められるような症状を軽減するのに最も有効である。「陰性」症状、つまり適応行動や機能的行動が欠けていたり不足していること(表19参照)、の治療にはあまり有効ではない。また、薬物療法それだけで完全な治療プログラムではないことを念頭に置いておくことは重要であ

表18 現在用いられている抗精神病薬

種類(属)	一般名	商品名	等価量(mg)	推奨日量幅(mg)
フェノアジン(脂肪酸)	クロルプロマジン	コントミン	100	50−2000
ピペリジン	チオリダジン	メレリル	100	50− 800
	メソリダジン		50	25− 400
	ピペラセタジン		10	10− 160
ピペラジン	プロクロルペラジン	ノバミン	10	5− 150
パーフェナジン	PZC		8	4− 80
	トリフロペラジン	トリフロペラジン	5	2− 60
	フルフェナジン	フルメジン	2	2− 80
チオキサンテン	クロルプロチキセン		25	10− 600
	チオチキセン	ナーベン	4	2− 80
ブチロフェノン	ハロペリドール	セレネース	2	1− 100
	ドロペリドール*		2	＊＊
	ロクサピン		10	10− 250
リヒドロインドロン	モリンドン		10	10− 225

＊筋注製剤のみ ＊＊定期的な使用や維持療法には推奨されない

表19 分裂病の症状

陽性症状	陰性症状
多動	無感動、無関心
興奮、徘徊	抑うつ気分
攻撃性、敵意	社会的引きこもり、孤立
妄想	会話の貧困
不安	動作の遅さ
身体症状の訴え	無快楽症(Anhedonia)
幻覚	知的障害
認知障害	身だしなみや身辺自立ができない
(集中困難、連合弛緩、無意味な会話)	
猜疑心	

る。薬物療法は症状を軽減したり、消失させたりする。認知機能を促進したり、治療環境から学習する能力を高める。また、新しい技能を獲得したり、他の形態での治療を活用することを可能にする（Libermanら1984）。しかし、薬物療法は、友人を作り、つきあいを続け、仕事を得て、地域社会の中で生活する方法を教えることはできない。最善の結果を産み出すためには、行動療法・精神療法・家族療法・社会療法のような他の形のリハビリテーション（精神科リハビリテーションについてのわれわれのモデルにのっとったこれらの治療法については5～8章を参照のこと）を、薬物療法と組合せることが必要である。

症 例

ジョーは汚れた身なり、ぼうぼうの髪で、警察が自分の家を「盗聴」しては自分を傷つけようとしたことが心配だと言ったことで、病院に入院した。先月、彼は部屋に閉じこもったきりで家から出ることを拒否していたのだった。抗精神病薬療法を始めて6日後には、もう警察を恐れなくなり、「狂った考え」を持っていたのだと考えるようになっていた。それから2週間、薬物療法と病院治療を続けたところ、ジョーの妄想は再発しなかったが、入浴し、服を洗濯し、活動へ参加するためには、スタッフの持続的な励ましと強化を必要としていた。一人のままにされると、ベッドに寝ていることを好んだし、他の患者やスタッフを避けようとした。これらの陰性症状はその後も病院にいる間ずっと続いていた。

D．神経遮断薬療法の副作用
SIDE EFFECTS OF NEUROLEPTIC MEDICATIONS

副作用は抗精神病薬の服薬遵守（コンプライアンス）を悪くさせる原因

表20 一般に用いられる抗精神病薬による錘体外路症状と抗コリン症状の出現頻度

薬品名	商品名	錘体外路症状 (運動)	抗コリン症状 (鎮静)
チオリダジン	メレリル	＋	＋＋＋＋
クロルプロマジン	コントミン	＋	＋＋＋＋
ロクサピン		＋＋＋	＋＋
トリフロペラジン		＋＋＋	＋＋
パーフェナジン	PZC	＋＋＋	＋＋
フルフェナジン	フルメジン	＋＋＋＋	＋
チオチキセン	ナーベン	＋＋＋＋	＋
ハロペリドール	セレネース	＋＋＋＋	＋

の中でも最も重要なものである。表20に示したように、低力価および高力価の薬物の副作用の概要は相補的な傾向がある。つまり、高力価の薬物には主に錘体外路性の筋肉と神経への副作用があり、低力価の薬物には鎮静というやっかいな副作用がある。抗精神病薬の最も一般的にみられる副作用は、以下に示すとおりである。

　　遅発性ジスキネジア（Tardive dyskinesia）
　　低血圧（Hypotension）
　　錘体外路症状（Extrapyramidal symptoms）
　　鎮静（Sedation）
　　内分泌系への作用（Endocrine effects）
　　抗コリン症状（Anticholinergic symptoms）

つまり、頭文字を取ると「THE SEA」（海）である。

1. 遅発性ジスキネジア　Tardive Dyskinesia

　この異常な不随意運動は、神経遮断薬によるドパミン遮断作用にさらされたそれまでの年数に比例して生ずると考えられている。以前に電気痙攣

療法を受けた患者、リチウム治療を受けたことのある患者、老齢者、最高用量が多かった患者では、遅発性ジスキネジアの危険がやや高いことがいくつかの研究から指摘されている(Baldessarini 1985)。この異常な筋運動は、普通は頬や舌に現われるが、指やつま先のふるえ、あるいは胴や横隔膜の動きさえも含まれる。これらの症状は、神経遮断薬の用量を増やすことによりしばしば隠されてしまうが、増量にもかかわらず出現することもある。

遅発性ジスキネジアの発生率についてはいくぶん意見の不一致があるが、現在抗精神病薬療法を受けている人の15～20%という数字に異論を唱える者はほとんどいない。遅発性ジスキネジアについての唯一の前方視的（プロスペクティブ）な研究によると、神経遮断薬を通算4年間服用した患者における遅発性ジスキネジアの頻度は12%であったと報告されている(Kane ら 1982)。この運動が、医師・家族・友人には非常にはっきりとしているのに患者本人は気付かないことがある。遅発性ジスキネジアのあるほとんどの患者は中程度あるいは軽度の動きしかなく、本人はその運動に気付かない。

遅発性ジスキネジアの治療は、困難で現在も解明が行われつつある問題である(Jeste & Wyatt 1982)。神経遮断薬を引き続き服用していても、経過のうちにジスキネジアが軽減し鎮静化することを示す証拠がある。分裂病のうちのあるものには、疾患の自然経過として異常運動が出現することがある。抗精神薬療法が誕生するはるか以前の19世紀の精神科教科書には、そのような異常な運動や姿勢が記載されている。そうしたわけで、軽度で、患者の心理・社会的機能を妨げない程度のジスキネジアについては、臨床医は記録にとどめたうえで経過を観察するのがよいであろう。

現在、遅発性ジスキネジアの有効な治療薬・予防薬といったものはない。文献にはいろいろな薬物による治療の失敗例が報告されている。2つの方法によりこの運動を軽減することができる。バイオフィードバック(biofeedback)は、視覚的あるいは他の手がかりを利用して患者がこの運動に気づくことを促進することにより、不随意運動の重症度を軽減する。

薬物の減量や中止により、最初はしばしば不随意運動が増悪したり潜在していたものが現われたりした後に、運動の重症度が軽減されることがある。薬物を最低有効量まで減らすことは常に望ましいことであるが、薬物の完全な中止は、患者・家族・社会的支援システムを病気の増悪の危険にさらすことになる。薬物の中止を決断するには、遅発性ジスキネジアの危険と神経遮断薬療法による利益とを慎重に勘案する必要がある。薬物中止の結論を出す前に、医師・患者・家族は一緒になってこれらの要素を考慮するべきである。一般には社会的機能や身辺自立を阻害するような重症のジスキネジアの場合にのみ、抗精神病薬療法の完全な中止が求められる。もし、患者が家族のなかの唯一の稼ぎ手であり、遅発性ジスキネジアによるよりも分裂病症状の再発により職を失う危険が大きい時には、軽度あるいは中程度のジスキネジアがあろうとも抗精神薬治療が適用される。

2．低血圧　Hypotension

この副作用は、低力価の薬物（たとえばクロルプロマジン、チオリダジン）を高用量用いたときによくみられるものであるが、最近は、少量ですむ高力価の薬物が使用されることが多くなったので、あまり見られなくなった。低血圧により、倦怠感、バランスの喪失、特に老人における転倒により怪我をする可能性が引き起こされる。アルコール、鎮静催眠薬、鎮静作用を持つ「濫用薬物」は低血圧の危険を増す。

3．錐体外路症状　Extrapyramidal symptoms

神経遮断薬によって錐体外路性の神経筋症状がさまざまな程度で生じてくるが、これは脳の皮質下の黒質-線条体系のドパミン受容体——パーキンソン病でもこの部位が障害される——が薬によって遮断されることにより直接に生じてくる症状である。これらの症状は、指先や腕の振戦、四肢の強剛、アキネジア（発動性の欠如、無関心、自発運動の欠如）、アカシジア（内的な落ち着きのなさ——「自分の中でモーターが回っている」——や、

そわそわした足の運動)、そしてジストニー反応などである。

　錐体外路症状の発生率の報告は23～88%であ、40%前後に集中している (Johnson 1984)。薬物療法を始めた最初の1週間に若年の患者でよくみられるジストニー反応は、脳神経によって支配される筋肉の異常攣縮（スパスム）からなる。外眼筋のスパスムは眼球上転と呼ばれる。ジストニー反応が起きると患者と家族は大変驚く。これは痛みを伴うこともあるし生命の脅威ともなりうる。幸いにも、ジストニー反応は抗ヒスタミン薬や抗パーキンソン薬などの解毒薬の注射により容易に解消する。

4. 鎮静　Sedation

　この副作用は、多動患者、興奮患者、躁病患者、あるいは不眠の患者にとってはしばしば有用な治療効果となりうる。しかし、たとえば患者が運転をしたり機械の近くで働く場合などで、認知機能や社会機能を阻害する場合には問題となる。幸いにも、鎮静作用は患者が薬物に慣れるに従ってしばしば軽減する。より新しく高力価で低用量の薬物には鎮静が少ない傾向があるが、そうした薬物でも適切に用いられないと精神運動が有意な遅延を引き起こすことがありうる。多くの場合、抗精神病薬の大部分または全てを眠前に処方することにより日中の鎮静は軽減される。

5. 内分泌障害　Endocrine Disturbances

　内分泌障害には、勃起不全、射精遅延や射精不能、不感症、月経不順、乳汁分泌、体重増加、食欲増進などがある。

　これらの効果、特に性的障害については患者は話したがらないものである。だが、特に外観や身体機能がひときわ重大で神秘的にも受けとめられる十代などの若い患者にとっては、これらの内分泌症状は格別な悩みの種となる。重要なのは、患者にこういった作用について質問して、こういう症状はしばしば一時的なものであり、抗精神病薬の種類や量を変えることにより確実に元に戻ると安心させることである。これらの副作用は、服薬

遵守が守られない理由のうちでも最も多いものである。これは全ての抗精神病薬で起こるが、最も多いのは脂肪酸、ピペリジン、ピペラジン、フェノチアジンである。

症例

17歳のドナは、医師との面接の最中に突然興奮し不穏になった。彼女は10日前にパーティーでフェンサイクリジン（PCP）を喫ってから、不安と、思考のまとまりのなさ、幻覚を呈して入院していた。抗精神病薬と支持療法の両者により今日までは劇的に改善してきていた。現在、彼女は再び思考がまとまらなくなり、自分には生まれたばかりの子供がいるという明らかな妄想を主張していた。担当医が彼女に詳しく質問をしたところ、ドナは胸が張って乳汁が出てきていることを訴えた。そこで、医師から心配はいらないことを話し、薬物の副作用についての事実にもとづく情報を与え、そして薬の量を減らしたことにより、ドナは改善し乳汁分泌も止った。

6. 抗コリン症状　Anticholonergic symptoms

抗コリン症状には、口渇、霧視、便秘、嘔気、尿閉や尿勢減弱、記憶障害などがある。これらの症状は、低力価の薬物を多量に用いたときに最も多く見られる。メシル酸ベンズトロピンや塩酸トリヘキシフェニディル（アーテン）のような抗パーキンソン薬の使用により、これらの症状は悪化することがある。

他のあまり多くない副作用には、皮疹、皮膚日光過敏症（クロルプロマジン）、逆向性（retrograde）射精（チオリダジンでよく起り、自分が「涸れた」と考える男性患者にはとても辛い症状である）、血液瘍、黄疸がある。

7. 副作用への対処　Coping with Side Effects

　鎮静、抗コリン症状、低血圧、あるいは内分泌的副作用さえも、身体の適応や代償につれ、神経遮断薬治療を始めて数日あるいは数週間してから消える傾向がある。したがって、患者にはこれらの副作用が一時的な性質のものであることを説明して安心させ、服薬を続けることを助言することだけで十分な場合がある。

　ジストニー反応や重症のアカシジアなどの錐体外路症状の場合には、いわゆる抗パーキンソン薬が経口または筋注で用いられる。これらの解毒剤については表21に一覧表がある。

　抗パーキンソン薬を予防的に抗精神病薬と併用することについては議論がある。抗パーキンソン薬を常に抗精神病薬とともに処方すると、これらのやっかいな症状の発現を防ぐことができ、それゆえ服薬遵守（コンプライアンス）をよくすることができる。しかしすべての患者がこういう副作用を経験するわけではないし、症状の発現をまって投与することにより患者によってはそれ自身に害のある不用な薬物を服用しないですむことになる。この決定は臨床医に委ねるのが一番良いが、これらの不快な副作用が高頻度でおこり、抗パーキンソン薬が比較的安全であるということから、予防的使用が好まれている。抗パーキンソン薬は錐体外路性の副作用に対して頻繁に処方されるが、錐体外路症状を呈する患者の半数以上では、神

表21　錐体外路症状の治療に用いられる抗パーキンソン薬

種類	一般名	商品名	通常の1日用量(mg)
抗コリン薬	ベンズトロピン		2～8
	ビペリデン	アキネトン	2～6
	プロサイクリジン		7.5～20.00
	トリヘキシフェニジル	アーテン	2～16
ドパミン・アゴニスト	アマンタジン	シンメトレル	200～300

経遮断薬の減量により臨床効果を損うことなくこれらの副作用を消すことができる（Johnson 1984）。

　これらの外に、副作用を軽減し消失させる方法には、a)投薬の減量、b)同じ副作用を持たない別の薬剤への変更、の二つがある。たとえば、低用量・高力価の薬物を高用量・低力価の薬物に変えることにより、多くの患者で錐体外路症状を軽減し消失させることができる（しかし、他の副作用の出現が代償となるかもしれない）。

　小さな副作用への対処法や予防法を患者が学ぶことは多くの場合に可能である。たとえば、軽度の日光過敏症は、日焼止めやサンバイザーを使ったり、日光にあたることを避けたりすることにより防ぐことができる。抗コリン症状により口渇や軽い便秘がある患者には、水分の摂取を増やすこと、シュガーレス・ガムや酸っぱいキャンデーを口に含んでいること、運動を増やすこと、食事の量を増やすことを教えれば良い。教育プログラムや服薬管理グループはこうした情報を知らせる良い手段である。以下にある練習問題で、副作用についての患者の理解を促し対処を改善するための教育的アプローチを行えるようになる。

　振戦、ジストニー、過鎮静、重症の便秘などのより厄介で機能の妨げとなる副作用については、処方した医師の関与が必要である。患者には、これらの問題に対し医学的注意を向けてもらえるような行動をとれるよう勧めるべきだ。

練習問題

　薬物を服用している担当患者を面接すること。その患者に、これまでに経験したことのある副作用を3つ挙げるように言いなさい。もし患者が副作用を3つ挙げられない時には、患者が服用している薬物にありがちな一般的な副作用をあげてみること。つぎに、それぞれの副

作用を改善するためにとるべき手立てをあげ、それがどうすれば可能かを説明するよう、患者に尋ねてみること。

E. 神経遮断薬の最適量を得る
GETTING THE BEST DOSE OF THE NEUROLEPTIC

　抗精神病薬による治療を始める前に、可能な場合には一旦薬物投与を中止して、無投薬の状態での評価と慎重な再診断とを行うことが望ましい。このことにより、医師は分裂病の診断を確定できるし、薬物を服用していない状態の患者を十分に観察できるからである。

　抗精神病薬の投与を開始するときには、その作用と効果の発現には時間がかかるということを認識すべきである。薬物は胃から吸収され、血流によって運ばれ、血液-脳関門を通過し、脳の神経細胞に届かねばならない。このことに時間がかかるのは明らかであり、時には治療効果を得るまでに2～4週間もかかることがある。薬物の吸収・輸送・排泄・体重・代謝の個体差によって、用量・効果の発現・最終的な有効性には大きな個人差が生じてくる。最近の報告によれば、長時間作用の神経遮断薬を注射した時に、血中薬物濃度が安定するためには治療開始後6～9ヵ月かかることが示されている。

　細胞生理・体内蓄積の違いにより、神経遮断薬の吸収・代謝は個人によって変化する。薬物を急速に体内で消費し、そのために他の人よりも高用量を必要とする人もいる。同じ投与量でも、2人の人では血中濃度が千倍も異なることがある。こうしたことは、「最適の投与量は患者ごとの必要に応じて慎重に決めなければならない」ことを意味している。まれには、同じ薬をごく少量使った人と同じ効果を上げるために、超大量の投薬量——たとえばフルフェナジン300mg／日やクロルプロマジン10,000mg／日

——を必要とする人もいる。

　治療の初期の2週間に、特に患者の精神症状が重症で行動が制御不可能な場合には、経口薬を一日数回投与することは役立つかもしれない。しかし、経口神経遮断薬を始めて2～3週間以内に病状は安定し、神経遮断薬を眠前1回で投与できるようになる。1日量をすべて眠前1回投与ですますことには3つの利点がある。

　第1に、いくつかの薬は体内に蓄積されて24時間でゆっくり放出されるので、1日に1回服用しても数回服用しても比較的安定した血中濃度が保たれる。1回投与の場合には投与後数時間で血中濃度が若干低下するが、こういう薬物は代謝が遅いために数日間～数週間のあいだ抗精神病治療効果には変化はない。

　第2に、眠気のような副作用を患者が眠っている間に最大となるようにして、やっかいなものでないようにすることができる。

　第3に、1日1回のみの服用として家の1ヵ所に薬をおいておけば、服用をより忘れないようにできる。

　患者にとって薬物が過量であることを示す一般に信頼できる徴候は過鎮静である。もし、患者が夜間に十分な時間眠っても、日中眠くなったり眠ってしまったりするときには、投与量は減らしたほうが良い。

　最適量をみつける唯一の方法は、それ以上改善がみられないところまで徐々に投与量を増やしていくことである。投与量を増やしているにもかかわらず、患者の病状が定常に達して、それ以上の精神症状の改善の徴候がみられないときは、最適量に達しているのである。神経遮断薬の投与量を決定する際に用いる症状評価の方法は、第2章で述べてある。簡易精神症状評価尺度を繰り返し用いることにより、分裂病の精神病症状や他の症状に対する至適薬効を敏感に明らかにすることができる。

　至適量を決定する最善の方法は、患者が以前の投薬量では改善の徴候をみせなくなったときに限って投薬量を増やす方法である。この方法は、投薬量を何週間も比較的低いままにしておくことを意味することになる。事

実、驚くほど多くの患者は初期の少ない投薬量から増量する必要がない（ばかりでなく、減量しても十分でさえある）。そうした患者は、その投与量で改善を続け、精神病症状は消えてしまうあるいは相当に減弱する。これは、症状を急速に根絶するために投与量を猛烈に増量するという以前行われていた方法からの変更である。急速な増量は症状をより早く軽減するわけではなく、むしろより副作用を出やすくするかもしれない。

　抗精神病薬治療により最初に改善のみられる症状は、不眠と興奮である。不眠は、再発が起きようとしていることの最も早期の警戒信号となることがしばしばある。患者、家族、医師は、協力して適正な量を見いだせるように協力しなければならない。自分がどんな感じで、どんなことを考えているかについて一番よく知っているのは患者自身である。家族は患者の行動変化を観察できるすばらしい位置にいる。医師は患者の外見、話し方、ふるまいを一番よく知っている。

　通常、ある薬物を最大量で4〜6週間使用して初めて、医師と患者はその薬物について正しい試用を行ったといえる。耐えられないような副作用がない限り、可能な最大量を4〜6週間試みるまでは、医師も患者も他の薬に変えるべきではない。

　分裂病患者の約20%は、さまざまな薬物をさまざまな用量で試みてみても、抗精神病薬治療に抵抗性である。抵抗性の患者は薬物療法に一定程度しか反応せず、分裂病の主要な症状を呈し続ける。こういう患者を改善するという幻想のために、短期・長期にわたる副作用にさらすのは危険かもしれない（Gardos & Cole 1976）。不合理な高用量を避け、低用量神経遮断薬治療を試み、副作用による害を最小限として、別の薬理学的接近を考えることが、守るべき重要な原則である。いくつかの新しい薬は神経遮断薬と併用すると、神経遮断薬のみには限られた反応しか示さない人を救うということが知られてきている。これらの薬には、リチウム、カルバマゼピン、レセルピン、クロニジン、プロプラノロール、ナルトレキソン、ベンゾジアゼピン系精神安定剤が含まれる。

表22　抗精神薬治療を始めるためのガイドライン

1. 可能な場合には必ず、治療開始前に無投薬の状態で評価し慎重な診断をする。
2. 大部分の急性分裂病患者は、抗精神病薬によって治療すべきである。
3. 急性興奮患者でさえ、どの薬物によっても適切な鎮静とコントロールが得られる。すべての抗精神薬は等価量で等しく有効である。
4. 一般的には、高力価の薬物が好まれる。十分量の抗精神薬を用いる場合は、高力価の薬物の副作用は低力価の薬の副作用より問題が少ない。
5. 急性精神病患者では、過量投薬よりも過小投薬の方がより深刻な誤りである。しかし、最少有効投薬量が常に目標とされる。
6. 薬物の吸収、分布、代謝形式には大きな個人差があることが明らかとなっている。したがって、ある患者にとって適切な量が他の多くの患者にとっては少なすぎたり多すぎたりする。
7. ある薬物について最大投薬量またはそれに近い量での投薬を4～6週間続けて、十分な抗精神病薬の試みを行ったと考えられる。
8. 多剤併用は単剤投与と比べて、有効であるということは証明されていないし、より多くの危険が伴う。毎日基本として投与されている薬物と同じ薬物を、興奮時に経口または筋注で用いることができる。
9. 投薬増量の早さは、残存する精神症状（不眠、興奮、幻覚、妄想）と臨時投薬がどれほど必要かによって決る。
10. 眠前1回投与が望ましい。
11. もし患者が過度に嗜眠的となったり急性器質的脳症が生じたら、薬物の減量か一時的な断薬をすること。
12. 小児や老年者にはより少ない投薬量しか要さない。
13. もし適切な薬の試用によっても治療に反応しないとき、以下を考えよ：
    a) 非経口的な投与法（急速に代謝する患者か、隠れたノンコンプライアンスか）
    b) 診断の誤り
    c) 別の種類の抗精神病薬
    d) 慎重に観察・指導しながら行う大量療法（最大量の2～4倍）
14. 必要に応じて抗パーキンソン薬を用いること。副作用を見過ごす可能性や薬物の継続服用が守られないよりは予防的試用のほうが望ましい。
15. 急性錐体外路副作用が出現しても、必ずしも薬物を減量・中止・変更する必要はない。治療は副作用に対してではなく、精神病症状をコントロールするのに十分な投与量に焦点を当てるべきである。
16. 最初の分裂病エピソードの後6ヵ月間は治療を続けるべきである。2回以上のエピソードがあれば、おそらく抗精神薬の維持療法が必要である。

表18から明らかなように、抗精神病薬と分類される薬は異なる力価を持つ。これは、2mg のハロペリドールやフルフェナジンが、100mg のクロルプロマジンとおよそ同じ効力を持つことを意味する。それぞれの薬物の至適用量ではすべての薬物は同じ治療効果をもつ。非常に高用量の治療が求められるときや副作用のプロフィールが高力価の薬物に不向きな場合のほかは、高力価の薬物より低力価の薬物を好む理由はない。そのような場合には、普通医師は便宜上高力価の薬物を選ぶ。

　ある患者に必要な抗精神病薬の至適量は、生活上のストレスや刺激によって変化する。引っ越したり、地域社会で生活するために退院したり、新しい仕事を始めたり、結婚したり、より人の多い、あるいは、より活動的な環境で生活したり働いたりするようになると、より多量の薬が必要になるかもしれない。患者の生活に変化が起こるのに応じて、投薬量を増減する柔軟性が重要である。表22に、抗精神病効果をめざした神経遮断薬治療のためのガイドラインをあげてある。

　抗精神病薬の至適量をみいだす最善のガイドラインは、思考・感情・社会生活・仕事と余暇・身辺処理について、最大限の改善を得られる最低の量を用いるということである。最大限の効果をあげるには十分で副作用を最小限にするには十分少ない量を用いるためには、患者・医師・家族の親密な接触、信頼、相互の共同作業が必要である。

F．薬物による維持療法
MAINTENANCE DRUG THERAPY

　精神分裂病の再発を引き起こす原因のうちで最も重要なもののひとつに、急性症状が消えた後の服薬中断があげられる。平均すると、退院後1年以内に患者の40%は処方された薬物の服用をやめてしまう（Van Putten 1974）。服薬の中断は「回転ドア」現象を引き起こし、患者は病院への入退

院を繰り返すようになる。

　抗精神病薬治療を早まって中止してしまうのには、以下のような多くの理由がある。

● 多くの患者は、不快で日常生活の妨げになることの多い副作用を経験する。そうした副作用のうちでもっとも厄介なもの——落ち着きのなさや"体がいらいらする"感じ（アカシジア）、行動が遅くなり活気が無くなった感じ、自発性の欠如（アキネジア）——でさえも、医師や家族は容易には気づかない。これら以外にも、全身の不快感のような副作用もある。医師はこうした副作用をしばしば見逃すが、患者自身は気づかないことはなく、このために服薬を中止し、再発をきたすことになる。
● 多くの患者は、自分の病気の特徴や重大さを十分に、あるいは部分的にさえも理解しておらず、また抗精神病薬を服用する必要性についても漠然した認識さえもっていない。
● 服薬することにより、患者は自分が病気であることを思い出し、そのことで自尊心を傷つけられる。自分に問題があることを否定するために服薬をやめる患者もいれば、精神疾患であるということが社会的な恥辱だということで人前では服薬しようとしない患者もいる。
● 精神症状が十分にコントロールされないうちに退院したために、病状が悪いせいで服薬を適切に行えない患者がいる。まさに精神分裂病という病気の性質そのもののために、患者の判断・洞察・情動の安定性に影響がおよぶことがある。確実な服薬のために必要とされる集中力・判断力が欠如していることがある。
● 服薬の中止と再発との間に時間的なギャップがあることを理解できない患者がいる。これは、生体が体内に蓄積された全ての薬物を使い果たし代謝してしまうのに、数週あるいは場合によっては数ヵ月かかるために生じてくる事態である。患者が処方された薬物の服用を中止すると、薬物の作用は持続しているが副作用が多少軽減するために、一時的に非常

に調子が良いと感じる場合がある。服薬を中止してから数週あるいは数ヵ月たってから再発が起きることを患者が自覚するまでには、3～4回あるいはそれ以上の再発を経なければならないこともある。
● マリファナ、LSD、「天使の粉(angel dust)」といわれるPCP、アンフェタミン、コカイン、やせ薬のような道端で売られている「濫用薬物(street drug)」が精神病症状に有効であると誤って信じこんでいるので患者は、そうした薬物を再び使い始め、再発を来すことがある。
● 毎日忘れずに服薬することは難しい。服薬する特別の場所と時間が決まっているようなお仕着せの日課の中にいるのでなければ、きわめて簡単に忘れてしまう。服薬のことを思い出さなければならないというのは面倒なことであり、注意して思い出させようとする家族に反抗する患者もいる。

練習問題

　抗精神病薬で治療を受けている患者と面接してみよう。患者に、服薬の望ましい効果と望ましくない効果にはどのようなものがあると思うか、服薬が重要なのはなぜか、を質問してみよう。面接のあとで、その患者がこれから服薬を続ける見込みはどの程度かを考えてみよう。そう考える理由は？

　服薬しようとしない患者と話をしてみよう。服薬しようとしない理由は次のどれに基づくだろうか？

　1) 副作用
　2) 非現実的な心配（体に害があるのでは、中毒になるのでは、など）
　3) 情報の欠如
　4) 薬物に対する信頼感や服用量の調節についての問題
　5) 環境の要因

> 担当患者についてこれらの要因を考えてみよう。服薬遵守（コンプライアンス）を高めるにはどんなことができるか？

　表23に、十分な根拠に基づいて作成し、試行したうえで確かめられた、神経遮断薬による維持療法のための原則が掲げてある。この表にはまた、神経遮断薬療法の中止や投薬の減量はいつどのようにすればよいのか、についての提言も含まれている。この原則に従うことにより、臨床家は不必要な再発や過度の副作用につながる落とし穴を避けることができる。

症　例

　キャロルは3ヵ月前に退院し、初めて職について、新たな自信を感じていた。彼女は、この4年間に3回目の精神病エピソードで経験してきた幻覚や恐怖が、抗精神病薬の服用により消えたことを忘れたがっていた。1日3回服薬のたびに薬瓶を見るのが嫌だった。服薬するたびにいやな記憶が蘇ってきた。気分はよかったし、仕事もしているし、新しい友だちもできた。「たぶん、もう薬なんか飲む必要はないんだわ。だって見てごらんなさいよ、今はこんなにうまくやっているんだもの。薬は、『万一のためだけに』薬棚に置いておきさえすればいいんだわ」——このように彼女は考えた。

　ピートは、職場の同僚が自分のことを迫害し仕事を故意に邪魔しようとしていると言い張って、職を失ってしまった。これらの症状は服用している神経遮断薬を増量することにより、入院することなく消退した。しかし、いまでは彼は退屈を感じ、活力ややる気に乏しくなっているようだった。ピートは退屈をまぎらせリラックスできるようにと、仲間とバーで酒を飲み始めた。ある日、彼はコカインを勧められた。コカインは活力を増し、自信を増した。コカインを始めて2週間後、彼は隣人が自分の様子をこっそりうかがっては彼のしていることを警察に報告していると感じた。隣人

表23 精神分裂病の抗精神病薬維持療法のための原則

1. 高用量療法・超高用量療法のメリットがあるのは治療抵抗性の患者にかぎられる——治療抵抗性の患者とは、ほとんどは40歳以下で通算の入院期間が10年以下の患者である。
2. 高用量は特に老人の患者により多くの副作用をもたらす。
3. 偽薬の投与により、あるいは投薬しなくとも、かなりの患者は維持可能である。
4. 低用量の抗精神病薬療法は、派手な精神病症状はないものの、無感情で、引きこもりや抑うつを示す患者を賦活する作用を示すことがあり、またしばしば多くの患者にとっては寛解を維持するのに十分であるので、考慮してみる価値がある。
5. 薬物の吸収・代謝には著明な個人差があるので、投与量は中枢神経系や血漿における薬物の活性レベルの指標としては不十分である。便宜上用いられている標準値や投与量を参考にするよりも、むしろ個々の患者自身を判断の基準として用いるべきである。
6. 抗精神病薬による維持療法をうけている慢性精神分裂病患者はすべて、薬物なしでの試みを十分行ってみるという恩恵をうけるべきである。

抗精神病薬の投与を減量し、あるいは中止するために提案されているガイドラインは以下のとおりである。

1. 薬物治療歴から抗精神病薬の中止ないしは減量が再発を引き起こすことが明らかなときには、薬物減量の新しい試みも失敗に終るであろうと結論しておくのが安全である。
2. 抗精神病薬の中止は以下の方法で行うことが可能である。
    a) 漸減（急激な減量を行わない）
    b) 患者が2種類以上の抗精神病薬を服用しているときには、中止するのは一度に1種類とする
    c) 抗パーキンソン薬を服用している患者については、抗精神病薬の中止により生じるジスキネジアを予防するために、抗精神病薬中止後1～2週間は抗パーキンソン薬の服用を続けること。
    d) 患者（あるいは家族やスタッフ）が薬物の中止に不安を抱き乗り気でない場合には、完全な中止よりも、より低い代用用量への減量のほうが好ましいであろう。
3. 再発は断薬後の12ヵ月間のいつでも起こると予想されるので、断薬に成功した患者は1年間注意深く経過観察すること。
4. 断薬後に臨床症状の増悪が生じたときは、抗精神病薬の投与を最少の有効量から開始すること。
5. 断薬によりジスキネジアが生じたりあるいは悪化するときには、ジスキネジアと臨床症状の増悪の両者を考慮に入れた慎重な薬物の調整を行わなければならない。抗精神病薬の中止に伴うジスキネジアは、6～22週間のうちにしば

しばひとりでに生じてくる。
6．以下のジスキネジアを区別することは重要である
　　a）抗精神病薬の中断により生じるジスキネジア（これはやがては消えていく）
　　b）潜在していたジスキネジア（非可逆性のもので、神経遮断薬の中止により表面に現われてくるもの）
　　c）遅発性ジスキネジア（非可逆性。治療を続けている間に生じてくる）

が自分のことを馬鹿にして笑っているのを確かに耳にした。ピートが友人の家にバリケードを作ってたて籠るにいたって、主治医は入院の手配をした。

練習問題

　誰でも人生の中で服薬しなければならない時があったはずである。医師に薬を処方をしてもらった最近2回のことについて考えてみよう。それぞれの薬について、以下の質問についての答えを紙に書き出してみよう。

　1）その薬の名前は？
　2）何のためにその薬が処方されたのか？
　3）処方された薬を全部服用したか？
　4）もし全部服用しなかったとしたら、それはなぜか？　理由を列挙してみよう

　仲間の3人とその答えを照し合せてみよう。服薬を遵守できないことを説明できるようなパターンには、どのようなものがあるか？

G. 精神分裂病に用いられるその他の薬物
DIVERGENT DRUGS FOR SCHIZOPHRENIC DISORDERS

抗精神病薬は精神分裂病の薬物療法の大黒柱であるが、最近の研究によると他の薬物が有用なこともあることが示唆されている。躁病・双極性感情障害・そしておそらくは他の感情障害にも有効な薬物であるリチウムは、発症と回復とが急性であるような、特に感情病症状を伴っている精神病の治療には有効であると考えられる。しかし、リチウムは単独で維持療法に用いても無効である。

通常は高血圧や心疾患に用いられるβ受容体遮断薬が、精神病の劇的な改善をもたらすことが1970年代初期に主張された。大量のプロプラノロールにより寛解に至る慢性の精神分裂病患者もいるが、過去10年間の一連の統制研究では慢性精神分裂病患者におけるプロプラノロールの有効性についての一致した結論は得られなかった。

通常は複雑部分発作に用いられる抗痙攣薬であるカルバマゼピンは、躁とうつの病相を急速に反復する双極性感情障害には有効であるが、慢性精神分裂病には無効であることが明らかにされている。ベンゾジアゼピンであるクロナゼパムも感情病治療には有望であるとされているが、精神分裂病については現在検討中である。レセルピンは、クロルプロマジン導入前の1950年代なかばに精神分裂病治療に用いられたものだが、現在新たな興味がもたれている。これらの薬物は、治療抵抗性の精神病において神経遮断薬の治療活性を増強するのに有望とはいえるが、慢性精神分裂病の治療と維持療法においては神経遮断薬（抗精神病薬）が相変わらず主要な薬物なのである。

H. 注射可能な持効性神経遮断薬
DEPOT INJECTABLE NEUROLEPTICS

　長時間作用する持効性神経遮断薬は、精神分裂病治療のどこに位置を占めるのであろうか？　維持療法のための長期戦略を確立するという目標を達成するうえで、持効性神経遮断薬はどんな役に立つのであろうか？

　過去20年の間に持効性神経遮断薬についての経験が蓄積され、維持療法における持効性神経遮断薬の利点が明らかとなってきた。これらの利点には、確実に薬物を投与できるという見込みが得られること、投与量を減少しうること、血漿中濃度が一定に保たれ予測可能であること、吸収障害のために経口投薬では治療抵抗性の患者を治療できること、があげられる。

　いったん持効性の注射による維持療法が始まると、その後の怠薬－すなわち注射を拒否すること－は2年間で10～15％と予測され、これは経口服薬における高率と比較してほんのわずかである。さらに、持効性神経遮断薬における再発率は経口服薬の場合よりも少なく、このことは特に投薬開始後2年目以降で顕著である（Hogartyら　1979）。

1．服薬確実性の改善　　Improved Adherence Rate

　長時間作用薬物により再発率が減少する主要な原因のひとつに、長時間作用薬物は2～4週間隔で投与すれば良いことがあげられる。患者は毎日の服薬のことに気を回さなくても済むようになる。持効性神経遮断薬では服薬を忘れてしまう機会はかなり減少するわけである。

　こうして、処方された薬物に対する患者の服薬確実性は改善するし、分裂病症状が再発して、服薬を継続の必要性についての洞察と服薬への意欲が妨げられる可能性が減少する。

　持効性神経遮断薬を投与されている間に患者が再発した場合には、治療にあたっている医師は再発の原因が薬物を処方したとおりに服用しなかったこと以外の要因によるものであると知ることができる。一般的に言って、

投与を経口で行っていると、医師には患者がきちんと服薬していたかどうかを正確に知る方法がない。また、血中の薬物濃度測定を行っても、薬物が体内にあるかどうかはわかるが、患者が処方された通りに服薬しているかどうかを正確に判断することは不可能である。錠剤の数を点検するという方法は精神分裂病患者の服薬確実性を評価するためにしばしば用いられる方法であるが、患者が偽って答えることもありうる。

持効性の神経遮断薬を用いることにより服薬の確実性を知ることができることは、患者の再発をめぐる状況を理解し、適切な治療戦略を確立するうえで精神科医にとって非常に助けとなるものである。

2. 投薬の減量と再発の減少　　Reduction in Dose and Relapse

経口投与に匹敵する抗精神病効果を持効性注射薬で得るために必要とされる投薬量は、経口用量よりも少なくてすむと想定されている。おそらくこれはひとつには、非経口的な投与では、腸と肝臓における初回通過時の生体内変化を受けることがないことによるものである。さらに重要なことには、同等の臨床効果を得るために要する血中薬物濃度は、経口治療よりも持効性神経遮断薬の方が低いことが示唆されている。このことは、経口投与された薬物の吸収にまつわる問題点を持効性薬剤が克服し、それによって安定して予測可能な血漿中薬物濃度を維持できることと関連している可能性がある。さらに、持効性注射薬の薬物動態が経口投与と異なることも、これらの所見、特に血漿中濃度の経時的な面に寄与しているのかもしれない。

臨床試験に基づく最近のデータによると、アメリカで通常用いられている経口神経遮断薬の投与量は必要とされる量よりもずっと多く、たぶん必要量の2倍にのぼるかもしれないことが示唆されている（Baldessarini & Davis 1980; Baldessarini ら　1984）。さらに、この過量は低力価の神経遮断薬よりも高力価の神経遮断薬でより著しいようである（Baldessarini ら 1984）。高用量療法は、鎮静や錐体外路症状のような、不快な副作用の増加

と結びついているということを示す証拠が蓄積してきている。したがって、現在の趨勢は有効最少量——すなわち、個々の患者において治療的なコントロールと副作用の最小化との間の均衡点——を見出すことに向けられている。

　しかしながら、最少有効量戦略を用いることになると、患者の服薬確実性を高める必要性が生じてくる。というのも、服用しそこなったり忘れてしまったぶんを埋め合せるような余分な薬はまったくないからである。薬物の吸収や生物学的利用能のばらつきを最小限とすると同時に、服薬を確実にするための一番の近道である持効性神経遮断薬の注射は、最少有効量療法を確立するために選択すべき必然的な治療となってくる。

　持効性神経遮断薬の注射が再発の性質を変えることを示唆する所見がある。経口神経遮断薬と持効性神経遮断薬を比較した研究（Hogartyら 1979）によると、経口服薬をしていて再発した患者は持効性神経遮断薬の注射を受けていた患者と比べて、精神分裂病に特徴的な症状——幻覚、思考障害、概念解体、猜疑心、敵意、非協調性、感情鈍麻——が有意により重症であったという。

　いっぽう、同じ神経遮断薬を長時間作用型の注射製剤で投与されていて再発した分裂病患者は、不安や抑うつなどの感情病症状が有意により重症であった。さらに、再発患者のうちで持効性注射薬を使用した患者では、再発の間隔が延長していることを示す証拠もある（Johnson 1982）。これらの所見は、薬物の2種類の投与法によって患者の反応に違いがあることを示唆するものである。

Ⅰ. 服薬遵守を最大に高めること
MAXIMIZING COMPLIANCE

　神経遮断薬療法の服薬遵守（コンプライス）とは、ひとりひとりの患者

が学ばなければならない一連の複雑な行動反応とみなすことができる。しばしば病院においては、神経遮断薬療法についての教育や説明がほとんど行われず、もっぱら症状のコントロールや患者を地域社会に戻すことばかりに焦点があてられてしまう。医療の費用、服薬の手間、副作用、服薬中止後に症状が再発するまで時間差があること、こういったすべての要因が、地域社会において服薬遵守を保つのを妨げることになる。これらの要因があっても、いくつかの簡単な方策により患者は規則正しい薬物の服用行動を身につけることができる。

1. アフター・ケアのための病院や診療所への通院を促すこと。予約日時に受診しないことが、退院後に服薬中断をきたす原因の最も多いものである。予約の日時を紙に書いておく、電話や手紙での催促、診療所のスタッフが優しいこと、食べ物があること、その他の強化因子のような単純な手法により、通院を改善できる。
2. 家族やその他の援助をする人を教育すること。服薬の意義について家族ともども積極的に考えている患者は、長期の薬物治療に従っていけるものである。患者とその支援ネットワークは、教育を受けることにより、薬物服用とその効果の積極的なモニタリングを行う賢い消費者、協力者となりうる。
3. 系統的で動機付けの高いプログラムを用いること。食べ物、賞賛、クレジット点数などの報酬により、効果的に服薬遵守を改善することができる。
4. 認知の再構成をはかること。患者も参加して薬物治療の原理を繰り返し学ぶことにより、服薬を継続することの利点について絶えず生じてくる疑念を徐々に減少させることができる。多くの精神分裂病患者は認知や記憶面の残遺欠陥を持っているので、規則的な催促、討論、繰り返しは、これらの問題点を克服するのに役立つ技術である。
5. 服薬自己管理訓練の使用。患者および援助者を上で述べた戦略にもとづいて教育するための、指示的で積極的な訓練戦略が開発されている。

西ロサンジェルス退役軍人病院医学センター、ブレントウッド分院の精神科リハビリテーション部門およびカリフォルニア大学ロサンジェルス校精神科において、これらの戦略を用いたプログラムが開発されてきた。服薬自己管理モジュールは4つの技能領域からなっている。a)抗精神病薬を服用する利点をはっきり理解すること、b)確実な自己服薬を学ぶこと、c)副作用を同定して対処すること、d)投薬を受ける医師やその他のスタッフと服薬の変更について交渉すること。

服薬管理モジュールは、神経遮断薬についての知識の獲得と確実な服用法とを教育し強化するために、学習理論と行動療法の技術を利用している。訓練方法には、目標設定、反復練習と反復学習、多様なメディアの使用、正の強化と行動形成技法、ロール・プレイ、モデリング、学習したことがどの程度身についているかについてのチェック、訓練場面で学習した技能を実生活場面でも用いることを促進するための宿題、があげられる。1982年以来、500例を越える患者が服薬自己管理訓練を受けた。技能訓練の終了は、最近5年間における精神病院への通算入院期間および訓練開始時の動機づけの程度と相関していた。通算入院期間が長い患者ほど、自分の病気についての洞察をより深め、治療スタッフに好意的で親しみを示し、それゆえ服薬自己管理訓練への参加の動機づけもより促進されるようであった。障害や症状の重症度は、プログラムの終了とは相関していなかった。

さまざまな精神保健施設における大規模な実地試験により、患者を教育して抗精神病薬についての自覚的で責任ある消費者とするためのこの新しいプログラムの評価が行われた。アメリカおよびカナダの28施設が、この訓練が実行しやすいものであることを示すとともに、この訓練方法の有効性、服薬遵守を高める上での効果を証明した。

以下にあげる原理が、服薬遵守を最大に高め、再発を予防するために役立つ。

1. 患者が最も受入れやすい薬物を使用すること。患者に対して最も忍容性があり、副作用が最も少ない薬物を選ぶこと。「現在ある全ての抗精

神病薬は、適切に処方されれば同等に有効である」ということを忘れないこと。

2. 最少の有効量を処方すること。
3. 経口服薬が確実でない患者にたいしては、2～4週に1回の投与ですむ長時間作用の持効性注射薬（フルフェナジン・デカノエイトやハロペリドール・デカノエイト）を試みること。これらの注射薬を少量用いることにより、重大な副作用を引き起こすのを避けつつ再発を予防することが可能である。1ヵ月につきフルフェナジン注射薬6.25mg（1/4ml）以下あるいはハロペリドール12.5mg以下でさえも有効でありうる。
4. 1ヵ月に1回、週末に服薬を休む休薬日を治療スケジュールに組入れること。休薬日は副作用を減らすとともに、患者の希望を高める。
5. 最初の精神分裂病エピソードのあと6ヵ月間は治療を続けるべきであることを、患者は理解しなければならない。2回以上の精神病エピソードあるいは再発を経験しているのであれば、おそらくは抗精神病薬維持療法を無期限に続ける必要がある。
6. 容易に手が届き、目にとまりやすい場所に薬瓶を置き、服薬のことを思い出しやすいようにすること。また、1日量を全て就寝前1回に服用するよう処方すること。
7. 服薬や、その効果、副作用について、患者やその家族とまめに話合うこと。薬物療法の重要性について知っていることは誰にとっても重要なことであるし、医師にとっては患者がどう反応しているのかを知ることは重要なことである。
8. 服薬自己評価用紙、副作用チェック用紙、服薬についての情報提供パンフレット、服薬自己管理の治療訓練グループなどを利用すること。患者が治療過程にのっているのであれば、積極的な興味をもつであろうし、服薬の様子についても報告するであろう。
9. 多剤併用（同時に2種類以上の抗精神病薬を使用すること）は勧めら

れない。その理由は、多剤併用は、a)患者を不必要にそれぞれの薬物の副作用の危険にさらすことになり、b)患者を望ましくない薬物相互作用の危険にさらすことになり、c)治療プログラムを複雑にして、確実な服薬を困難にし、d) 1種類の薬物の適切な量を服用する以上に有効性はないからである。

J. 環境と薬物療法の相互作用
THE INTERACTION BETWEEN THE ENVIRONMENT AND MEDICATION

　抗精神病薬が精神分裂病および躁うつ病の治療と予防に有効であることには疑問の余地はないが、この効果は治療環境の性質にかなりの程度依存している。薬物の処方・服薬は心理・社会的な真空状態の中で行われるわけではない。精神分裂病患者の症状がその環境に強く影響されることをみれば、病院や診療所と同様に家庭環境のもつ影響がわかる。ある種の環境の特徴が抗精神病薬治療の治療効果に有益な影響を与えることが明らかとなってきている。

　たとえば、精神分裂病患者にたいする周囲からの過大な要求、周囲の人々からの非難、雑音、非現実的なほどの高い要求水準がかかってくるような過度に刺激的な環境は、妄想・幻覚・興奮・思考障害の増悪を引き起こすことがありうる。いっぽう、大きな州立病院の慢性病棟における保護的な環境のように、刺激に乏しく社会的に貧困な環境においては、自閉・無口・身辺処理が満足にできないこと・無感情のような精神分裂病の陰性症状が増大する可能性がある。抗精神病薬を服用中の精神分裂病患者について行われた研究によると、抗精神病薬は過度に刺激的な環境と関連した症状にたいして最も効果があるとされている。刺激の程度が最適である治療場面やリハビリテーション場面——つまり、課題遂行にたいして構造化された明確で適度の期待があり、小さな進歩にたいしても惜しみない正のフィー

ドバックと励ましが与えられる環境——においては、薬物治療の重要性は小さくなるであろう。長年服薬を続けている老齢の非常に慢性の精神分裂病患者が、保護的で刺激の乏しい環境から積極的な治療へと移った場合、抗精神病薬による過剰鎮静や無動・無感情などの副作用のために社会的・道具的学習が妨げられることすらある (Liberman et al. 1984)。

　過度に批判的であったり感情的に巻き込まれすぎるような家族のもとへ戻って一緒に暮らす患者にとっては、抗精神病薬維持療法は再発にたいする保護を提供する。いっぽう、寛容で、受容力があり、協力的な親族のもとに病院から戻って生活する患者では、少なくとも退院後の最初の9ヵ月の間は予防的な目的で服薬する必要性がそれほど高くないかもしれない。このように、薬物の効果について計画を立て予測するにあたっては、患者と、薬物、社会的環境を総合的に考慮しなければならない。

練習問題

　最近、再発を治療した慢性の精神分裂病患者について考えてみよう。再発に結びついた可能性のある要因を列挙してみよう。再発は服薬中断 (怠薬) で起きたのか？　再発の機会を最小にするためにどんなことができただろうか？　環境要因についても忘れないこと！　患者の家族やその他の援助者にどんな指導をすれば良いのか？　家族や援助者に働きかけるための自分自身のアプローチの仕方を作り上げてみよう。あなたは、プロとしてこれから一生の間にその技法を何度も使うことになるでしょう。

　このように、患者への投薬量や投与法を決定するにあたっては、患者や

その環境についての個人ごとの違いと関連した数多くの考慮すべき要因がある。精神科以外の薬物の場合と同様に、有効性は薬物の吸収・代謝・蓄積・排泄に依存している。病気が薬物にどの程度感受性があるかが必要な投与量に影響するであろう。環境要因、家族との関係、ストレッサーへの暴露、患者が対処の方法をどの程度活用できるかもまた、薬物治療の有効性や必要量に影響をおよぼす。したがって、治療者としてのあなたの経験、柔軟性、薬物-個人-環境相互作用への注意の向け方、も患者の治療の成功にとってしばしば重要である。

抗精神病薬を処方し、調節するうえで、最優先するべき原則が2つある。第1は、個人毎に適合させた治療である。それぞれの患者にたいする投薬法・投与量を、個々の患者およびその患者の抱えている問題、ストレス、援助、環境に適合させなければならない。第2は、患者の話に耳をかたむけるということである。何が最も有効かについては患者が語ってくれる。薬物の効果や副作用が個々の患者にとってもつ意味が、治療効果に影響することがありうる。

練習問題

あなたが医師だということで、患者や治療チームのスタッフはあなたが薬物の使用法と効果についての専門家であると考えている。あなたは最適の薬物使用について患者やスタッフをどう教育すれば良いでしょうか？ 薬物療法についての教育グループやセミナーを企画できますか？ どういう内容で組立てますか？ どんな方法を使いますか？ 印刷物や配布資料を用意しますか？ 具体的に考えること。そして、同僚と集って、患者のための教育過程を立案し実施するよう試みてみよう。講義と集団での討論を通じて、精神科入院患者は向精神薬の適応や、効果、副作用について学んでいく（Redman 1978）。

西ロサンゼルス退役軍人病院医学センター・ブレントウッド分院精神科リハビリテーション部門のスタッフは、服薬自己管理モジュールと呼ばれる服薬教育プログラムを開発し、その有効性を確認し、実地試行を行ってきた。このモジュールは、訓練者のためのマニュアル、患者のワークブック、および抗精神病薬の服薬を管理するうえでの重要な場面を収めたビデオテープからなっている。精神保健やリハビリテーションにたずさわる治療スタッフは、問題解決、現場での練習、宿題などの指示的な教育手法を用いたカリキュラムにより、患者のグループを指導していく（Wallace ら 1985;Liberman & Evans 1985）。

　このモジュールの目的は以下の通りである。

1. 服薬の治療効果や予防効果についての患者の知識を増やす。
2. 患者に抗精神病薬の作用や副作用についての一般的な知識を与える。
3. 退院後も処方された薬物を服用し続けることの重要性について強調する。
4. 患者が自分で服薬するときの服薬ミスの機会を減らす。
5. 自分がなぜ服薬しているのか、薬が自分にどのように役立っているのか、これからどのくらいの期間服薬しなければならないのか、についての患者の理解を深める。
6. 軽微な副作用に対処するための手立てを示唆する。
7. 看護婦、薬剤師、医師に報告するべき症状を同定できるようにする。
8. 薬物治療についての良い協力関係を作ることを目標として、投薬してくれる治療スタッフと服薬について心配なことを有効に建設的に話合う方法を患者に教える。

　服薬自己管理モジュールは、カマリロ州立病院 UCLA 研究センター精神科リハビリテーション相談所、Box A, Camarillo, CA 93011, U.S.A.、か

ら入手できる。(訳注:「服薬自己管理モジュール」の日本語版が作製されている。「SSTニューズレター事務局」または監訳者宛てに文書で申込めば入手方法をお知らせする。)

K. まとめ　　SUMMARY

　精神科の薬物は、患者が思考・感情・対人関係・仕事や余暇・身辺処理で経験している問題や症状の改善を助ける。精神科で用いる薬には大きく6種類があり、それぞれは特異的な病気や問題に有効である。それらの薬物には、神経遮断薬(つまり抗精神病薬)、感情安定薬、抗うつ薬、マイナー・トランキライザー(抗不安薬)、鎮静催眠薬、中枢刺激薬、がふくまれる。抗精神病薬は精神分裂病の症状のいくつかの治療に有用である。抗精神病薬の種類によっては有効性や治療効果について違いはない。

　副作用は、薬物療法において服薬遵守を妨げる最も重要な原因である。神経遮断薬の最もしばしば認められる副作用は、遅発性ジスキネジア、低血圧、錐体外路症状、鎮静、内分泌作用、抗コリン症状である。教育プログラムと服薬自己管理グループは、服薬と副作用についての情報を患者に与える助けとなる。

　可能であれば、抗精神病薬による治療を開始する前に、薬物なしの状態での評価を行うべきである。抗精神病薬を開始する時には、作用や効果が出現するまでには時間がかかることを覚えておくことが重要である。薬物の吸収、輸送、排泄、体重、代謝の個人差により、投与量、効果の出現、最終的な有効性、には個人差が大きくなる。最適薬用量は、前回の投与量で改善の兆しが認められなくなったときにかぎって投与量を増加させるという方法によって決定していく。思考・感情・対人関係・仕事と余暇・身辺処理において最大の改善をもたらしうる最少の投与量を用いるべきである。

文 献

Baldessarini RJ: Clinical and epidemiological aspects of tardive dyskinesia. J Clin Psychiatry 46:8-13, 1985
Baldessarini RJ: Tardive Dyskinesia (APA Task Force Report No. 18). Washington, DC, American Psychiatric Association, 1980
Beaver F, Doran E: Patient Health Education Program. Los Angeles, CA, Brentwood Veterans Administration Medical Center, 1980
Donaldson SR, Gelenberg AJ, Baldessarini RJ, et al: The pharmacologic treatment of schizophrenia: A progress report. Schizophr Bull 9:504-527, 1983
Falloon IRH, Boyd JL, McGill CW, et al: Family management in the prevention of exacerbation of schizophrenia. N Engl J Med 306:1437-1440, 1982
Gardos G, Cole JO: Maintenance antipsychotic therapy: is the cure worse than the disease? Am J Psychiatry 133:32-36, 1976
Gardos G, Cole JO, Tarsy D: Withdrawal syndromes associated with antipsychotic drugs. Am J Psychiatry 135:1321-1324, 1978
Herz MI, Szymanski HV, Simon JC: Intermittent medication for stable schizophrenic outpatients: an alternative to maintenance medication. Am J Psychiatry 139:918-922, 1982
Jeste DV, Wyatt RJ: Understanding and Treating Tardive Dyskinesia. Washington, DC, American Psychiatric Press, 1982
Johnson DAW: Observations on the use of long-acting depot neuroleptic injections in the maintenance therapy of schizophrenia. J Clin Psychiatry 45:13-21, 1984
Kane JM: Low dose medication strategies in the maintenance treatment for schizophrenia. Schizophr Bull 9:29-33, 1983
Kane JM, Woerner M, Weinhold P, et al: A prospective study of tardive dyskinesia development. J Clin Psychopharmacol 2:345-349, 1982
Liberman RP, et al: Drug-psychosocial interactions in the treatment of schizophrenia, in The Chronically Mentally Ill: Research and Services. Edited by Mirabi M. New York, Spectrum Publications, 1984
Liberman RP, et al: Protective intervention in schizophrenia: combined neuroleptic drug therapy and medication self-management training, in Treatment Strategies in Schizophrenia. Edited by Goldstein MJ, Hand I, Hahlweg K. New York, Springer Verlag, 1986
Marder SR, Van Putten T, Mintz J, et al: Costs and benefits of two doses of fluphenazine. Arch Gen Psychiatry 41:1025-1029, 1984
Redman BK: Curriculum in patient education. Am J Nurs 78:1363-1366, 1978
Schatzberg AF, Cole JO: Manual of Clinical Psychopharmacology. Washington, DC, American Psychiatric Press, 1986
Van Putten T: Why do schizophrenic patients refuse to take their drugs? Arch Gen Psychiatry 31:67-72, 1974

第5章
生活技能訓練

SOCIAL SKILLS TRAINING

ロバート・ポール・リバーマン　　Robert Paul Liberman, M.D.

> 精神医学とは、二人以上の人間を包含し人と人との間において進行する過程を研究する学問である。精神医学の対象範囲は対人関係の世界である。……一個の人格を、その人がその中で生きそこに存在の根をもっているところの対人関係複合体から切り離すことは、絶対にできない。
>
> 　　　　　　　ハリー・スタック・サリバン　Harry Stack Sullivan
> 　　　　　　　Conceptions of Modern Psychiatry(1947年)
>
> 　　　（中井久夫、山口隆訳：現代精神医学の諸概念.
> 　　　　　　　みすず書房, 1976年, 20頁から引用)

われわれの社会には、料理や外国語などからスポーツ、ダンス、コンピュータのプログラムにいたるまで、あらゆる人間的技能を習得するためにさまざまな学校や教育のための機会がある。どうすれば大工、トラック運転手、歯科技工士などになれるかを知りたい人びとのためには、体系的な訓練と見習いの機会が用意されている。

　しかし、対人・感情的技能に欠ける人々には、その欠けている技能を学習する機会がまったく備えられていない。社会的効果のある、また情緒表現の豊かな行動のとり方を示してくれる親や兄弟、友人、その他の身近な人々に恵まれていない限り、これらの技能は決して身につかないかもしれない。生活技能が未発達のままでとどまっている患者の例として、思春期から分裂病の症状に悩まされ続けてきた人々をあげることができる。また、たとえ病気の前に何らかの生活技能を獲得できた患者の場合でも、重い抑うつ症状や精神病の症状の繰り返しによって生活技能が奪われてしまい、自分が使えるはずの技能すら使えなくなってしまう。さらに、ある人々は長期にわたる入院生活や街頭での浮浪生活によって、自分の社会生活や情緒面での技能をさびつかせてしまう。

　幸いなことに、10年以上にもわたる調査と研究開発が、社会的な障害を持つ精神科患者のために効果的な生活技能訓練の方法をもたらした。生活技能訓練は非常に広範囲の慢性および急性の精神病患者に行うことができ、また、効果がある方法である。その対象には、感情表現と生活技能を学ぶ必要があるアメリカ国内の民族的少数派の人々や、学歴のない人々、あるいは言語表現力に乏しい人びとなどが含まれる（Liberman et al. 1985）。

　病院や、診療所、相談機関などを訪れる慢性精神病、情緒障害、不安神経症に苦しむ患者は、ほとんどDSM-III（精神障害の診断と統計の手引，アメリカ精神医学会 1987）の定義の通り、生活技能を欠く人たちである。たとえば、社会関係の崩れは精神分裂病の診断の鍵となる基準であるし、他者との交流に恐れを抱き続けるのは社会恐怖症の特徴とされている。患

者はコミュニケーションや人間関係を作る能力を持たないので、自分の物理的な、また社会関係上の要求を容易に充足できない。社会のあわただしい生活のなかで、彼らはしばしば他者から利用され、被害者や除け者にされ、また無視されている。時には、自分の要求が充たされない欲求不満から、患者はにわかに攻撃的になったり、敵意を示したりする。患者の立場はおかれた環境に能動的に働きかけをするよりは、他者からの働きかけを受けていく受動的な側なのである。

A. 生活技能はコミュニケーションを通して対人的効果を生みだす
SOCIAL SKILLS PRODUCE PERSONAL EFFECTIVENESS THROUGH COMMUNICATION

　慢性の精神科患者が生活のなかで体験する問題の大部分は、自分の生活にとって大切な人々に感情を表現したり、関心や欲求を伝達することができないことから生じている。人から人へのコミュニケーションはわれわれ人間の持つ最も基本的な能力の1つである。毎日、患者は医者、看護婦、ソーシャルワーカー、肉親、入所施設の電話交換手、警察官、店員、雇用主などと効果的に交流することによって、自分たちの情緒的、社会的、生理的な欲求を充足しなければならない。社会的、コミュニケーション的能力の欠如によって欲求が充たされないとき、患者の生活の質は低下する。社会的技能を欠いている患者はそれによって、満足のいく人間関係から締め出され、窒息しそうな、孤独な、いらいらした、憂鬱な、孤立した感情を持つ。ロサンゼルスのケア付き下宿に居住している数百人の患者に関する調査によれば、普通の人を対照として比較すると、患者が生活の質に関して最も欠けていると感じているものは、友人、仕事、家族の結びつきであることが明らかにされた(Lehman 1983)。

症 例

　生活技能の向上によって、患者は自分の関心事をより効果的に追求し、機会を活かし、より報われる生活を送ることが可能になる。生活技能の訓練に紹介されてきた以下の患者の例を考察してほしい。

　　ジェリー。25歳の事務員。分裂病で2回の入院経験を持ち、友人がいない。内気で同年輩から引きこもり、ほとんど聞こえないくらいの声量で話す。

　　メアリー。ケア付き下宿を転々とする生活で、最近も立退かされたばかり。彼女は目上の人に対して反抗的で、自己主張と攻撃との区別ができない。

　　ティム。仕事がみつからず、うつうつとして気力がない。めったに笑わず、乏しい職歴について質問されると全く凍りついたようになる。

B. 生活技能を定義すれば
DEFINING SOCIAL SKILLS

　一般に生活技能の概念は対人関係行動に限定して用いられる場合が多いが、この本で取り上げる生活技能訓練はより広い領域を含んでいる。生活技能は感情的、認知的、行動的領域の機能を網羅している。技能は広範囲にわたる多様な対人関係の状況において発揮されなければならず、適切な、統一された言語的および非言語的反応の表現を必要とする。ハーセンとベラック(Hersen and Bellack 1977)が指摘しているように「生活技能を持つ人間は状況の現実に自分を合わせており、自分の努力が報われそうな時

を自覚している。重要なのは、社会的相互作用における効果的な行動という点なのである」(175頁)。

　生活技能とはそれを使うことによって社会的行動の実力(competence)が獲得されていく対処過程であるとみることもできよう。技能――つまり言語的、非言語的コミュニケーション、内心の感情、態度、対人状況の把握など――は個人の目標の達成と他者に与える好印象に反映されるような社会的相互作用の成功を媒介するのである(Liberman 1982; Wallace et al. 1980)。社会的行動の実力とは社会的結果が成功する頻度の高さおよび生活の質に対する満足と同等であるとみなすことができる。このような実力に必要とされる技能は、1)正確な社会的知覚、もしくはある対人状況に関連するいろいろな特徴を受信すること、つまり自分が話している相手の感情と目的、また状況における他者の権利と責任に気づいていること、2)認知過程、もしくは社会的知覚を選択できる諸行動におきかえ、最上の行動反応を選択すること、3)実行、もしくは決定した反応行動を適切な言語的、非言語的行動を用いつつ、他者に送信していくこと、を含んでいる。下記の事例にあげられている患者がどのように、受信技能、処理技能、送信技能を欠いているかを考察してほしい。

症 例

　「私は自分のことを、努力さえすれば効果的な行動をとれる人間だと信じています。何かに気を奪われている時などは、人の言っていることがよくわからないことがありますが、それをうまく隠していると思います。私はこれまで人一倍熱心に自分の意見を述べたり、感情を表現したりしてきましたが、いつも後で、自分の言ったことを後悔し苦しんできたんです。でも、私が言うことを人が感心してくれる時もよくありますし、話している内容だって、適切だと思っているんです。」

　「私の隠している問題が表面化するのは、大体、人が私に親しい感情を期待するときですね。感情というものは非常に複雑だと思いますが、私は

人の言っていることのウラの意味を考えたり、人のものの言い方にはとても敏感に反応する方なんです。私は普通、率直で正直な、親切な人たちが好きですし、わざとらしく飾ったり、慎重にものを言わなくてはならない社交的な場で振舞うのは苦手です。」

「親密な関係になるというのは、私にとって、とても興味のあるテーマだといえます。私には人と本当に深い精神的なつながりを持つことができる面がある一方、普通の人間関係を作るのは、人よりうまくできないんです。ほかの人が何か否定的な感情を表すと、それについていけないんです。否定的な感情に敏感すぎるんですね。」(匿名 1981年)

C. 慢性精神障害者の生活技能訓練が持つ重要な意義
IMPORTANCE OF SOCIAL SKILLS TRAINING FOR CHRONIC MENTAL PATIENTS

　慢性患者の能力を向上させる方法として生活技能訓練を推奨できる根拠としては4つの臨床的なデータがある。研究結果として明らかになったのは次の通りである。①患者の病前の社会適応の様子が精神における病気の経過と予後を予測するうえで強力なデータとなる。②精神分裂病の発病が心配される子供たちには社会的機能力の欠如がみられる。③主要な精神病の患者でいちじるしく社会的技能を欠く者には再発や再入院の危険がみられる。④家族生活のなかで生活技能訓練を行なうとストレスを伴う感情的な環境を変化させ、再発率を低下させる。

　主要な精神病の患者についてみれば、発病前の社会的能力が予後を大きく支配することはさまざまな研究によって知られている(Liberman 1982 a)。これらの著しく共通した研究結果は慢性患者の発病後の社会的機能が生活技能訓練などによって向上できれば、長期的な予後が改善されるの

ではないかということを示唆している。

　精神分裂病と診断された子ども、または分裂病の親を持ち発病の危険が高い子どもについての諸調査によれば、社会的生活に必要な技能の乏しさが病気の主な症状に先立ってみられたことを示している。分裂病の発病に先立って、子どもがみせる特徴は、つきあいにくさ、攻撃的、不安、おこりっぽさ、いらいら、などの態度である(Goldstein 1982)。このような研究結果は、生活技能の欠如が精神分裂病患者の心理的生理的素質の一部であることを暗示している。興味ある見方としては、発病の危険をもつ児童や青少年にとって、生活技能訓練はきわめて効果的な予防法かもしれないということである。

　慢性の精神分裂病患者に社会的・生活的技能が大きく欠如していることは、多くの研究論文が示している。そのような患者には、視線を合わせないこと、不適切な表情、不自然な仕草や姿勢、タイミングのはずれた、または内容のそぐわない反応、自発性のきわめて乏しい社会的相互作用などが目立っている(Liberman et al. 1974; Paul and Lentz 1977; Liberman 1982a)。精神分裂病患者は対人関係について判断をし他者の感情を把握することが一般の人々に比べて難しく、また上手にできない(Wallace et al. 1980; Liberman et al. 1980)。ある研究によれば、調査対象の50%以上の患者に社会的、対人的領域における重大な機能障害が見られた(Sylpher et al. 1978)。複数の病院を対象にした、ある調査研究によれば、比較的短期間の入院のあと、里親家庭に移った精神分裂病患者の退院1年後の再発率をみると、退院以前に社会的技能の欠如が目立っていた患者に再発の率がきわめて高いことがわかった(Linn et al. 1982)。この調査結果はある大きな精神病院における患者の退院の可能性がその患者の社会適応のレベルによって一番よく予測されたという英国の研究によってさらに発展をみた(Presly et al. 1982)。

　上記の諸研究の結果が示唆するのは、地域の中で上手に生活していくために重要であるが、患者においては欠けているいくつかの領域の機能を回

復する上で、生活技能訓練が有効かもしれないということである。さらに、家族間の緊張とストレスは精神分裂病と抑うつ症の患者の再発の予測に重要な意味を持つことがよく知られているので(Hooley 1985)、患者とその身内の人々のコミュニケーションと問題解決技能の改善を図ることは理にかなったものと思われる。実際、次の行動療法的家族指導の章に述べられているように、精神科の患者を持つ家族の生活技能の向上は病気の再発、家族の負担、社会適応の改善にきわめて有益な影響を持つのである。

したがって、結論としては生活技能訓練は心理的・生物的脆弱性をもつ個人を強くして、生活のなかでおきてくるストレスや、地域社会に適応するチャレンジを受けて立たせ、家族の葛藤や緊張をくぐりぬけていくことができるようにする、きわめて実りの多い方法と思われる。生活技能訓練は個人が社会生活のなかでとらなければならないさまざまな「道具的(instrumental)」役割行動つまり、服薬の自己管理、住いを見つけ、保持していくこと、レクレーションや余暇に必要な技能、金銭の管理と消費生活、公共施設の活用などに関する行動にむけて訓練することができる。また、同時に、人間関係をつくりだしていく技能、つまり個人が仲間や友人とかわす会話や家族関係の持ち方に援助的に介入して、改善を図っていくような訓練もできるのである。

生活技能訓練の実践で忘れてならないことは、技能の習得は訓練が広範囲にわたる総合的なリハビリテーション計画の一部として行われる時に最も効果的で、最も学習が定着するということである。慢性精神障害は単一の治療や介入の方法によって簡単に癒されるような種類の病気ではないので、生活技能訓練は適正な抗精神病薬の使用、心理・社会的支持（たとえば、自助グループ）、患者の世話にあたっている人と病院・施設・機関との間の安定した継続的な関係、ケースマネージメント、危機介入、行動療法的家族指導、住居に関するサービス、職業リハビリテーションなどの多面的処遇の一部に過ぎないのである。そのため、この本の他の章では総合的アプローチの枠組みのなかでそれぞれのサービスの守るべき領域について

述べており、とくに8章の地域における支援ではその点が取り上げられている。

以下の事例は、生活技能訓練が総合的精神リハビリテーション計画の一部として行われた時の有効性を示すものである。あなたが治療にあたっている患者のなかでこの事例の患者と似たような問題を持っている人はいないだろうか？

症 例 —— 生活技能訓練の実際

スティーブは20歳の大学生で、軍事訓練の夏期演習の折りに発病した。彼は自分の考えや行動が自分の父親に支配されていると感じており、自分をバカにする声をきいた。彼は非常に熱心な信仰をもち、自分自身に高い要求水準を課していた。薬物療法によって精神症状が落ち着いたところで、スティーブと治療者は回復促進に効果があるいくつかの生活技能の習得に取り組んだ。スティーブは職場で上司に自分の仕事を褒められるとき、彼自身はもっとよい仕事をすべきだと感じていたので何となく落ち着かない。それで、生活技能の目標の1つとして、人から褒められたときに言葉にしてそれを受け入れる練習をグループで行い、それを職場に応用することを選んだ。これと同時に、自分の上司に「このやり方がまだちょっと、よくわからないんですが。すみませんが、もう一度、説明してくれませんか」というような言い方を練習した。それによって、職場で体験しているストレスを減らすことができた。

同じようにして、スティーブは女性にデートを申し込み、それが成功したらデートで「開かれた質問」をする練習、相手の興味や共感を反映しつつ会話を継続する方法をロールプレイによって練習した。約6ヵ月の生活技能訓練と向精神薬維持療法のあと、スティーブは家から離れて、大学に通うことができた。彼は大学3年目を始めてから1ヵ月たって治療者に手紙を送り「人と会ったり、交流したりする私の能力はよいようです。たくさんの友だちができました。私のルームメイトはすごくいい人で、彼とは

とてもうまくいっています」と述べている。

　トムは4年間にわたって精神分裂病の再発を繰り返し、3度目の退院の後、父親が自分の社会保障の障害者年金を完全に管理しているので、親に縛り付けられているような不自由さを味わっていた。トムは金銭を自分で管理し、車を買うのに使いたいし、アパートの家賃も払いたいと思っている。しかし、トムの父親は、トムはまだ、そのような責任を伴う交渉はできないと思い、お金をトムにわたすなどとはとんでもないことだ、と主張している。2人はこの問題について何度も言い争いを繰り返していたが、進歩は見られず、家の中の緊張は高まるばかりだった。遂にトムのケース管理にあたっているワーカーがトムにどうすれば問題解決をはかり、父親と交渉できるかの方法を教えることにした。5回の会合にわたって、トムはまず父親の意見を繰り返し口にしてみることで、父親の考えに共感できるようにすることを学び、それから、父親にむかって自分の要求によく耳を傾けてほしいと頼む練習をした。それからトムは金銭の管理について、父親と話し合う時、トムか父親のどちらかが単独に責任を持つ方法以外の方法を考えだすブレインストーミング法を親に提案してみるように教えられた。実際にトムが次の機会にこれらの問題解決法を使ってみたところ、自分でも驚いたのはその後の話し合いで父親の態度が前より柔軟になり、多くの反応が得られたことであった。

　しばらく話し合った後、2人は1つの妥協点を見つけることができた。それは、これから2ヵ月の間、トムの毎月の予算の半分をトム自身が試験的に管理してみる、そして、もしその間トムが問題なくお金を管理できたら、次には全額を自分で管理するということに、2人の合意ができたのであった。そして、トムと父親の間に建設的なコミュニケーションが持てるように継続的に指導してくれるケース管理者の援助のもとに、この計画は成功したのであった。6ヵ月の間にトムは仕事を見つけ、車とアパートにお金を払うことができた。

マージョリーは、あまりにもたびたび抑うつ状態になるので、ほとんど病状は継続しているといってよい位だった。病気のため、4人の子供を育てあげてから大学に戻って会計士の職業につくため勉強をするという長い間の望みをかなえることができないでいた。抗うつ剤によって症状の好転をみたが、大学に応募する手続きをし、入学試験や面接にのぞむという行動はとれず、料理、買物、その他の家事をどうするかという相談を夫や子供とすることができなかった。マージョリーは自分の治療者と大学の入試の面接をロールプレイしたが、その練習のなかにはマージョリーにプレッシャーをかけ、気まずい思いをさせる模擬面接も含まれていた（たとえば、「どうして4人の子持ちのお母さんが会計士になりたいと思うのですか？」など）。マージョリーは自分の希望と目標を主張する練習をし、母親として、妻として、また個人としての権利と責任を検討した。さらに、自分が専業主婦でなくなったときの家事のやりくりをどうするかという問題解決の過程に家族に参加してもらうためにはどうすればよいかを学んだ。5年後に、マージョリーは大学を終了し、会計事務所の所長補佐となった。

練習問題

　あなたが過去に受けもった患者または現在受けもっている患者の中に、慢性精神障害に苦しみ、生活技能訓練が役に立つかもしれない人がいないかどうか、しばらく考えてみてください。その患者さんのために生活技能訓練の計画を立ててみて次の質問に答えてください。紙に答えを書いてもいいし、同僚と話合って答えをだしてみてもよいでしょう。

1．できるだけ具体的に考えてみて、生活の道具的、人間関係的領域

のなかで、患者の現在持っている能力はどの程度だろうか。たとえば、患者は知らない人と会話を始めることができるだろうか？病院や施設の職員に積極的な要求を表現することができるだろうか？ 適切なレベルの自己開示ができるだろうか？
2．この患者の生活技能訓練の準備をするにあたって、どんな行動目標、または訓練の焦点がたてられるだろうか？ もう一度、患者が誰と、どこで、何時、何ができるかを考え、できるだけ、具体的に、また現実に即した可能な行動を考えてください。
3．この患者さんを生活技能訓練に参加させたいですか？

D．生活技能訓練はストレスと脆弱性に対抗し、能力をつける
SKILLS TRAINING BUTTRESSES COPING AND COMPETENCE AGAINST THE ONSAUGHT OF STRESS AND VULNERABILITY

　生物行動学的な脆弱性を持続的に持っている個人にストレスがかかると、精神病的症状とそれに伴う行動的障害が表面化したり、悪化したりする。精神分裂病の生物学的脆弱性を持つ人びとの症状と社会的な地位は、つねに本人とその社会的支援ネットワークが対人的、経済的、生理的ストレスをどのように調整し変えていけるかによって決まっていく。あまりにも大きい環境の変化とストレッサー、多くの緊張および技能と支援の欠如はいずれも発病や病状の悪化へと導く。
　幻聴や幻覚などの精神病症状の再発や悪化に加えて、精神分裂病とその他の主要な慢性精神病の陰性症状や欠陥症状は臨床医に大きな問題を提起している。社会的引きこもり、無感情、無気力、身なりのだらしなさ、失快楽などの症状は神経遮断薬(neuroleptics)によい反応を示さない。患者

の学習に対して、薬物は幻覚や思考障害、幻聴などの陽性症状をとり除いたり軽くしたりすることによって間接的に関与するが、しかし、薬物には患者に生活の仕方や問題対処の技能を直接教える作用のないことは当然である。大部分の分裂病患者は地域社会のなかで生存していくための社会的・個人的技能を学習または再学習する必要がある。

　生活のための技能学習は、通常、向精神薬と社会心理療法との同時平行的な治療の実施によって効果が高められる。第4章の実用的精神薬理学に述べられているように、最近の研究によれば、従来用いられていた量よりもかなり少ない量の神経遮断薬の投与でも、再発を防ぎ、地域での生活を維持させることができ、しかも副作用が少なくてすむ可能性が示唆されている。薬物と心理社会療法による介入は、それぞれ、薬は症状を緩和、また予防し、心理社会治療は技能や対処の能力を築きあげるという点で相互補完的な治療的働きをするとみなされる。この両者の関係をさらに別の見方からすると、薬物の効果は中枢神経に働きかけ、患者が環境からの情報に焦点をあわせ、それを処理していく能力を促進し、それによって患者が訓練を受けている技能の習得と般化(generalization)を容易にすると考えられる。慢性の精神障害者に効果があると認められた心理社会療法の1つが生活技能訓練である。

　たとえば、社会的技能や自己主張技能をうまく学習できる人は身内や友人の援助や支持を取りつけることができ、そのことが患者の対処能力、地域での生存、および道具的な問題解決を容易にする。何ヵ月も何年も繰り返し練習するうちに、成功経験をかさねることができ、それらが神経伝達やその他の中枢神経の機能に好結果をもたらすかもしれない。たしかに環境の改善や、学習経験、条件づけ、行動訓練などが中枢神経の機能と構造の両方に対して影響を及ぼすことができるという実験結果がいくつも報告されている（Kandel　1983; Rosenzweig et al. 1968; Lesse 1959）。

E. 対処技能と力量が精神症状を駆逐する
COPING AND COMPETENCE CAN DISPLACE PSYCHOTIC SYMPTOMS

　基本的な生活技能の獲得によって、精神症状や偏った行動が駆逐されたり普通の行動に置き換えられるということは、人間行動の科学ではかねてから指摘されているところである。これは、教室で先生が妨害的で多動な子供たちに、より適切な学習行動や注意の集中をうながす行動を教えたり、強化したりすることによって、それらの行動を大幅に減少させている様子に明白である。同様なことが、慢性精神病患者に関する多くの研究で明らかになっている。イリノイ州の州立病院でゴードン・ポール(Gordon Paul)と同僚たちによって行われた画期的な研究によれば、病棟の日常活動を社会的学習活動(social learning program)を中心に構造化し、代用貨幣(トークン・エコノミー)方式を採用して患者の行動改善に即時の強化を継続的に実施していくことによって、重い妨害的な狂気の行動が適切な社会的、自己ケア的技能にもとづいた行動におきかえられた（Paul and Lentz 1977）。以下の事例は看護スタッフが学習の2つの原則、促し行動（プロンプティング）と強化を用いて、若い慢性患者の会話技能の改善を積極的に試み、それによって、社会的孤立と破壊的行動と癇癪をなくそうとしたものである。

症 例

　ジャックは現在20歳。15歳から分裂病の症状がはじまった。肉親や専門家がジャックをなんらかの活動にさそおうと、どんなに試みても、彼はいつも強い否定と癇癪の行動を示し、まったく孤立した状態に自分を閉じこめてきた。いくつかの地域精神保健センターからも見離された状態になっていた。というのも、彼を活動に誘おうとするとセンターの器物を破損する行動にでるからである。彼が好んで破壊したのはセンターのテレビで、

それによって、センターの職員や利用者の敵意を招いてしまったのである。最後の手段として、ジャックはカリフォルニアのカマリロ州立病院内の臨床研究部門（カマリロ病院およびUCLA大学付属研究機関）に入院した。

　ジャックが社会的接触を非常に嫌ったので、彼が基礎的な会話を学習する動機づけの負の強化子としてこの社会的接触を活用することにした。というのは、つまり行動療法プログラムはジャックが看護者にむかって簡単な発言をすることによってそれ以上の社会的な接触をさけることに成功するという点を中心に計画された。彼はまったく無言で、しかも支離滅裂の状態であったので、これは彼のための基礎的な訓練の適切な出発点と考えられ、やがてはジャックが社会的接触を受け入れ、次第にそれを正の強化子とするようになるだろうと予測されていた。このプログラムの目標は、ジャックが視線を合わすようになること、3メートル離れたところにいても聞こえるように話すこと、まっすぐに座り、手を自分の脇につけておく（この目標はジャックが椅子の肘掛をつかみ、それを自己儀式的に前後にゆらすのを防ぐためにたてられた）、さらに選ばれた質問に対して少なくとも15秒続く返答をする、というものであった。質問は「ジャック、朝食には何を食べましたか」とか「ジャック、今日は何をする予定ですか」などというものであった。

　看護スタッフは当番をきめ、1日3回ジャックに近づき、上のような簡単な会話に彼を引き込んだ。もしもジャックが適切な言語的、非言語的行動で返事ができたならば、看護者はただちにジャックを離れ、彼が1人でいられるようにした。このプログラムはジャックが地域社会に再びもどり、デイホスピタルに通えるようになるまでの6ヵ月の間継続し、1800回以上、学習のための働きかけが行われた。ジャックの孤立はしだいに減り、癇癪や破壊行為は入院の最後の3ヵ月間にはまったく見られなくなった。臨床研究部門を去る日、ジャックは自分で看護者の詰め所に姿を見せ、スタッフをまっすぐに見て、しっかりとした口調で、「ここを出られるなんて、全くうれしいよ。絶対ここには、帰ってこないから！」といった。スタッフ

は思わず、全員そろって大きな拍手を送ったのだった。

ジャックは地域の精神保健センターの生活技能訓練でさらに進歩を示し、ケア付きの下宿で半ば自立した生活を送れるようにまでなった。彼は毎週センターから、他の利用者や職員と一緒にボーリングにいくようになり、また週に2回、センターでのソーシャルクラブに出席するようになった。それから、彼が何ヵ月か前に破壊してしまった眼鏡をつくりなおすために、自分で眼科医に予約をとることができた。家族とは1年あまりも交流をさけていたが、やがて家族の人たちと会うために家を訪ねるようにもなった。家族は、ジャックが新たに人と交わり、親しくなろうと関心を示したことをとても喜んだ。ジャックについての処遇と結果についての完全な調査報告書が出版されている（Fichter et al. 1976）。

次の事例は上と同じく、適正な社会的行動が精神病の奇妙な症状をおきかえることができることを示すものである。この場合は、偏りを減らすためにレクリエーション技能が教えられた。ここで、レクリエーション活動による適切な余暇の活用は、慢性精神病患者にとって非常に重要であることを特に指摘しておきたい。彼らのうち多くの者は、働くことができず、たくさんの自由時間を手の内にもっているからである。「怠けている手は悪魔の仕事場」というのは昔のことわざだが、このことわざは自分たちの注意を引きつける社会的、レクリエーション的活動を持たなければ幻覚や幻聴にひきずりこまれてしまう人々にとって深い意味を持っている。

症 例

ジェリーは難治性の分裂病と診断された37歳の男性で、口のなかでブツブツ呟いたり1人笑いをしたりしていて、それはほとんどききとれない静かな声から、非常に妨げになるようなやかましい声まで、さまざまであった。なぜ独り言をいっているのかを質問されると、ジェリーは「その声は

自分の外でおきているので自分の声ではない」とか、「そんな行動はとっていない」とか言うのだった。ジェリーはこの12年の間に4回の入院を体験していた。入院中は彼の精神科治療の一部として、チオチキセン（ナーベン）を毎日30ミリグラム投与されていた。

ジェリーをレクリエーション的な活動にひき入れることによって、つぶやきや独り言のようなおかしな行動をなくすことができるかどうか、研究がはじめられた。彼は、ワイヤレスのFMのマイクをシャツにつけ、職員はポータブルのFMのレシバーを通して、彼の独り言を聞けるようにした。時間抽出行動チェックリストの方法によって、1時間の間、15秒毎にジェリーの声に注意をはらい、パターン化された独り言の発生または非発生の記録をとっていった。患者はその手続きの説明をうけ、その実行には完全に同意していた。

自由時間にはジェリーは病棟のなかを好きなように歩き回り、レクリエーションのための道具を自由に使うことができた。しかし、その道具を使うための指示や使用にあたっての強化は全然なされなかった。同じように1時間にわたる「レクリエーションの時間」には、ジェリーは自分の選んだレクリエーション活動をするように指導され、参加した場合には強化（クッキー、ジュース、煙草、キャンディーなどと交換できるクーポン）を与えられた。いろいろ選択できるレクリエーション活動があり、美術工作活動、モデル造り、トランプ遊びなどが含まれていた。活動は看護職員によって指導され、レクリエーション・セラピストは活動を説明し、激励し、人の前でほめるなどの社会的方法またはクーポンの方法による強化を行った。

結果は驚くべきものだった。自由時間のときよりも構造化されたレクリエーションの時間帯におけるつぶやきや独り言はずっと少なく、自由時間内の独り言の発生時間帯は平均71.65％であったのにくらべて、レクリエーションの時間には28％に過ぎなかった。レクリエーションの時間にひきつづいてすぐ行われた観察によると、不適切な独り言はほとんど2倍の発

生を示していた。この結果によって、レクリエーション活動は精神科患者の症状行動を積極的におきかえるものであるということができ、精神科の施設は、患者が目覚めている時間帯の大部分をこのような諸活動でうめるべきであるという主張の理論的根拠が与えられたといえる。

F．顕在的生活技能訓練と潜在的生活技能訓練
EXPLICIT VERSUS IMPLICIT SOCIAL SKILLS TRAINING

　多くの心理社会的治療プログラムがその一部に生活技能訓練をとりいれていると主張している。しかし、一般の構造化されていない諸グループ活動を通して患者に「社会経験」をあたえる方法と、行動学習理論による技法を用いて体系的、意図的に患者の技能形成をはかる構造化された方法とは明白に区別されることが重要である。もちろん、対人的交流をうながす諸活動は、その活動自体のためと、そのなかで人々が自発的に交流し偶発的におきてくる学習のために貴重なものといえる。しかし、精神生物学的脆弱性によって認知面でも動機の面でも欠陥をもつ慢性精神病患者の場合には、生活技能を学習するために特別の学習環境を設計する必要性が大きい。この章では生活技能訓練という言葉を人間の学習原理に基づき、対人的状況のなかで必要とされる技能の獲得、般化、保持を促進していく方法に限定して用いることにする。

G. 学習原理とは何か
WHAT ARE PRINCIPLES OF LEARNING?

　認知的な障害をもつ広範囲の慢性精神障害者にとって真に効果的であるために、生活技能訓練は以下のような人間の学習原理を含む枠組みにそって設計されている。

問題を定義する　Problem Definition
　治療者または訓練者には、患者が表している現在の症状や問題を社会的に適切な行動の欠陥として翻訳する、いわばおきかえの作業が必要である。

練習問題

　あなた自身を、患者さんの立場、つまり、時間をもてあまし自分だけに没頭するようになっている慢性精神病患者の立場においてみて下さい。似たような状況としては何か活動やサービスに対して、待たされるとは思わなかったのに、待つことを強いられている状態をあげることができます。たとえば、すでに約束の時間に遅れているのに、予期しない交通渋滞にひっかかった時です。また、公共機関に申込みをするため、長い列のなかで待たなければならない時です。時間がかかる、いらいらする出来事のなかで、あなたが体験した感情を思いだせますか？　あなたは怒ったでしょうか？　不安だったでしようか？　独り言を言い始めましたか？　似たようなほかの状況は、重い病気になり、体の故障で、いつもしていた活動を長い間することができない時です。このまえ、流行性感冒にかかった時、または、外科手術のあとで何もできないで過ごした時のことを思い出して下さい。どんな種類の不愉快な症状を経験したでしょうか？　この練習問題を、回想とい

う形で実行してもよいですし、同僚や身内の人、または友人と一緒に共通する体験について話し合う形で実行してもよいでしょう。

例:ジェニーはたびたび、男性との間で、自己破壊的なまた屈辱的な性関係に巻き込まれていた。それというのも、彼女には仲間づきあいを楽しむ能力が欠けており、性行動に誘い込まれることをはっきり断ることができなかったからである。

長所を調べる　Inventory of Assets

患者を生活技能訓練にそなえて評価する時、対人関係における本人の長所や能力に注意を払うことが重要である。人と出会うときの、適切な行動の仕方を知っているだろうか。何ヵ月、または何年にもわたって、友情を維持できたろうか。適度の自己開示を行ったり、自由に回答できる質問をしたりして、会話を維持できるだろうか。

例:デスモンドはたびたび苦しい幻想におそわれてはいたが、15～20分くらいの間は人と合理的で首尾一貫した会話をすることができた。会話の間、彼は積極的に聞く能力を示し、自分が受けとっている情報を吸収しているようであった。

補強的な治療同盟を作る　Establish a Reinforcing Therapeutic Alliance

治療者または治療チームの最初の課題は、患者と患者の家族または大事な関係者との間に、暖かく、受容的で相互に尊敬しあう治療関係をつくることである。このためには、ラポールを樹立し、関心を示し、共感を表現し、能力を具体的に示していくことが要求される。協力的で補強的な治療同盟は努力によって獲得されるものであり、決して自動的につくられるも

のではない。

例：患者との最初の面接に先立って、治療者は病院への道順がはっきり伝わっているか、どうかをたしかめ、必要ならば地図を送り、公共の交通機関や駐車場について知らせておく。最初の面接で、治療者は患者がどのように呼ばれたいのか、名前でか、または名字でか、などをたしかめ、治療の契約や計画などについて詳しい説明をするよう配慮しなければならない。治療者はこの治療や訓練がどんな特色をもつかを説明し、その価値と有効性についての根拠をあげなくてはならない。患者が面接を終えて帰るとき、治療者はいつも「さようなら。…よい1週間を過ごして下さい。…また来週お会いしましょう」という。

目標を設定する　Goal Setting

　患者の問題から生活技能訓練での積極的目標を設定する方向へ迅速に進めることが重要である。必要以上に問題に焦点をあて続け、それについて話をしていると、かえって問題を強化するという思わぬ結果を招きかねない。対人関係での具体的で現実的な目標を作ることは、生活技能訓練の行動的な手続きのなかで一番むずかしい段階であろう。治療者は患者の積極的な参加を得つつ「まだ表現されていない、あるいは獲得されていない感情や対人的要求は何か？」、「誰との関係を改善しなければならないか？」、「その関係のなかでの長期的目標、または短期的目標は何か？」、「その対人接触はどこで、いつおきるのか？」などの答えを明らかにしなければならない。

例：リリーは娘に対して、「困っていることはわかるが、自分自身でもお金が必要なので、娘にはお金を貸せないし、あげることもできない」と、はっきり告げることを決心した。ジェフは自分が管理している

マンションで、訪問客は居住者用の駐車場には駐車できないことを告げるようになりたいといった。シンディは自分のボーイフレンドに彼が自分の情緒的問題に関心をもってくれるのは、ありがたいけれど、それは自分が精神科医に相談して解決したいこと、彼の助言がかえって自分にはプレッシャーになっていると話せるよう、練習することにした。ジョーは「自立生活技能プログラム」に申込めるようになりたいので、そのサービスを受けつけるワーカーに自分を紹介し、自分がそのプログラムを必要とした理由を説明する練習をすることにした。

行動リハーサル　Behavioral Rehearsal

　生活技能訓練の大部分は、患者の実際の生活に似通った状況を設定して、ロールプレイをする体験からなっている。グループのメンバーや治療者が患者のふだんの生活に登場する人物を演じ、目標に関係した場面が練習されたり、リハーサルされたりする。

　　例：ジーンが、日頃口をきいてみたいと思っているある店の主人に、グループの仲間のサムがちょっと似ているといったので、サムはその役を演じることに同意した。ジーンにとっての短期目標はお店の人と、短い、気軽な世間話をすることであり、長期目標は彼女の淋しい孤立した気持ちを軽くすることにあった。

正の強化　Positive Reinforcement

　生活技能訓練に参加したいという関心を見せたときから、宿題を完成させるまでのすべての過程で、治療者とメンバーからの正のフィードバックまたは積極的強化が与えられる。グループのなかで生活技能訓練を行う利点は、強化または称賛が何倍にもなり、それらが、治療者からばかりでなく、信頼できる仲間からも与えられるところにある。積極的強化は、行動

の構成要素、つまり、視線をあわせる、近くによる、明るい表情をする、暖かい声の調子、などに焦点をあてるのであり、その人をほめるのではなく、その人の行動をほめるのである。

> 例：ジーンがサムと練習を終えたとき、治療者は彼女の努力を強化するためにメンバーからの積極的な意見を求め「ジーンが、あの会話をはじめたところで、どこがいい点だと思いましたか」と聞いた。サムは、「ジーンが話しはじめた時、ああ私に関心があるなって、すぐわかりましたよ。目をまっすぐみて、ほほえんでいましたからね。あれは、よくできたよ。ジーン」と答えた。

行動形成（シェイピング）　Shaping
行動形成またはシェイピングとは、小さい単位の行動を順を追って積み重ねていくことによって、複雑な一連の社会的行動を形成していくことである。このためには治療者が長期目標を小さな目標に細分化し、患者がこの下位目標に到達するごとに、その行動を強化していかねばならない。

> 例：女の子をデートに誘うという希望を実現するまえに、ポールは「店や図書館に行って、そこに働いている若い女の人となにか話をしてみる」という練習をした。ポールは「ここで働いているのはどう？　気に入ってる？」「君のやっているような仕事ってどんなだろう、と考えることがあるんだけど、君にとってはこの仕事、どうですか？」などという「開かれた質問（open-ended question）」の練習をした。生活技能訓練の時間に、このような出会いをリハーサルしておいて、それから、宿題を遂行できた時、ポールはグループのリーダーとメンバーからたくさんの称賛を与えられたのである。

促し行動（プロンプティング）　Prompting

しばしば、望ましい行動がとられることや、それを強化できるということが患者に期待できない場合がある。プロンプティングまたはキューイング（合図をあたえる）は患者に短い言葉や言いまわしを指示し、また効果的な非言語的な行動を教えて、患者の行動を促すものであるが、これは生活技能を教える近道となりうる。このために、治療者は非指示的な専門家とはほど遠く、スポーツのコーチのように活動的になることが要求される。

例：グループ・リーダーのゲイラは、自分の席を立って、デートの申し込みをするために電話をかける練習をしているポールの隣に座った。ポールの言葉が途切れたとき、ゲイラは、「もう少し、はっきりした声で話して。あなたと一緒に過せたらすごく楽しいということを伝えたらどう？」と言った。すると、即座にポールは大きな声で、ゲイラの促し行動にあったような積極的な内容の言葉を伝えることができた。

練習問題

あなたの患者のうち、1人の治療に学習原理を活用する計画をつくってみることができますか？　特になんらかの問題群または症状群を持つ人を選んでください。以下のような質問を自分自身にしてみてください。「この患者にはどのような適応行動が欠けているのか、その行動が教えられ、強化されたら、この患者の社会的行動の偏りや行動の欠陥が補われるような種類の行動は何だろうか？」。もし、患者の現在の能力からあまり、かけ離れていない具体的な適応行動の1つか、2つを目標として選ぶことができたなら、次に、それらの行動を強化するために、あなたが使えそうな強化子を考えてみましょう。強化子に

は目に見えるもの（食物、飲み物、煙草、金銭）のほかに、誉め言葉や背中を軽くたたくなどの社会的褒賞があります。患者によっては、前述のジャックの例のように、1人でいるということが強化子になりうる場合があります。

患者のために適切な強化子を選択していくルールとしては、「高頻度」のきまりが役に立ちます。高頻度でおきる行動は（したがってその個人に好まれている可能性が高いので）あまり高い頻度で起きない適応行動の強化子として使うことができます。たとえば、自分の妄想についてよく話をする患者には首尾一貫した、合理的な会話をする量を高めていくプログラムとして、それに続いて「おかしい話」ができる機会を設けておく設計にします。この方法は抗精神病薬に抵抗する幻覚をもつ患者にきわめて効果的に使われました（Liberman et al. 1973）。このような学習理論を用い、あなたの患者の1人に簡単な強化プログラムを設計してみて下さい。

モデリング　Modeling

具体的な技能または技能の一要素を実際に行動で示してみることによって、治療者（あるいはやってみせる能力をもつグループメンバー）は患者に行動改善の方法を教えることができる。実際に示されている行動のどの要素が大事なのかを、はっきりと伝えることが非常に大切で、かならず、学習のポイントがはっきり患者に理解されているかどうかを確かめねばならない。モデリングは特に認知障害を持つ慢性患者にとって有用である。そのような患者にとっては、説明、促し行動、強化だけで生活技能を習得するのは非常に困難である。

　例：ゲイラは、ジョーにむかって、デスモンドに、視線をあわせることを実際にやってみせてほしい、また、自分の年金の支払いが認めら

れないことをソーシャルワーカーに身振りをつけて一生懸命に訴えるやり方をみせてあげるようにと頼んだ。ジョーがこの行動をモデリングしている時、ゲイラはデスモンドのそば近くに立って、「ジョーが真っすぐに目をみているところ、手を使って自分のいいたいことをはっきり伝えようとしているところに気をつけて！」と言った。

宿題と実際の場での練習　Homework and In Vivo Practice

　一番肝心な点は患者が訓練の場で練習した技能を自分の実生活のなかで、実際に使うか、どうかというところにある。この理由から、通常1人ひとりが、グループのなかでリハーサルを終えた時に宿題をもらう。その宿題は治療者によって継続してフォローされる。具体的には、治療者はいつもセッションの初めに宿題をやったかどうかを全員に確かめる。時には、練習の場と実際の社会とのギャップを埋めるために、治療者や訓練者が宿題の達成のために途中までつきそうこともある。

　　例：行動練習がうまくできた後、デスモンドはゲイラから宿題カードをもらった。それは、地域の社会保障事務所を訪れ、ソーシャルワーカーとの面接の約束をとりつけるというものであった。彼にとって、自分の年金の支払いが認められないのは不当であるという訴えをおこす第一歩であった。

H．生活技能訓練技法のいろいろ
VARIATIONS IN SOCIAL SKILLS TRAINING TECHNIQUES

　生活技能訓練のやり方を個々の患者のニーズに合わせて進めていくことが大切である。すべての患者はみなそれぞれに固有の社会的能力、欠陥、

学習度の集合体をもっているからである。臨床家が使えるいくつかの訓練のモデルとそれぞれのモデルの応用編がある。一番ひろく知られ、また用いられているのは、「基本訓練(Basic Training)」法である。これには患者への説明、適切な技能のモデリング、行動リハーサル、促し行動、および積極的強化と宿題が含まれている。次第に基本訓練に取り入れられるようになってきたのは、患者の社会的状況に対する認知、その状況のなかでの自分自身と他者のニーズ、欲求、権利、責任についての理解、および、それらの認知をその状況のなかでとるべき行動の選択に役立たせていく処理過程、そして、その選択した反応を他者に送信していく行動などを改善させるための諸方法である。

　より最近の生活技能訓練における革新的な方法はきわめて高度に構造化された関係技能と自立生活技能の習得のための「モジュール」の設計である(Goldstein et al. 1976；Wallace et al. 1985)。モジュールのもつ利点は、他の実践家に「輸出」できることである。モジュールには訓練者の手引き、患者のハンドブック、適切な技能を示したり、モデリングをしたりするビデオカセットまたは音声テープのすべてが一つのセットとして揃えてある。西ロサンゼルス退役軍人医療センターのブレントウッド分院（精神科）で行なわれている自立生活技能訓練プログラムの諸モジュールによる訓練では、4人から12人の患者が1人か2人の訓練者によって指導されている。訓練者は作業療法士、精神衛生準職員、ソーシャルワーカー、看護婦、精神科医、心理専門家などである。これまでにできあがっているモジュールは服薬自己管理、余暇とレクリエーション技能、会話技能、問題解決技能、金銭管理、住宅維持、身だしなみ、などを教えるものである。

　慢性の患者、とくに思考障害と集中困難をもつ人は、上にあげられたさまざまな技能の訓練に注意を集中できない場合がある。そのような患者にとって、訓練が行われる45分から90分のあいだ、静かにすわっていること自体、非常に困難なのである。もっと退行した、支離滅裂な、落ち着かない患者に対しては、基本会話訓練における「注意－焦点化方法(attention-focusing procedure)」が開発されている(Liberman et al. 1985)。

I. 基本訓練モデル
THE BASIC TRAINING MODEL

　生活技能訓練は通常グループの集会室で行われるが、病院や地域の精神保健センターのデイルームまたはレクリエーション室が生活技能訓練の部屋を兼ねてもよい。訓練はまた、普通の生活の場、たとえば患者の家、仕事場、地域社会施設で行われてもよい。治療的な過程は適切な行動に近い行動、もしくは、最終的に目標としている行動を部分的に代表するような行動を強化することによって、患者の行動を段階的に形成していくように考案されている。たとえば、以下は、3つの一般的な生活技能を構成している具体的な行動要素であり、順を追って訓練していけるものである(Goldstein et al. 1976)。

会話を始める
1．適切な時と場所を選ぶ。
2．相手にあいさつをする。
3．いまの状況について、あるいは共通の興味について軽い世間話をする。
4．相手が聞いているか、どうか、話を続けたいかどうかを確かめる。
5．自分が話をしたい本題に入る。

苦情に応える
1．心をひらいて苦情や愚痴に耳を傾ける。
2．自分がわからないことは、なんでも遠慮なく質問する。
3．相手の考えや気持ちがわかったことを伝える。
4．あなた自身の考えや気持ちを伝え、必要があれば、責任をひきうける。

5．苦情を解決するために、それぞれがとるべき手続きを要約する。

援助を依頼する
1．自分が困っている問題を定義する。
2．問題の解決に援助をしてほしいかどうかを決める。
3．助けてくれそうな人びとをあげてみる。
4．実際にたのめる人を選ぶ。
5．援助してくれる人に自分の問題を話す。
6．どんなに援助がありがたいかを伝え、積極的に援助を要求する。

J．生活技能訓練の目標の設定
SETTING GOALS FOR SOCIAL SKILLS TRAINING

　訓練セッションのはじめに、治療者や訓練者の助けをかりて患者は訓練過程での目標を設定して練習場面を構成する。患者、家族・親類や、ケア提供者はセッションでの行動上の目標を決める時に、積極的に参加するように励まされる。しかし、患者の中には、適切な目標を決めるために沢山の指導と指示を必要とする者がおり、特に訓練の初期段階にはそうである。カウンセラー、治療者、訓練者たちは、目標の設定や練習場面を選ぶ際に自分が責任を負うことにしりごみすべきでない。道徳的感覚や、生活史で節目になる出来事の認識や、年齢や文化に適した目標と価値について知っていれば、治療者は責任をもって患者を指導できる。
　訓練目標を患者が決めていくのを援助する際に、治療者は患者自身の精神状態、病歴、生育史、行動評価、家族の報告、現在の本人の長所と欠点の評価を含めたその患者に関する全ての情報を利用すべきである。場面の練習内容は患者に引き続いて出される実際生活での宿題とたいていは重なる。場面や目標のたて方にも良し悪しがある。訓練者が目標と場面を決定

していく際には、以下の基準が役立つであろう。

1. 望ましくない行動や相互作用の頻度を減らす方針よりも、肯定的・建設的な行動を選ぶべきである。たとえば過去の欲求不満について訴えるよりも家族などの望ましい行動変化を要求する方がよい。
2. 可能な限り"都合のいい"行動よりも機能的な行動を選ぶべきである。機能的な行動とは、それが身についたならば患者に現実の生活状況に最大の効果があるような種類の行動のことである。たとえば患者が退院後、関わっていかなくてはならない地域の福祉施設においてソーシャルワーカーと相談して交渉する仕方を練習する方が、それまで葛藤を抱いてきた看護スタッフと交渉する技能の練習より好ましい。
3. まれにしか生じない対人交渉よりも頻回に生じる対人関係の交渉の方を選ぶべきである。そうすることで技能を自分のレパートリーに取込んでいく練習の機会が増えるからである。たとえば社会的に引きこもっている人にとっては、欠陥商品を返品する方法を学習するより、会話を始める学習の方が好ましい。同様に、上司にもう一度仕事について教えてくれるように頼むことの方が、上司に昇給を要求することより適切であろう。誕生日のあいさつの場面より、夕方仕事から帰った時の家族に対するあいさつの場面の方が練習にふさわしい。

練習問題

あなたが治療にあたった患者のことを考えて下さい。その患者があなたの所へ生活技能訓練を受けにきたと仮定します。どういった目標や場面が、患者にとって生活技能訓練を行うのに有益であると思いますか？ 多くの可能な目標や対人関係場面から、肯定的、機能的、そして頻回に生じるものを1つ選びなさい。

K. 基本訓練の進め方
THE BASIC TRAINING PROCESS

　典型的なセッションの中では、患者は問題となっている対人状況を他の患者や訓練者を相手にロールプレイで再現するように依頼される。問題場面を現実と同じように構成していくには、a) 対人行動の目標、b) 目標を達成するための最も効率のよい方法、c) その問題は誰との間で、あるいは、どういった状況で生じたかを明らかにすることが助けとなる。基本的なロールプレイの場面は多くのプログラムで用いられるが、理想的には場面はできるだけ実際に起きた、重要な生活上の出来事を反映して構成するべきである。生活技能訓練の基本訓練を行うための段階的な手順を図11のフローチャートに示した。

　以下に示すのは生活技能訓練の基本訓練モデルを用いた訓練の1例である。ボブは32歳の慢性分裂病患者で、過去10年間にわたって精神病院へしばしば入院しており、他人と会話するのが苦手である。訓練は会話に焦点を当てて実施された。ここに紹介するのは訓練の初期の段階であるが、ボブが交友関係を持てるように、他の人に質問をしたり、適切な自己開示ができるよう治療者が援助しているところである。この練習の後で、視線を合わせたり適切な感情表現をするなどの非言語的行動に焦点をあてた訓練が行われる。

治療者：ではボブさん。君にジムさん（グループでの他の患者）と会話をする練習をしてもらいましょう。君の好きなことを、何でもいいから数分間ジムに話しかけてみて下さい。彼に質問をすること、自分のことを話すことを忘れないようにしてくださいね。ボブさん、分かりましたか？
ボ　ブ：ええ、分かりました。でもできないと思います。
治療者：ためしにやってみたらどうでしょう。できるだけやってみたら？

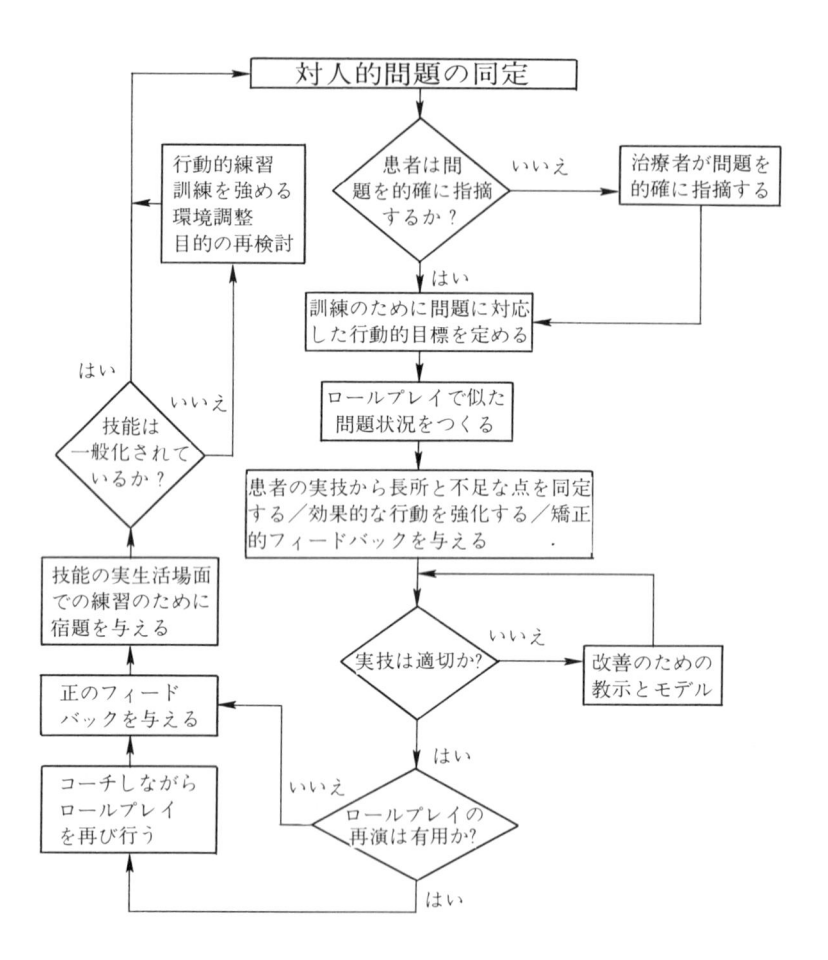

図11 生活技能訓練の基本訓練の構造的・系統的方法の各段階を示すフローチャート。
　これらの流れの中で、各段階への患者の反応によって必要な訓練の範囲が決まってくる。生活技能訓練の基本訓練は、個人療法や、家族療法、集団療法において使用することができる。

ボ　ブ：わかりました。ジム、君から会話をはじめてよ。
ジ　ム：いいよ。やぁ、ボブ、お元気ですか？
ボ　ブ：うん。元気だよ。ジム、君はどう？
ジ　ム：とても元気だよ。ボブ、聞いてくれてありがとう。
ボ　ブ：今日は何をしていたの？
ジ　ム：一生懸命働いていたよ。今日はこれから、友だちと海岸へ行く予定なんだ。
ボ　ブ：それは面白そうだね。君はよく海岸へ行くの？
ジ　ム：ああ、僕は海が本当に好きなんだ。
ボ　ブ：他にどんなことをするのが好きなんだい？
ジ　ム：映画に行くのが好きだよ。
ボ　ブ：最近、何か面白い映画を観たかい？
ジ　ム：いや、最近映画を見にいく暇がなかったんだ。
治療者：はい、よかったよ！　ボブ、あなたの行動を振り返ってみましょう。

　場面の終わりでは、治療者が患者にフィードバックを与える。改善を要する部分もとりあげられるが、行動の良かった面が強調される。患者の行動の良かったところをビデオテープを再生してフィードバックしていくことも多い。

治療者：ではボブさん。ビデオを見ながら、あなたのやり方を振り返って見てみましょう。全体を通して、いい質問を沢山していますね。ジムが海に行くのが好きだと言った時に、あなたは「君はよく海岸へ行くの？」と聞いてますね。それから彼が映画が好きだと言ったとき、「最近なにか映画を見ましたか？」と聞いてますね。これらは、とてもいい質問ですよね、ボブ。人のことをよく知るための質問が大変うまくなっていますね。

こうした正のフィードバックを与えるにあたっては、2つのポイントが必要である。第1にたいへん具体的であること。治療者は、技能が適切に用いられた良い行動を指摘している。第2に、患者は技能を正しく使ったことを誉められ、その技能を正しく使うように強化を受けている。それに続いて、治療者は患者がさらに彼の行動を改善できる方法を指摘している。

治療者：ボブ、あなたは良い質問をいくつかしましたが、自分のことは何も話していませんね。たとえば、ジムが海岸が好きだと言った時、他に何が好きなのかを聞く代わりに、「僕も海岸が好きだよ」と言うこともできたでしょう。自分のことをいうのはとても重要なことです。というのは、そうすることで相手はあなたのことをもっとよく知ることができるし、あなたと友だちになれるかもしれないからです。

　改善点を指摘する矯正的フィードバックもまた非常に具体的で建設的である。そうすることで患者にどのくらい上達したかを正確に知らせられる。普通はその技能を用いる理由についても簡単に説明する。訓練の次の段階では、技能の正しい使い方のモデリングが治療者などによって行われ、患者はそれを注意深く観察する。

治療者：ボブ、あなたは、自分のことを話すのが大変上達しましたね。これから注意して見ていて下さい。私がジムと会話をしてみますから。私がジムに質問をして、それから自分のことについて話してみます。上手に会話する方法が身につくように注意して聞いて下さい。

　モデリングの場面に引き続いて、患者はロールプレイの場面を繰り返すよう勧められる。フィードバックが場面の後で与えられ、そこでセッショ

ンは終了する。通常はその日の訓練が終った後で、患者の進歩を評価する。ロールプレイでの会話から、目標とする技能がどのような変化をみせたかが評価されることが多い。時には、訓練中のロールプレイが評価そのものを目的として使われることもあり、また、時には評価が訓練の後で行われることもある。たいてい、適切な行動とされる基準に到達するまで訓練は続けられる。治療上有効とされる基準は、練習した技能に関連した実生活の場で「宿題」が実行されることである。

　生活技能訓練は、非常に積極的で指示的な治療法である。治療者や訓練指導者は前もってセッションの準備をしておかなければならないし、訓練のための対人関係上の目標や場面をすばやく決定できなければならない。目標設定は、たとえば生活技能訓練のセッションの前の計画ミーティング（liberman et al. 1975）の時に、または患者の担当職員や主治医と相談しながら設定することができる。別の方法としては技能訓練のセッションを始める時に、それぞれの患者に目標や場面についての質問をして設定することができる。

　訓練の過程では、治療者は活発に動き活動的であることが要求される。治療者は図12、図13で示されているように、自分の席から離れて、促しや誉め言葉、励ましをいつでも患者に与えることのできる場所にいなければならない。

　非指示的な方法や回想を用いる治療方法に縛られている臨床医には、自分の臨床的技法として生活技能訓練を取込んでいくのは容易ではないかもしれない。

症　例

　マニーは、54歳のメキシコ系アメリカ人で、かつて分裂病の診断で入院したことがある。彼の話では、声が聞こえてきて、彼のノートや自宅や仕事場の壁にばかげた文句を書くようにその声が命じたとのことである。一旦寛解した後、抗精神病薬の維持療法を行っていたにもかかわらず症状が

再発した。それに伴って社会的接触がなくなり始め、1人で過ごす時間が多くなり、通りをぶらぶら歩いていたり、1人ごとをぶつぶつ言ったり、ノートに落書きをするようになった。マニーが職場の工場の壁になにやら書き始めた時、上司は彼を解雇した。しかし、マニーは、長い期間真面目に働いていたので上司は精神保健センターに連絡して、もし彼の症状がとれるのなら、彼の仕事の席をよろこんでとっておくと言った。マニーの家族も彼のことを心配し進んで治療に協力してくれた。

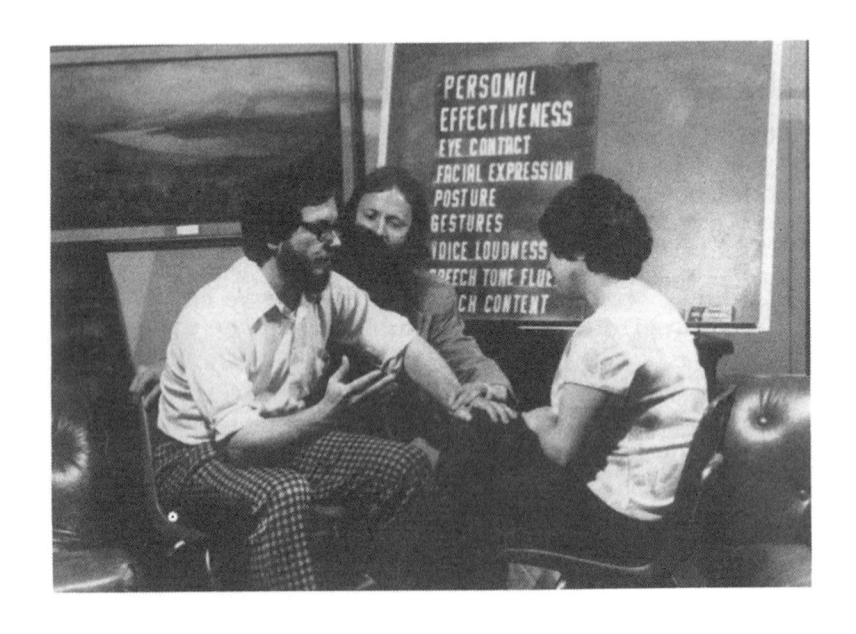

図12 患者は会話技能の練習において、身を乗りだして、手をもっと効果的に使うように生活技能訓練の治療者から指導されている。この場合は精神科看護士が治療者となっているが、彼が患者のそばに膝をついて、実際の練習（行動リハーサル）の間、患者の手をとって手の位置を指導しているのに注目せよ。写真の中にあるようなポスターが使われ、視覚的に非言語的表現の適切な要素を促す。

第5章 生活技能訓練 229

　彼の治療計画の一部として、マニーは精神保健センターのデイホスピタルの生活技能訓練グループに週3回参加した。マニーについての生活技能訓練の大きな目標は、①友人との対人関係を再構築すること、②妻や子供たちを連れて、親族や友人などの集まりに参加すること、③準備ができたら仕事へ戻ることだった。これらの目標は、彼の病的な行動を機能的なものに置き換えるものとして位置づけられた。彼の社会的な参加が増えた時に、症状は減るであろうと予測された。

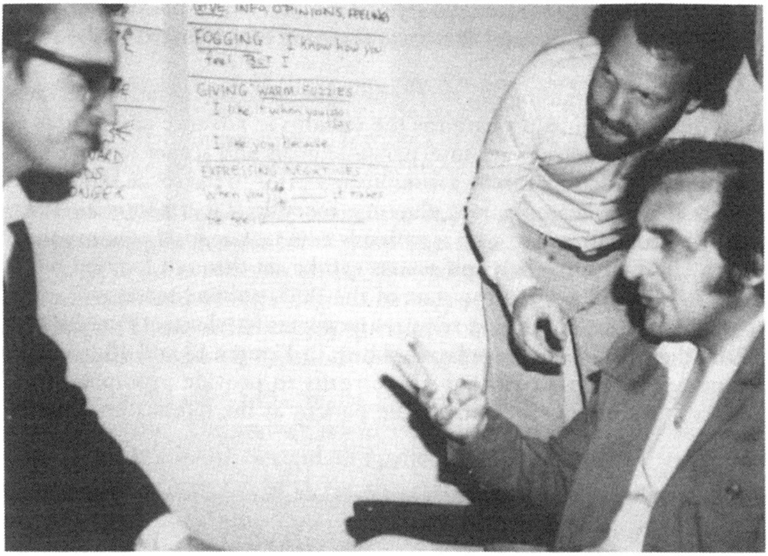

図13　生活技能訓練は、訓練指導者や治療者が会話を練習している患者に、言い方を促したり、練習の最中にフィードバックを与えたり、励ましたりすることを通して行われる。治療者は、訓練の中で積極的で指示的な役割を担い、相互作用の展開をよく観察して、何に介入すべきかを判断する。壁にはってあるポスターは、生活技能訓練で獲得すべき生活技能の要素を患者と治療者に思い出させる役割を果たす。

生活技能訓練のグループセッションで、マニーは以下の場面をロールプレイで練習し、それに続いて宿題を実行した。

1. 友だちに電話して、元気かどうかを聞く。
2. 友だちに電話して、レスリングの試合を一緒に観にいくよう誘う。
3. 友だちの家に立ち寄り、挨拶をする。
4. 友だちをマニーの自宅に招待し、家族と一緒に食事をとる。
5. 自分の娘のそれぞれと10分間会話をする
6. 週末に誰かとハイキングに行く計画を家族と話合う。
7. 市のレクレーション係に電話して、家族が無料で楽しめる地域のレクリエーション活動についての情報を得る。
8. 彼の職場の上司を訪ねて、症状が改善したこととデイホスピタルでの昼間の活動について話してくる。
9. 彼の職場の上司を訪ねて、仕事に戻れるように頼んでくる。
10. 休憩時間に職場を訪ねて、同僚たちに話しかける。

マニーは地域での宿題を上手にやるために、いくつかの場面について3〜4回の練習をも繰り返すことが必要でした。マニーのように言葉がうまくでない患者の場合には、生活技能訓練は特に着実な、時には骨の折れる経過をたどる。「患者のいるところから始める」態度と共に、行動形成法（シェーピング）の原則も用いられなければならない。マニーのように、人づきあいを始めたり維持することをほとんど強化されてこなかった人の場合には、訓練による進歩は遅々たるものかもしれない。熟練した治療者はこのことを心得ており、患者を強化するために小さな改善をも注意深く捉える。マニーは確実な進歩を示し、その結果、復職した。彼の症状は消え、再び普通の日常生活と家庭生活が送れるようになった。

患者の生活技能レベルでの好ましい変化は、結局のところは日常の生活環境の中で維持されなければならない。そうでないと患者が新しく獲得した技能は低下してしまう。獲得した技能を他の環境に移しかえて用いる能力を強める方法の1つとして、さまざまな社会的状況に対処するための一般的方略を訓練することがある。このための生活技能訓練のやり方として、患者の問題解決能力を発展させることに焦点を合わせて実施する方法がある。

L. 問題解決技能の訓練
TRAINING IN PROBLEM-SOLVING SKILLS

　社会的場面における不適切な行動の一部には、問題解決のための認知能力の欠陥により生じている場合がありうる。慢性精神障害者が基本的な問題解決技能を欠いていることが知られているので、問題解決技能の訓練を新たな要素として基本的訓練モデルに組入れることができる。対人的コミュニケーションは、下記のそれぞれの技能を必要とする3段階の過程からなると考えられる。

1．受信技能：対人状況における合図やコミュニケーションの文脈に注意を集中し、正確にそれを受けとること。
2．処理技能：何通りかの反応の仕方を考えだし、それぞれを比較して、最善の方法を選択すること。
3．送信技能：効果的な対人反応として選択された方法を言語的および非言語的技能の両方を組合せて用いること。

　基本訓練モデルと同様に、問題解決技能の訓練も対人場面でロールプレイを行い、ビデオテープに録画する。ロールプレイの後、治療者は患者の受信技能の評価のために具体的な質問をする。以下にロールプレイ終了時

の治療者と患者のやりとりの例を示す.

　ジムは38歳の男性で,慢性分裂病と診断されており,数回の入院歴がある.ジムは現在外来通院中であり,生活技能訓練グループに参加し,異性と交際しデートする技能の獲得が目標である.ジムともう1人の患者トゥルーディーとのロールプレイによる会話がちょうど終了し,治療者がジムの受信技能を評価しようとしているところである.

治療者：ジムさん.うまくやれましたね.トゥルーディーさんとの会話をうまくやれました.訓練のすべりだしは上々ですね.ところで,はじめにいくつかの質問をしたいんですが.ジムさん,トゥルーディーさんは何を話していましたっけ？
ジ　ム：海岸を散歩したり,夕日やすてきなドライブを楽しむことについて話していました.
治療者：どんな気持ちだったのでしょう？
ジ　ム：リラックスしてました.私と一緒にいてくつろいでいましたね.
治療者：大変結構です.ここでのやりとりの中で,あなたの目標は何でしたか,ジム？
ジ　ム：トゥルーディーさんについてよく知ることだったと思います.
治療者：そのとおり.トゥルーディーさんのことをよく知り,デートを申し込めるくらいに気楽な感じになることでしたね.今のところよくやれていますよ,ジムさん.どうしたらいいか,よく理解できていますね.

　治療者はジムが正確に状況を認識していたかどうかを評価するために,具体的な質問をしいる.受信技能が終了すると次に処理技能が評価され,必要に応じて訓練が行われる.何通りかの反応のしかたを考え出し,用いた方法によって生じる肯定的あるいは否定的な結果を同定するところまでが処理技能に含まれる.患者は再び訓練者や別の患者と会話のロールプレ

イをし、場面の練習の後で関連した別の質問を受ける。
　ジムはトゥルーディーにデートを申し込む場面のロールプレイが終わったところである。以下のようにジムの処理技能は評価されている。

治療者：ジムさん、大変いい会話でしたね。ほとんど初めから終わりまで、ずっとリラックスできていましたね。トゥルーディーさんが土曜日の夜はもう予定が入っていると言った時に、どうしたらよかったでしょうね？
ジ　ム：よくわかりません。彼女は僕と出かけたくなかったんじゃないかな。
治療者：そうじゃないかもしれないですね。どうしたら確かめられたでしょう？
ジ　ム：別の晩に出かけるように誘えばよかったかもしれません。
治療者：そのとおり。別の晩に出かけるように誘っていたらトゥルーディーさんはどう思ったでしょう？
ジ　ム：彼女に夢中になりすぎていると思われたかもしれません。
治療者：もしかしたらね。でも彼女はあなたが本当に彼女に関心があるんだなと感じて喜んだ可能性の方が高いと思いますね。彼女があなたと出かけたいと思っていたら彼女はどうしたでしょう？
ジ　ム：彼女はその晩は忙しいけど、別の機会にぼくと出かけたいと言ったと思います。
治療者：そうですね。どうしたら彼女とデートするという目標をうまくやれたでしょう？
ジ　ム：簡単にあきらめないで、彼女が忙しいと言っても、断られたと思わないことだと思います。
治療者：そのとおりです。

　治療者はジムの処理技能を評価するために具体的に質問することで、ジ

ムに彼の技能のおよぶ範囲でロールプレイの時とは違う反応の仕方を考えさせている。次の段階は患者の送信技能を評価することである。もしビデオ装置が使えるなら、治療者と患者はロールプレイのビデオ録画を見る。そこで治療者の質問に答える自分の様子を見て、患者は自分の行動を評価するよう求められる。

治療者：トゥルーディーさんと交わした会話について、あといくつか質問があります。ジムさん、声の大きさはどうでした？
ジ　ム：いいと思います。もしかすると少し小さかったかな。
治療者：そうですね。私ももう少し大きい声で話せたらよかったと思います。後でもう１回やってみましょう。表情はどうでした？
ジ　ム：よかったと思います。トゥルーディーさんに関心があるように思えますし、少しほほえんでもいます。
治療者：そうですね。少し緊張していたかもしれないけど、顔はリラックスしているように見えますね。姿勢はどうでした？
ジ　ム：私にはいいように見えますが。
治療者：うん、もう少し彼女の方に体を傾けた方がよかったもしれないですね。そうすると関心があるように見えます。視線は十分合わせていたと思いますか？
ジ　ム：少し下を向きすぎていたかもしれませんが、視線はいくらか合っていたと思います。
治療者：たしかに何回か視線がうまく合っていたようですね。ただし視線をもっと合わせるように努力していきましょう。あなたは画面で自分自身を見て長所短所がだいたいわかるようですね。非常にいいすべりだしです。

　治療者は患者が自分の送信技能をどう受けとったかを確認するために、再び具体的な質問をして、生活技能訓練のすべての段階で行うのと同様に

適切な反応への強化を行っている。このモデルに示した3つの段階で、治療者は正しい反応をするように促したり、モデルを示したり、あるいはその場面のロールプレイをやり直すよう患者に求めたりしている。患者がちょうど良いレベルで送信技能を遂行できるようになると、新しい場面での技能の評価と訓練へと進むことになる。

練習問題

　患者の1人に生活技能訓練の技法を思いきって使ってみる準備ができました。治療セッションに入る前に、治療戦略を計画します。生活技能訓練の訓練者たちの中へあなたが仲間入りできるはじめの一歩は、よりやさしい個人セッションからがよいでしょう。対人技能の訓練に必要となる全ての段階を考慮し、患者と一緒に目標や場面を選ぶ時にはむずかしくなり過ぎないようにします。セッションを準備して段階を進めていく時に次に示すガイドラインは役に立つ手がかりになるでしょう。

M. 生活技能訓練の段階的ガイドライン
STEPWISE GUIDELINES FOR TRAINING OF SOCIAL SKILLS

　行動療法的な方向付けをもった生活技能訓練は、高度に構造化され、訓練過程は社会的学習理論に基づいて段階ごとに進められる。以下のガイドラインは、初心の治療者や訓練者が使えるように訓練段階を組みたてたものである。訓練手順に構造があることが、実際には治療者や訓練者が患者との相互作用に自分のやり方を持ちこむことを自由にしているという事実

の認識は重要である。このように、訓練手順の系統的な性格が治療者－患者関係の自発性と快活さを促進させ、グループの凝集性を増し、積極的な参加をうながす。

1. 次のように質問して対人関係の問題を具体的に明らかにする。
    - どんな感情や対話技能が欠如していたり、不適切に表出されているか？
    - どんな社会的状況や日常場面で問題や困難が引き起こされているか？
    - どんな日常生活場面を個人で管理し処理できなければいけないか？
    - 社会的接触を持ったり、生活に必要なものを手に入れるのに、患者は誰との関係を改善することを望み、また必要としているか？
    - 問題の場面はいつどこで生じるのか？
2. 現実生活における問題場面の特徴をシュミレートしたり要約した場面を構成する。
3. 場面における、患者の短期目標と長期目標をそれぞれ設定する。目標は、道具的要求（具体的な要求を手に入れたり満足すること）または感情的要求（交友関係や社会的支援を獲得したり、維持すること）との関連でとらえられる。以下の質問をする。
    - あなたの短期目標あるいは当面の目標は何ですか？
    - この人との、あるいはこの状況でのあなたの長期目標は何ですか？
4. 受信技能・処理技能・送信技能に焦点を合わせつつ、患者の「予行練習」を見ながら、長所と短所、過剰な点を明確にする。
患者に以下の質問をする。
    - この場面であなたは誰と話したのですか？
    - 他の人は何と言ったのですか？

- ●他の人はどのように感じていたのですか？
- ●あなたの短期目標・長期目標ははっきりしていますか？
- ●その場面で他にとることのできる選択肢を挙げてみてください。
- ●それぞれの選択肢に対して短期目標、長期目標が一致しているかどうかを考えてみてください。
- ●どの選択肢がもっとも合理的で目標を満たす可能性が高いですか？　それはどうしてですか？

5．うまく行えたり正しく表現された具体的な行動には、正のフィードバックを与える。不十分な行動や失敗した行動には正しいやり方を示し、建設的なフィードバックを与える。

6．より適切な選択肢を示すためにモデルとなる人を準備したり、患者にもう一度別の選択肢を選ぶ根拠を思いつくように促す。

7．患者の目の前で示されているモデルの行動にその場で注釈をいれながら、有用な行動上の諸要素に患者の注意を向けさせる。

8．場面を再演する時には、患者が行動を起こすために必要な教示や促しを与え、改善すべき行動を思い出させる。

9．場面の再演が行われている時には、患者の行動が改善するように、患者のそばについて、その場でコーチしながら支持や、促し、正のフィードバックを与える。

10．患者がリハーサルを再演し終えたら、進歩を大いにほめ、また努力に対してもほめて強化をはかる。

11．生活技能訓練では社会的能力の全ての面に焦点を合わせる。以下のものがある。
- ●話の内容、言葉や文章の適切な選び方
- ●表現の非言語的要素
- ●タイミングと相互作用
- ●文脈、手がかり、予測の適切さ
- ●受信技能（社会的認知）と処理技能

●社会的問題解決技能
12. 患者がうまくできる場面から始め、行動上の変化が1回で大きく改善することを期待せずに少しづつ力を増すように行動を形成する。
13. 患者に日常の環境の中で実行できる宿題を割り当てることで、社会的問題解決技能の遂行や完了を促進する。
14. 訓練のおわりに系統的な批評をすることで、問題点、短期・長期の目標、活動の計画に対する患者の理解を確実にする。
15. 生活技能の改善した点を般化させ、現実生活に置きかえ、以下のように時間をかけ持続性を強める。
    ●練習をくりかえし、学習を深める。
    ●具体的で到達可能で機能的な宿題を割りあてる。
    ●技能が現実生活に上手に転換された時に正のフィードバックを与える。
    ●自己教育、自己評価、自己強化を使って訓練する。
    ●訓練やその実行においては家族などの患者にとって重要な人物の協力を得ながら行うこと。
    ●訓練の構造や回数を次第に減らしていく。

N. 教育的相互作用
THE TEACHING INTERACTION

　生活技能訓練のさまざまなモデルの中の1つとして、入院病棟やケア付きアパートのような自然な生活場面で自然な形で患者に適切な行動を教えていく有用な教育的相互作用と呼ぶ方法がある。教育的相互作用は、混乱した行動や攻撃的な行動の比較的軽度なものを管理し受け入れやすいものにするのに役立つ一連の訓練段階からなっている。この方法は、元々は代用貨幣を用いて動機づけ機能を補強することを目的に、非行少年の矯正施

設で考案され発展をみたものである。教育的相互作用は新しい対人関係技能を教えこむこと、スタッフと患者の関係を強めることの2つを狙っている。

教育的相互作用は2人の人の間に生じた葛藤や争い、攻撃の最初の徴候に介入して行われる10の段階からなる。初めに攻撃をしかけた人がはっきりわかっている時は、その人物がまず教育的相互作用の手順を実行することになる。多くの場合、責任がいずれにあるかを決めるのは不可能なので、患者は2人とも訓練が必要なことが多い。施設職員、治療者、看護スタッフのための10の段階を以下に示した。

1. 人を怒らせた患者に対して肯定的な感情を表す。(笑顔、心のこもった挨拶、あたたかい身体的接触を用いて)
2. 患者が最近やり通すことの出来たことや、肯定的な進歩や適切な行動をほめる。
3. 不適切で妨害的な行動について説明する。
4. 同様の状況で用いることのできた他の適切な行動を示す。
5. 患者に適切な行動を用いる理由を話す。
6. 不適切な行動のために間違いなく起きる結果について説明する。
7. 患者に起きたことを認めるように要求する。
8. 脅迫や暴力のかわりに、より適切な行動によって葛藤場面に対処する訓練をする。
9. 患者が別の行動を練習している時に、賞賛と矯正の両方のフィードバックを与える。
10. 新しい、より適切な行動に対して、賞賛や物的強化因子などの報酬を与える。

練習問題

　生活技能訓練に参加している患者に対してもっと共感を深めるために、以下にあげた現実生活での宿題を1つ選び、それを実行しなさい。主観的であれ客観的であれ、宿題を実行した際の体験について、家族や友人や同僚と話し合ってみるとよいでしょう。

1．喫茶店かバーに行って椅子に座り、食物や飲み物を注文せずに、水を一杯くださいと言う。
2．ガソリンスタンドに運転して行き、ガソリンを入れずに、オイルと水をチェックするよう頼む。
3．高価な洋服屋やブティックに行き、高価な洋服を買う意志はないが試着させてくれるように店員に言う。
4．自動車のショールームに歩いて行き、今のところ車を買う気はないが、試乗してみたいと店員に言う。

　こうした体験は患者が宿題を実行をしようとする時に味わう緊張や不安に近いものを感じさせ、あなたにとって簡単にみえる宿題が患者の生活技能のレベルから見れば大変な挑戦であることがわかります。図14に描かれた宿題カードは、患者に宿題をやりやすくするように助ける例です。治療者や訓練者が各々の患者に宿題をカードに書き込んでサインすることは、患者の気持ちを高め、次の訓練セッションへの橋渡しとして役立ちます。カードはポケット、サイフ、定期の中に入れて持ち歩くよう患者に指示することが出来ます。

カードの表

```
          生活技能訓練宿題報告カード
名前_____
宿題の出された日_____
宿題_____
_____
_____
宿題の結果（実行した日付）_____
_____
                        サイン_____
```

カードの裏

```
           生活技能を高める手がかり
       1．視線を合わせる
       2．手を使って表現する
       3．身をのりだして話をする
       4．明るい表情
       5．はっきりした声でなめらかに話す
```

図14 生活技能訓練では宿題の設定は必須の一段階である。訓練セッションで練習したことを実生活で実行することにより、患者は新しく学習した技能を般化して自分のものにすることができる。宿題を思い出させるカードや紙片を訓練の時に渡しておくと宿題はより容易に実行される。2×4インチのカードはサイフや定期に入れて持ち運ぶことができ、訓練セッションと現実生活のギャップの橋渡しとして役立つ。

O. 自立生活技能訓練のモジュール
MODULES FOR TRAINING SOCIAL AND INDEPENDENT LIVING SKILLS

　多くの慢性精神病患者は地域社会での生活技能に共通の欠陥を持つため、こうした領域すべてに及ぶため基本的訓練材料を種類別に"ひとまとめ"にすることは便利であり効率がよい。技能訓練を同じ種類でまとめていく方法の1つにモジュールがあり、それは精神保健やリハビリテーションの専門職や準専門職の人びとにより広くさまざまに用いることができる。モジュールは段階毎に教示を与えるもので、訓練者に対しオリエンテーションや訓練もほとんど必要とせずに使用できる。訓練者または治療者は、ビデオテープによるデモンストレーション、焦点のあった指導、具体的なロールプレイ、ビデオテープをみたり、グループの話し合いによるフィードバック、"現実生活"での練習を組合せて技能を教える。

　訓練者にとってモジュールは、患者に技能を教えるために構造化された基準だが、それによって必要な訓練をすばやく的確に患者に供給できると同時に指導における訓練者の人柄や個人的スタイルへの自由を残している。患者にとってモジュール形式は自発的に機能する能力を強化するという目標に基づき、治療過程に次第に深く、しかも積極的に、参加していくよう要求するものである。

　各モジュールは以下にあげる一連の系統的訓練から構成されている。

1. 患者にモジュールの目的と原理を紹介し参加する動機を高める。
2. モジュールの技能分野の中で、患者が要求を実現するのに必要な技能を訓練する。
3. 技能を用いる時に必要となる資源の集め方を教育する。
4. 患者が技能を遂行する際に生じる可能性がある問題を予測し、解決する方法を教育する。

5. "現実社会"で技能を練習するために準備する。

　表24に示したように、それぞれのモジュールは、いくつかの技能領域からなりたっており、これらが統合的に積み重ねて学習されれば、地域社会の生活の中で直面する問題に対処していく能力と知識を患者に与えるものになっている。たとえば、金銭管理モジュールを構成する技能領域は、患者がこれらの技能を学んだ時には、限られた額の生活費で地域で暮していくことを可能にするものになっている。

　服薬自己管理モジュールでは、抗精神病薬をきちんと服用する目標を達成するために、以下の技能群が重要と思われる。

●神経遮断薬服用の利益についての基本的な知識を得て、その知識を用

表24　自立生活技能訓練のモジュールと技能分野

モジュール	**住居を見つけ維持すること**
技能分野	住居の案内に関する社会資源
	適切な住居を選ぶ時の要素
	電話したり、直接会って連絡する
	引っ越しに関する清掃や電気ガス、家賃など
	部屋の装飾
モジュール	**金銭管理**
技能分野	予算を立て、収支を記録する
	普通預金口座と当座預金口座
	消費者として最も良い買物をする
	買物の借金を減らす
モジュール	**会話の技能**
技能分野	積極的に傾聴する技能
	自己開示の度合い
	相手の感情を把握する
	「開いた質問」と「閉じた質問」
	会話の話題を変える

いること。
- 服薬自己管理の安全な方法を学ぶこと。
- 副作用を理解して対処すること。
- 服薬とその問題点について医者と相談すること。

各技能領域では、図15に描かれているように、地域で人とつき合っていく上で必要とされる一群の対処能力の要素が教授される。たとえば、服薬自己管理モジュールの「服薬とその問題点について医者と相談する」技能領域では、患者が学習すべき必要な能力として、医者に感じよくあいさつすること、服薬に関してどんな問題があるか、その問題がどれだけ持続しているかを具体的に明らかにすること、副作用を管理していくための援助を肯定的に礼儀正しく要求することが含まれている。

モジュールは患者に次のような2種類の能力を教えることを目的に作成された。1つは、適切な社会適応に必要な技能を実際に用いる能力であり、もう1つは、これらの技能を使う際に障害として生じてくる問題を解決する能力である。各々のモジュールで教えられる技能は、保健とリハビリテーションの専門家によって、社会的な機能に重要であると位置付けられてきたものである。それらの技能は7段階の明確に規定された学習活動を通じて教えられ、どの技能領域でも同じように取り上げられる。学習活動はこの章で既に説明した学習原理に基づいて計画され、モジュールに示されている「やり方」を患者が習得しやすいように作製されている。モジュールの学習活動は精神障害を持つ人々のための特殊教育と考えてもよいかもしれない。それらの学習活動とは、以下のようなものである。

- 技能領域への導入
- ビデオテープと質疑応答
- ロールプレイ

```
┌─────────────────────────────────────────────┐
│  モジュール：服薬自己管理                    │
│  ┌───────────────────────────────────────┐  │
│  │ 技能分野：服薬の問題について相談する  │  │
│  │  ┌─────────────────────────────────┐  │  │
│  │  │ 必要な行動：                    │  │  │
│  │  │                                 │  │  │
│  │  │   感じよく挨拶する              │  │  │
│  │  │   問題を具体的に明らかにする    │  │  │
│  │  │   それが生じている期間を伝える  │  │  │
│  │  │   不快さの程度を表現する        │  │  │
│  │  │   具体的な手立てを要求する      │  │  │
│  │  │   忠告や指示を復唱し正しく理解する │  │
│  │  │   効果の出現までにかかる日数を尋ねる │ │
│  │  │   援助に感謝する                │  │  │
│  │  │   適切に視線を合わせる          │  │  │
│  │  │   適切な姿勢をとる              │  │  │
│  │  │   はっきりと聞きとれるように話す │  │  │
│  │  └─────────────────────────────────┘  │  │
│  └───────────────────────────────────────┘  │
└─────────────────────────────────────────────┘
```

図15 技能訓練モジュールの相互に関連する構成要素を図示し、その中で服薬の問題について医療関係者と交渉するために必要な具体的な行動基準をあげた。各モジュールは独自の技能領域に分かれ、各領域ごとに訓練の目標となる具体的行動がある。

●社会資源管理
●結果としてでてくる問題
●実生活場面での練習
●宿題

　7つの学習活動を進めていく複雑な過程で、訓練者の助けになるよう、一つ一つの学習の説明の前に治療者や訓練者に対する明確な方向性を提示し、必要な材料の一覧表、および次に続く段階の要約などを以下に取り上げることにする。

1．技能領域への導入　　Introduction to the Skill Area

　導入部では、患者は、モジュールや各々の技能領域の目標やその目標を達成するのに必要な段階的手続き、そして、目標が達成されたときに生ずる利益が何であるかを明らかにするよう励まされる。ここでの目的は、患者に積極的に参加する動機づけをすることである。さらに、質疑応答の練習は、患者に訓練のさまざまな局面で使われる専門用語を紹介することにもなる。

2．ビデオテープと質疑応答　　Videotape and Questions/Answers

　2番目の学習活動では、患者は、正しい技能の遂行を実際に示すビデオを観る。テープは、患者の注意と理解度を評価する質問を訓練者ができるように、途中で時々停止する（モジュールのほとんどの練習問題については、質問と回答の要点が指導者用手引書に記載されている）。もし誤答があったら、そのことを伝え、ビデオテープを再び見せる。理解するまで情報を提供されることで、患者は彼らのペースで学習を進めることができ、そのため、たとえ、グループで学習を行ってはいても、訓練は個別化されることになる。

3. ロールプレイ　　Role-play

　3番目の学習活動では、患者はちょうど観たばかりの技能を実際に使ったりロールプレイすることを求められる。その後の検討のために患者が実際に演じている様子をビデオにとることを奨めたい。ロールプレイを検討する際、訓練者と他の患者は、上手に視線を合わせることや、てきぱきした態度や、聞こえる程度の声の大きさで話しているかといった、いわばよいコミュニケーション技能を使っているかどうかという視点から、行動を評価する。フィードバックは、積極面を取り上げるようにし、批判がもたらす破壊的な結果を最小に抑えるように配慮される。ロールプレイは、ビデオに示された知識や技能を患者が実際に示すことができるよう必要なだけ何度でも繰り返される。

4. 社会資源管理　　Resource Management

　それぞれの技能が正しくロールプレイされたあと、患者は、その技能を使うために必要な社会資源を入手し管理する方法を教えられる。患者は自分の生活技能を実際に用いるために資源が必要である。たとえば、就職面接の際、十分に技能を持ち合わせていたとしても、お金、衣服、タイプした履歴書、そして交通手段の有無は面接に影響する。訓練方法は、効果的な社会資源管理のために多様な方法を採用していくための患者の能力を評価する目的で作られたロールプレイの練習と相互作用から成り立っている。訓練者は、技能について説明し、患者がその技能を遂行するのに必要な社会資源(たとえば、時間、お金、人々、場所、材料、交通手段、電話)を積極的に考えださせるように設定された一連の質問をする。あげられた各々の社会資源について、患者は、どうすればそれを入手できるかを議論する。(たとえば、医者や薬剤師に連絡するための電話をどこに見つけることができるか、どうやったら病院や診療所への交通手段を工面できるか)患者は、その後、それぞれの社会資源がどんな利点と欠点を持つかを検討し、評価していく。

5．結果として出てくる問題　　Outcome Problems

　患者が必要な社会資源を整理する訓練をうけたのち、こちらが予期したようには周囲が反応しなかったときに起きる問題を解決し、知識や技能を効果的に使うことを妨げるような予期せぬ障害を克服することを教えられる。患者が、どんなに技能を発揮したとしても、目標を得るためには当然予期せぬ障害に出会うであろう。たとえば、もし予約した就職面接や治療に行ったとしても、雇い主や治療者は約束どおりそこにいるとは限らず、患者はそれに対応するための方策を持っていなければならない。多くの患者は、このような難しい、挫折させられるような体験に対しては、敵意と消極性と型通りの反応で応えてしまう。いろいろな代替の反応様式（たとえば代理人に会うことを求めるとか、できるだけ早く別の予約をしてもらうように頼むとか、待ってもいいか聞いてみるとか）を患者に教えることによって患者はたちまち元気になり短期—長期のニーズに対処できるようになる。社会資源管理に関するかぎり、問題解決技能は系統的に適用されるのである。

　まず訓練者は、特定の技能が使われようとしている状況と、その時周囲からどんな障害が起きてきたかの描写を読んで聞かせる。それから、訓練者は、患者に障害を除去するような様々な方法を考えさせるように作られた質問をする。問題解決の全過程は、問題解決のための7つの段階に従っていくことで助けられる。

　繰り返しになるが、あらかじめ決められた回答はないのである。しかし、訓練者は、患者を社会資源（時間とお金を含めて）の消費が最少ですむ選択肢を用いていく方向へ導くべきである。各々の技能領域で系統的な問題解決過程を使用することは患者が、その過程を内面化し般化するのに役立つ。

6．実生活場面での練習　　In Vivo Exercises

　患者が学んだ技能を現実の環境で実践する機会を持つことは、決定的に

重要なことである。実生活場面での練習は患者を訓練グループの外に出すことになるが―しかしそう遠い世界ではない。患者は自分の身近な生活場面で技能を実践し、訓練者はその様子を観察し実践したことに関してデータを集め、さらに言葉を教えたり励ましたり正の強化を与えたりするために側についている。この練習の一例は、モジュールの訓練者が側についている所で患者が自分の服薬内容について担当の看護婦に質問するなどである。

7．宿題　　Homework Assignments

　最後に患者は学んだ技能を独立してやってみる機会を与えられる。独立してやれるように教える事がこのプログラムの目標なので、これは訓練の最終的な段階ということになる。可能なかぎり、患者の実践はいつも彼らの努力を裏付ける現実の証明や証拠によって評価される。たとえば、もし宿題が町の薬局で薬の情報を得ることであるとすると、患者は治療者にその情報を報告し、薬剤師の名刺を持ち帰ってくるなどである。

症　例

　ベンは、高校2年のときに学校を中退しその後軍隊に入っていた26歳の黒人の退役軍人である。彼は、報道専門家として勤め、仕事を楽しみ、軍隊にいる間に高校卒業の検定資格を取った。退役後病気のため、ベンはさまざまな所に居を移した。彼は浮浪者となり、ものごいをしたり、無料食堂に姿を現したり、町の通りで寝たりした時期もあった。また、ケア付きの下宿に住んでいたこともある。いくつかのパートタイムの仕事、たとえば皿洗い、ファーストフードのコック、薬局の受付や倉庫係、さらにごく最近はタクシーの運転手などを経験している。

　ベンの社会的な支援ネットワークは限られていた。家族は遠方に住み、ほんの限られた接触しかなかった。多くはいない友人のうちでも、1月に1回以上会うような人は1人だけだった。ベンは、この5年の間2回の精

神科入院歴をもっているが最近の入院は、社会的自立・生活技能訓練に入る直前だった。その入院の時、抗精神薬によく反応する、分裂病に特徴的な妄想や幻覚があった。ベンは、服薬管理に関して随分と長いこと失敗の連続を重ねていた。2ヵ月の入院の後、彼が社会復帰する準備に役立つような生活技能訓練部門に紹介されてきた。生活技能プログラムの初期の評価で、さまざまな領域での技能の欠陥――住居探し、余暇活動とレクリエーションの技能、服薬自己管理、求職技能と会話技能――が見つかった。ベンと技能訓練者は、まず手始めに服薬管理から始めることにした。

　服薬管理モジュールの代表的な導入セッションを以下に挙げよう。治療者と共にベンと仲間のジョージが登場する。

治療者　　：今日から服薬管理モジュールを始めます。このモジュールの目標は、服薬を正しく安全に管理する上で必要な情報と技能を提供することです。今薬を飲んでいる皆さんにとって、その内容を知ることはとても大切です。モジュールのなかでは重要な情報を提供してくれるビデオテープを見ていきます。注意して見ていて下さい。どんな技能を勉強するかをはっきりさせるための質問をしますからね。

治療者　　：ベン、このモジュールの目標は何ですか？

ベン　　　：自分の服薬について学ぶことです。

治療者　　：その通り！　ジョージ、どうしてその情報を知る必要があるのかな？

ジョージ：だって、薬を飲んでいるし、その飲み方を知る必要があるし、・・・いろいろな薬がどう役にたつのか知らなくてはならないし。

治療者　　：すごくいい答えですね、ジョージ。正しく、薬を飲んだらどんないいことが起こるかね？

ジョージ：いろいろな声が聞えたり、見えたりすることが無くなるでしょ

う。
治療者　：そうだね。ベンはどう？
ベン　　：薬によってはっきり物を考えられるようになりますね。
治療者　：りっぱな答えです。

　モジュールの一般的な導入に引き続いて、訓練は患者が上に示したようなモジュールのさまざまな技能を通じて展開されていく。訓練は、ロールプレイ、参加者やビデオテープによるデモンストレーションや、フィードバックなどを組合せた行動療法的技法を含んでいる。モジュールの全体的な目標と技能との関係を強調した導入部にひき続いて訓練は、次の2つの基礎的な手続きへと進んでいく。
　その第1として、患者は、技能の正しい使用を実際に示したビデオテープを見る。テープは、時々中断され、患者は伝達された情報に対する集中力と理解力を評価する質問を受ける。正しくない答えの時は、ビデオテープを再び見せて繰り返し質問されたときに正しく答えられるように情報のポイントを伝えておく。評価データは、モジュールを進めていく中で、各々の患者の進歩を見守っていく方法として、正誤の数を集計し整理される。
　第2の手続きでは、患者は、ビデオテープのロールプレイで見たばかりの技能の練習を求められる。その練習風景は、患者と治療者の練習後の検討のためにビテオテープに撮られる。基準にあった行動に対しては正のフィードバックが試され、基準に満たない行動には改善のための示唆が与えられる。それからロールプレイが再現され、その場面の技能に含まれる行動基準を100パーセント満たすまで、その過程が繰り返される。
　トレーニング過程の例を示すため、以下に、医者と服薬の問題について話し合う技能領域の中から、実際のやりとりを抜粋して示す。訓練は、場面の目標への導入とともに始まる。

治療者　：この場面では、あなたが困っている薬の副作用について主治医

に伝える方法を学ぶわけですが、つらい副作用をなくすためにもっとも効果のある情報を医者から得ることができる伝え方を学習することが目標となります。この場面の目標は何ですか？

ベン　　　：自分の副作用について医者にどう話すかを学ぶことです。
治療者　　：その通りだね。このモジュールの目標は？
ベン　　　：自分の服薬管理の仕方を学ぶことです。
治療者　　：ポイントを押えてるね！　テープを見てみよう。

　モデル行動を示すテープがこの時点でグループに見せられる。テープでは、患者が医者と薬の副作用について話しているところを見せている。あらかじめ編集された休止時間があって、治療者はそこでテープを止め、ちょうど今画面で示された内容について質問をする。2種類の質問がなされる。1つは、主として注意力に関する質問、他の1つは、行動基準に焦点を合わせた行動そのものに関する質問である。

治療者　　：ベン、この場面にでてきた人は誰でした？
ベン　　　：医者と患者1人ずつ。
治療者　　：そうだね。ジョージ、君はその人たちの名前を覚えてるかな？
ジョージ：スミス医師と・・・フランク。
治療者　　：そうその通り。君たち2人ともよく注意して見ていたね。ジョージ、フランクは、最初に医者に会ったとき何をしたかね？
ジョージ：「こんにちは」と言ったな。
治療者　　：そう。他に気づいたことは？
ジョージ：自己紹介しました。
治療者　　：その通り！　医者に気持ちよく挨拶したり、しっかり自己紹介することは、特に医者としばらく会っていなかったり、また主治医が代った時などは大事なことだね。ベン、この場面でフランクの問題点は何かな？

ベン　　　：仕事中、居眠りしてしまうことです。
治療者　　：そうだね。その眠気について彼は医者になんて伝えたのかね？
ベン　　　：困っていると。
治療者　　：いいね、他には？
ベン　　　：なにも。
治療者　　：君はどう？　ジョージ。
ジョージ：眠いということと、それが仕事の邪魔になるとも言ったと思いますが。
治療者　　：いいですね。何が問題点なのか、どの程度困っているのかを注意深く伝えることは重要だね。でも、医者に言わなくてはいけないのはそれだけではないんです。もう一度テープを見てみよう。彼が医者に伝えている情報をすべてよく見ていてください。

　患者は、その後、ロールプレイのなかで、ビデオで見た技能を練習するよう求められる。この例で患者に教えられることは、副作用について述べ、可能であればそれを軽減するのに役立つような行動を医者に要求することである。練習を見ている他の患者が、改善のための非常によい助言を与えてくれる場合が少なくない。

　次のやりとりの抜粋は、患者の練習と治療者が患者にフィードバックを与えていく様子を示している。

ベン　　　：こんにちは、先生。ちょっと問題がありまして、自分としては薬の副作用だと思っているのですが、そのことについてお話したいんです。
医者　　　：ええ、どうぞ。
ベン　　　：2〜3日間僕の右手は震えっぱなしなんです。止められそうもないし本当に困ってしまうんです。どうにかなりませんか？

医者　　：それじゃあ、副作用止めの薬を今の1錠から3錠に増やして飲んでみてください。
ベン　　：わかりました。止まるまでにどのくらいかかりますか？
医者　　：あっという間ですよ。・・・せいぜい1日か2日ってとこですね。
ベン　　：効いてくれるといいけど。どうもありがとうございました。

治療者　：実に上手に練習ができたね。非言語的な行動の面から言ってみようか。視線の合わせ方、声の大きさ、話の流暢さなどは、申し分ないね。実際、もし僕がやっても、これ以上に上手にはできなかったでしょうね。あなたはどう思いますか？
ベン　　：そうだな、話し合ったことを忘れないように一生懸命でした。もっとまっすぐきちんと座っていたほうが良かったと思っています。

P．生活技能訓練を実施する臨床家の特質
ATTRIBUTES OF CLINICIANS USING SOCIAL SKILLS TRAINING

　自立生活技能訓練の指導にあたる者は、慢性の精神障害をもつ患者に上手に関わることができる優れた治療者に共通の基礎的な長所、つまり、優秀な対人関係技能、行動療法原理に精通していること、重度の障害をもつ人々とつき合っていく情熱、詳細な手順に従いながらも状況に応じた柔軟性を持つという両方ができること、そして行動的データを収集する能力などを持つべきである。指導者は、生活技能訓練で使用される基礎的な要素——モデリング、行動リハーサル、促し、フィードバック、強化、宿題について学ばねばならない。また技能訓練モジュールを用いていく施設や機

関は、この独特なサービス供給システムの要求に合うような管理的、組織的支援を提供できることが必要である。

Q. 注意焦点づけの方法による生活技能訓練
ATTENTION-FOCUSING SOCIAL SKILLS TRAINING

　基本訓練、もしくは問題解決訓練のいずれの場合も、患者が訓練の中で当面の課題に集中していられる時間は30分から90分くらいであろうと思われる。しかし、かなりの数の慢性精神障害者は、グループを基本とした訓練方法のなかで協力的に参加することができないようなひどい認知、記憶、注意の障害があるという特徴をもっている。認知能力への要求を最小限に止め、患者の注意を当面の訓練内容に集中させることを狙った生活技能訓練方法が近頃、カマリロ州立病院およびロサンゼルスのカルフォルニア大学臨床研究センターで開発されてきた。この注意焦点づけ法は、多くの比較的短い訓練の試みを繰り返し行っていくことによって特徴づけられる。各々の個別の試みは、はっきり区別できる始めと終わりを持っている。高度に構造化された訓練状況は、各々の試みで教示する構成要素を注意深く巧みに処理することによって、患者の注意散漫を最小限に止める。この手順は、ひどく注意が散漫な長期入院中の慢性分裂病者の会話技能の訓練に用いられてきた。ロールプレイ、正しいやり方を助言するフィードバック、モデリング、促し、そして強化などが大切な要素である一方、注意焦点づけモデルは、訓練要素が制御され、連続的に提示される点で、区別される。訓練は指導者がある言葉を述べて患者と会話をするところから始まる。もし、患者が正しい反応をしたら、賞賛され、しばしば食べものや飲みものによって強化される。もし正しい反応が期待できそうもないときには、指導者は、一連の促し行為を行っていく。患者は、促し行為の結果、適切に反応できたら賞賛される。患者が続いて4回正しく反応するまで、先と同

じ言葉が指導者によって話される。そのあと、新しい会話での反応訓練に入ることになる。

症 例

　以下は、スーという名の、15年間にわたって入院していた慢性分裂病患者で、社会的に孤立し重度の注意集中障害があるとされてきた患者に対し、注意焦点づけ法による訓練を行った例である。スーに対する生活技能訓練は、他の色々な技能のなかでも、特に他人を誉める方法を習得する方向にむけられた。

　スーは、治療者とトムという名の補助看護者によって個別的に訓練を受けている。

トム　：昨日、このシャツを買ったばかりなんだ。
スー　：（反応なし）
治療者：スー、トムになにか誉める言葉を言ってあげて。
スー　：（反応なし）
治療者：誉め言葉の一つにはこんなのがある。「いいシャツですね。」
スー　：（反応なし）
トム　：昨日、このシャツ買ったんだ。
スー　：（反応なし）
治療者：スー、トムに誉め言葉を言って。
スー　：（反応なし）
治療者：「いいシャツですね」って言う誉め言葉もあるよ。
スー　：いいシャツですね。
トム　：どうもありがとう。
治療者：スー、素晴らしいよ。それはいい誉め言葉だね。
トム　：昨日、このシャツを買ったんだ。

スー　：（反応なし）
治療者：スー、トムに誉める言葉を言ってあげて。
スー　：素敵なシャツですね。
トム　：君が気にいってくれて嬉しいな。
治療者：スー、とてもいいほめ言葉だよ。
トム　：昨日、このシャツを買ったんだ。
スー　：いいシャツですね。
トム　：ありがとう、スー。
治療者：素晴らしい、すごいよ、スー。天下一品の誉め言葉をもう言えるじゃないか。

　典型的な場合、患者は、各々の会話技能の領域で、8から12のいろいろな反応の仕方、ないし手本を教えられる。もし般化が自然に起こらなかったら、他の適当な状況に訓練を応用することを促進するために色々な手段が用いられる。注意焦点づけ技能訓練モデルは、3つの会話技能——質問をすること、誉めること、そして他人と何かをするために要求をすること、の3点で一群の患者には有効な訓練であることが証明された。結論は、この高度に構造化された手順が、長期化し、思考障害のある、低機能の慢性分裂病患者の生活技能訓練に効果的であるということである。

練習問題

　系統的で構造的な生活技能訓練を行っていくためのさまざまな方法のモデルを学習してきました。いよいよ、患者さんにこの方法を使ってみることによって、あなた自身の技能を評価する時がきました。あなたが担当されている一人かそれ以上の患者さんに生活技能訓練の方

> 法を適用してみてください。その前と後に、下記の治療者の能力チェックリストを見て、ご自分で身についていると思う技能には「済み」の印を付けてください。

R．治療者の技能チェックリスト
CHECKLIST OF THERAPIST SKILLS

☐患者から具体的な目標を引き出したり、患者の目標設定を積極的に援助すること。

☐患者を助け、「どんな気持や会話か」、「対人関係の目標は誰か」、「どこで、いつか」などの質問をすることを通して、練習可能なロールプレイ場面を構成していくこと。

☐患者に訓練の原理や手順を教え、ロールプレイが始まる前に、好ましい期待や心構えを患者が持てるようにすること。

☐練習の課題状況を設定し、患者や相手役の人たちに必要な役割を配分して、患者がロールプレイできるように構造化していくこと。

☐患者を実技リハーサルに導き、患者を相手役の人とロールプレイさせること。

☐患者の行動を改善するためのモデリングを実施できること。

☐ロールプレイの間、患者に促し行動や合図を与えること。

☐影のように寄り添って患者をコーチすること。自分の椅子から離れ、患者のそばから援助すること。

☐具体的な行動に対して患者に改善のためのフィードバックを与えること。

☐軽度な混乱した行動に対しては無視したり抑えたりすること。

☐ロールプレイの間、患者と30cm以内の距離に身をおいていること。

□適切な場合には、支持と正のフィードバックのため、患者の身体に軽く触れること。
□実技リハーサルやロールプレイの折に問題状況に対応でき、練習可能なより良い行動を示唆すること。
□具体的な宿題を与えること。

S. 生活技能訓練の効果
EFFECTIVENESS OF SOCIAL SKILLS TRAINING

　学習原理を用い、具体的な行動的・認知的技能を教授し、般化させ、維持させることを目的とした、高度に指示的で教育的なセッションに参加することによって精神障害を持つ患者の対人関係における行動上の欠陥が改善できることは、綿密に計画され注意深く実施された諸調査研究の結果により説得力を持って示されている。過去15年間にわたって、50以上の研究が精神科患者の生活技能訓練に関して出版されてきた (Wallance et al. 1980; Liberman et al.1984; Brady 1984を参照)。これらの研究は、何よりも生活技能訓練が主要な精神障害に対して容易に実行できる治療戦略であり、近年の革新的な訓練技法に実証的な基盤を与えるものとなっている。
　これらの研究の結果は、3つの結論に要約できる。

1. 精神障害を持つ患者の行動は訓練することができ、それによって具体的な対人関係状況での技能を改善することができる。訓練を通して学習される技能の種類は、視線を合わせること、会話の状況に適合した質問と反応というような一つ一つの行動、および、問題解決の方法、怒りの制御、適切な感情の表出、そして「全般的な自己主張」といった、より広い一連の言語的、非言語的な行動なども含んでいる。
2. 患者は、訓練された行動を、まだ訓練を受けていない場面や人間関係

に及ぼして、中程度から高程度までの般化を見せる。異なった新しい状況への行動の般化は、長期にわたる思考障害をもち、注意欠陥障害のある退行した慢性患者にとっては、より困難で骨が折れることのように思える。訓練の般化や転移は、視線を合わせたり人を誉めたりするような比較的簡単な行動よりも、ある人に対して、その人自身を変えるような何らかの変化を要求する複雑な行動を起こすときに、より困難となる。この事実は、地域に住む慢性の精神障害者の生活技能訓練について、特別な問題を提起することになる。彼らには、社会資源や社会的支援を利用するために、複雑な社会的行動が必要だからである。

3. 包括的、集中的な生活技能訓練は、精神科患者の臨床症状や再発を減じることができる。向精神薬で治まっている分裂病の入院患者のなかで、集中的な生活技能訓練は、有意に症状を減じさせた(Libermanほか 1984; Wallace and Liberman 1985)。同様に、デイホスピタルに参加して同時に生活技能訓練を受けた分裂病患者は、デイホスピタルのみに参加した患者よりも、6ヵ月以上の追跡で、症状の軽減がより持続していた(Bellackほか 1984)。生活技能訓練は、未服薬の外来抑うつ患者の抑うつ症状を減じ(McKnightほか 1984)、抗うつ薬と同等の臨床的効果を持ち、抗うつ薬治療より脱落率は低かった(Bellackほか 1983)。

分裂病における生活技能訓練の効果をもっとも説得力をもって証明する、103人の患者について行われた研究を次に紹介する。対象となった103人は、ほとんど長期持続のデポ剤注射を受けながら適切な抗精神病薬を飲んでおり、無作為に生活技能訓練と教育的な方向づけを持った実際的な家族療法とのどちらか一方ないし両方、および服薬のみの群に割り当てられた(Hogartyほか 1986)。生活技能訓練の目標は、家族や地域社会での人間関係に、より建設的にかかわる能力を強めることとし、その結果、再発

を引き起こすようなストレスや刺激を少なくすることを狙いとした。セッションは、急性の精神科的なエピソードがあってから病院を退院したあとの1年間を通して通常の外来の受診時に実施された。生活技能訓練と家族療法プログラムの治療をそれぞれ受けたグループは、薬物のみのグループにみられた41％の再発率を1年のうちに約20％に減じた。この統計的に有意義な再発率の減少は、患者の抗精神病薬のコンプライアンス（服薬遵守）とは無関係であった。興味あることに、生活技能訓練と家族療法の治療を同時に受ける予防的効果はそれを上回っており、両方の心理・社会的治療を受けた患者は最初の1年の経過中に誰一人として再発しなかったのである。

　分裂病のような慢性の精神障害をもつ患者に対する生活技能訓練の効果については、いくつかの注意書きが必要であろう。まず最初の点は、訓練は患者が病気のエピソード中の重度の精神症状や認知障害から立ちなおりをみせた後に行われるのが最も効果的であるということである。これは、分裂病、躁病、大うつ病にあてはまる。これについては、この本の2章と4章で強調したように、患者の精神症状をコントロールすることのできる抗精神病薬の種類と量を見つけることに全力が注がれるべきであることを意味している。一度症状が静穏化したら、患者の注意力を強化し生産的に訓練に参加する能力を支えるような薬物による維持療法が行われるべきである。

　2つ目の点は、患者の機能レベルに合わせて生活技能訓練の形式、頻度、カリキュラムを仕立てあげることの重要性に関してである。多くの精神病患者は、高度に指示的な行動療法的技法を必要とする学習障害を示している。慢性患者は、しばしば情報処理と注意の欠陥を持ち、精神生理のテスト中に過覚醒、寡覚醒を示す。これらの患者は、情緒的なストレスや十分に構造化され制御されていない訓練セッションからでさえも過剰刺激を経験する。慢性患者は、伝統的な治療で行われてきた社会的報酬や物による報酬では動機づけられないことが多い。せっかく得られた生活技能が、会

話技能つまり社会的実行能力習得への重要な積み木を欠くことによって損なわれる様子を多く患者にみることができる。分裂病の患者は、予約をとったり薬の副作用を減ずるための助けを求めるなどの毎日の問題を対処していくための社会的認知の能力やより適切な行動を考え出す能力の点でしばしば欠陥を持つ。言葉に流暢さがなく、声の抑揚が少なく、視線を合わせることの少ない患者は、社会的学習の面でも障害を持っている。

精神障害を持つ患者の認知障害や社会的欠陥の幅広い多様性は、患者一人一人のニーズに合わせた生活技能訓練の方法を工夫する重要性を示している。この章では異なったニーズや機能的レベルをもった患者に用いるために発達してきた3つの訓練モデルについて述べた。

3つ目の点は、技能訓練効果の効果を般化するために、治療者が自分自身の目の向けどころを切り替えなければならないという問題である。生活技能訓練は、通常は患者の自然な環境から離れた、クリニックとか入院施設とかいった医療施設の中で行われている。しかし、臨床的に意義があると考えられている介入にとっては、これ以外の場所やより自然な場面への般化が重要である。生活技能訓練が、精神病患者の技能レベルを高める点で非常な進歩をしてきた一方で、般化と長期の変化を評価し推進していく点でのより一層の努力が必要とされる。

新しく獲得した技能の般化を妨げているかもしれない現時点でのいくつかの要素があり、これらは検討する価値があろう。まず、クリニックや病院でのロールプレイで取りあげられる状況は現実の環境で実際出くわす状況とは同じではないだろうということである。ほとんどの患者はおそらく、真似て作られた状況は「現実」ではなく、状況に特徴的なあらゆる重要な刺激が、ロールプレイによる訓練では出てこないかもしれないということを知っている。クリニックや病院からもっと現実的な環境——そこでは、より当面の問題に関係した刺激があると同時に、訓練と刺激のコントロールと練習を細心にモニターする観察などが可能な、これまでとは違う環境に訓練の焦点を移していくことが必要であろう。たとえば、病院と関連を

持って運営されている作業所では、仕事自体の技能とともに、仕事中の社会的交互作用の技能も訓練するようにすべきである。同様に病院でのレクレーションや余暇活動は、対人関係技能を訓練する場として使用され得るのである。

　生活技能研究のもう1つの挑戦は、行動は常に状況によって具体的に限定されているという行動の持つ性質に関係している。人生には、社会的状況の尽きない流れがあり、可能性のあるあらゆる状況に対して必要な、可能性のあるあらゆる反応を訓練することは到底できない。生活技能訓練では、かなりの数の異なったロールプレイ場面と反応が、さまざまな型の目標技能の習得を促し強化するように練習される。たとえば、自己主張できない患者は、レストランで焦げついた食物を返したり、行列で自分の前に入りこんだ人に正面切って文句を言ったり、理不尽な要求に反対の意を表明したりする練習をするかもしれない。注意焦点づけモデルの訓練では、患者は、「昨夜映画を見に行った」「飛行機にのって空を飛びたいな」とか、「僕は野球が大好きでね」などと言われたときに、会話の相手に質問をすることを訓練される。特定の技能をさまざまに用いることを強調するようなこの訓練の方法は、一般化された反応を確立する方法として推奨されてきた。患者が刻々と変わり続ける社会状況により上手に反応できるようになるために、新しい状況を分析し、自分で工夫した反応を起こし、自分の行動を分析することを学べるような一般的な技能を訓練することは必要なことである。技能の般化を促進するための問題解決的戦略は、情報処理的技能をより重視する方向へ研究とリハビリテーションが発展するように促し、実施される訓練も行動面のみでなく認知処理技能の訓練がより強調されるように方向づけている。

　発展の3番目の領域は、技能訓練プログラムの内容の妥当性の検討である。訓練を要すると思われる状況や最も効果的と思われる反応の仕方など、現在実施されているプログラム内容の多くは、研究室の中で行われた「肘かけ椅子」的研究から発展してきたものである。患者が訓練材料をマスタ

一することは可能であるが、教えられた技能は、地域社会で効果的な行動をするために必要とされる技能とは無関係であるかもしれないのである。多くの慢性精神病患者に教えられている状況と反応が環境の実態と合致するよう今後一層の研究が必要である。このことは、何が効果的な社会的自立的機能を構成し、それがどのように訓練の内容と結びついてくるのかを決定するために環境を体系的に、また自然のうちに観察することを含んでいる。

分裂病や他の精神障害の重い患者では、般化は、もし治療環境外の世界で技能を引き続き使用する努力をしなければ、たいていは限られたものとなってしまう。たとえば、患者が、適切な自己開示をする、良い質問をするといった、上手な会話に重要な技能をよく訓練されたとする。しかし、注意、反応、強化、そしてフィードバックといった訓練状況に存在する要素は、自然の環境には欠如しているという理由から、般化が妨げられるかもしれない。

患者が、新しく学んだ技能を他の環境で、しかも、いつも注意し反応を返してくれるとは限らない人々を相手に使っていくことを期待するのは期待しすぎかもしれない。日常生活の状況では、質問をすることや自分の話をしたことに対して、賞賛や報酬のあることは滅多に無いのである。たいてい、不適切な応答は、正しくない応答とされ、むしろ多くの場合は、不適切なことが言われると、会話を短く切ってしまう傾向さえある。理想を言えば、学んだ技能が他の場でも、興味ある会話の仲間入りをすることによって強化され、維持されていくことであろう。しかし、このことは、たいてい、積極的に計画されたプログラムなしでは、達成されないものである。

訓練セッションと外部世界との緊密な結びつきを確立するための1つの方法は、他の場で他の人々との交渉で新しい技能を用いる宿題を出すことである。多くの臨床研究で、そういった課題を用い積極的な結果を得ているが、この方策は、外の場でも促し行動や強化が伴うと、より効果的になることがわかった。友人、家族成員、看護職員、訓練グループの仲間など

は、この過程で、患者に新しい社会行動が身につくまで促し行動や強化を与えて、助けることができる。

　一度訓練された技能がその環境での自然な強化によって十分に確立され維持されたならば、促し行動と外部からの強化は、退けられていく。新しく学んだ行動パターンが壊れる傾向を最小限に食い止めながら、徐々に強化の時期を遅らせたり、強化の与え方を不規則にしていくのである。表25にあるように、グループで生活技能訓練を行っていくことは、学習の展開上、明白な利点がある。

　訓練は、患者の毎日の生活と切り離されるべきではなく、むしろそれと完全に統合されていなければならない。可能なときはいつでも、治療が診療の場から離れ、家庭や病棟、学校、店、レストラン、その他の目標行動を実行するのに適した環境で行われるべきである。最初のうちは賞賛とかお金、食物、名誉といった有効な強化子が、行動の成功と関係づけて用いられるべきであり、行動が徹底的に体にしみこみ、無意識下にコントロールされるようになって初めて、補強的手段としての強化子は取り除かれるべきである。

表25　集団で生活技能訓練を行う利点

◇技能を試行するための自然で自発的な機会を与えてくれる。
◇自然のうちに表現される生活技能によって、継続的に生活技能の評価を行う場を持つことができる。
◇学んだ技能の強化が、仲間のフィードバックを通じて増幅される。
◇選択可能なモデリングが多く与えられ、モデリングが仲間を通じてより確実なものになっていく。
◇助けあう「二人組」の方法を、宿題の完成を助ける手段として用いることができる。
◇より進んだ「ベテラン」の患者をみることによって、訓練に努力していこうとする動機づけがなされる。
◇訓練のオリエンテーションと積極的な期待が、治療者からばかりでなく、仲間からも与えられる。

T. まとめ　　SUMMARY

　慢性の重篤な精神障害の症状や無能力さが、脆弱性をもつ個人の対処能力と均衡を保つ関係にあるので、生活技能訓練によって、ストレスの克服力を改善し、再発可能性を減じ、社会適応度をあげることができる。この章では、慢性精神病患者に生活技能訓練を適用しようとする臨床家にとっての主要な問題点を取り上げた。

　生活技能訓練の技法が成熟し、その有効性に関する実証的な確認作業が過去10年間以上にわたって発展してきた反面、その使用は、未だに比較的少数の行動志向的な実践家に限られている。多くの施設やクリニックは、慢性精神病患者に社会化のためのグループや経験を与えているが、構造化され、体系化された生活技能訓練を提供しているところは少ない。この分野での主たる挑戦は、生活技能訓練のより広い普及と正確なやり方を推進していくところにある。

　患者一人一人のニーズに合わせて、訓練モデルの方式を注意深く選択する重要性が、急速に明らかになってきている。ロールプレイを用いた生活技能訓練の基本訓練は多くの患者に効果的である。しかし、もっと高い社会的レベルで機能している患者は、認知的問題解決方法を強調したやり方の方がより効果的であろう。一方、著しく退行し、注意集中ができない慢性患者は、注意焦点づけ法に基づいたより構造化された訓練方式を必要とするであろう。

　般化と維持とは、すべての生活技能訓練プログラムの成功にとって非常に重要である。日常の生活環境で社会的技能を維持していくための有望な方策は、集中的な訓練に引き続いて、アフターケア期間にクリニックや病院で患者を後押しするような集中的なセッションを設けていくことである。

　生活技能の般化と持続性を促進していくもう一つの有効な方策は、宿題を使うことである。宿題、すなわち、患者が日常生活のなかで、新しく得

た技能を使うように方向づけることによって技能の般化を効果的に促進することができる。訓練された反応を強化し、時おり言葉による促しを与えながら、治療以外の自然の場で、最低必要な訓練を行っていくことによって、学習の転移を誘発することができる。訓練された反応が、自然の環境下で確立したのちには、徐々に促し行動を控え、ゆっくりと、強化を解いていくことによって、新しい反応が持続していく可能性を最大限、期待しうると思われる。

分裂病患者への生活技能訓練の適用は、比較的新しい領域である。その発展は、抗精神病薬の出現の後に初めて始まった。現在まで、生活技能訓練の方法は、臨床的学問的な場においては、患者に状況に即した具体的な行動を教えるという点で、比較的成功してきた。今後の研究の発展によって、プログラム開発が必要とされる他の領域、特に般化の領域がクローズアップされていくであろう。近年の研究では、生活技能訓練を経験した患者は、地域社会のなかでより社会的に適応していることが明らかになった。しかし、われわれは、生活技能訓練が社会的機能、生活の質、そして臨床的な再発をどの程度まで改善し持続性のあるものへと導いていけるかについての研究成果を少しずつ発表しはじめたにすぎない。生活技能訓練の究極の有効性は、これらの課題の解決如何にかかっている。しかし、現在行われている調査研究、生活技能訓練や評価法の検討などを考えれば、それらの課題が解決できないと予測する理由は何もないのである。

練習問題

この章で学んだことをあなたが実際に用いるのを助けるために、以下のさまざまな判断を要求する質問に答えてください。

生活技能訓練が適当であるような人を4人挙げてください。4人の人は、あなたが主治医として関わっている患者でもいいし、1週間の

間に何らかの臨床的な接触のある患者でもかまいません。これら4人の患者中、誰が、生活技能訓練の治療方法を用いるのに最も成功しそうな患者だと思いますか?

この患者と治療を進めていくうえで、どんな一般的な問題(たとえば、求職、新しい友人と会うこと、家族の誰かと話をすること)をあなたは選びますか? 患者にこの新しい行動を練習する機会を与えるために、あなたが考えた具体的な場面設定と練習課題を述べてください。具体的にどんな場で、どんな時間に、この生活技能訓練を行うつもりですか? 患者がそこから学べるようなどんな行動モデルをあなたもしくは他の誰かが提供できるでしょうか? 患者の実行したことに基づいて、どんな現実的な「戸外の治療セッション」課題を彼らに与えることができるでしょうか?

文 献

American Psychiatric Association: Diagnostic and Statistical Manuals of Mental Disorders (Third Edition-Revised). Washington, DC, American Psychiatric Association, 1987

Anonymous: Problems of living with schizophrenia: first person account. Schizophr Bull 7:196–197, 1981

Bellack AS, Hersen M, Himmelhoch JM: A comparison of social skills training, pharmacotherapy and psychotherapy for depression. Behav Res Ther 21:101–107, 1983

Bellack AS, Turner SM, Hersen M, et al: An examination of the efficacy of social skills training for chronic schizophrenic patients. Hosp Community Psychiatry 35:1023–1028, 1984

Brady JP: Social skills training for psychiatric patients. Am J Psychiatry 141:491–498, 1984

Fichter M, Wallace CJ, Liberman RP, et al: Improving social interaction in a chronic psychotic using discriminated avoidance. J Appl Behav Anal 9:377–386, 1976

Goldstein AP: Structured Learning Therapy. New York, Academic Press, 1973

Goldstein AP, Sprafkin RP, Gershaw MJ: Skill Training for Community Living: Applying Structural Learning Theory. New York, Pergamon Press, 1976

Goldstein MJ: Preventive Interventions in Schizophrenia [Publication No (ADM) 82–111]. Washington, DC, U.S. Dept of Health and Human Services, 1982

Hersen M, Bellack AS: Assessment of social skills, in Handbook of Behavioral Assessment.

第5章 生活技能訓練 269

Edited by Ciminero AR, Calhoun KS, Adams HE. New York, Wiley, 1977
Hogarty GE, Anderson CM, Reiss DJ, et al: Family psychoeducation, social skills training, and maintenance chemotherapy in the after-care treatment of schizophrenia. Arch Gen Psychiatry 43:633–642, 1986
Hooley JM: Expressed emotion: a review of the critical literature. Clinical Psychological Review 5:119–139, 1985
Kandel ER: From metapsychology to molecular biology. AM J Psychiatry 140:1277–1293, 1983
Lehman AF: The well-being of chronic mental patients. Arch Gen Psychiatry 40:369–373, 1983
Lesse H: Amygdaloid electrical activity during a conditioned response, in Electroencephalography, Clinical Neurophysiology and Epilepsy. Edited by Va Bogant L, Radermecker J. London, Pergamon Press, 1959
Liberman RP: Assessment of social skills. Schizophr Bull 8:62–84, 1982a
Liberman RP: Social factors in schizophrenia, in Annual Review of the American Psychiatric Association [volume 1]. Edited by Grinspoon L. Washington, DC, American Psychiatric Press 1982b
Liberman RP, DeRisi WJ, King LW, et al: Behavioral measurement in a community mental health center, in Evaluating Behavioral Programs in Community, Residential and Educational Settings. Edited by Davidson P, Clark F, Hamerlynck L. Champaign, IL, Research Press, 1974
Liberman RP, King LW, DeRisi WJ, et al: Personal Effectiveness: Guiding People to Assert Themselves and Improve Their Social Skills. Champaign, IL, Research Press, 1975
Liberman RP, Lillie F, Falloon IRH, et al: Social skills training with relapsing schizophrenics. Behav Modif 8:155–179, 1984
Liberman RP, Massel HK, Mosk MD, et al: Social skills training for chronic mental patients. Hosp Community Psychiatry 36:396–403, 1985
Liberman RP, Teigen J, Patterson R, et al: Reducing delusional speech in chronic paranoid schizophrenics. J Appl Behav Anal 6:57–64, 1973
Liberman RP, Wallace CJ, Vaughn CE, et al: Social and family factors in the course of schizophrenia: toward an interpersonal problem-solving therapy for schizophrenics and their relatives, in Psychotherapy of Schizophrenia. Edited by Strauss JS, Fleck S, Bowers M, et al. New York, Plenum, 1980
Linn MW, Klett CJ, Coffey EM: Relapse of psychiatric patients in foster care. AM J Psychiatry 139:778–783, 1982
McKnight DL, Nelson RO, Hayes SC, et al: Importance of treating individually assessed response classes in the amelioration of depression. Behavior Therapy 15:315–335, 1984
Paul GL, Lentz R: Psychosocial Treatment of the Chronic Mental Patient. Cambridge, MA, Harvard University Press, 1977
Presly AS, Grubb AB, Semple D: Predictors of successful rehabilitation in long stay patients. Acta Psychiatr Scand 66:83–88, 1982
Rosenzweig MR, Leiman AL: Brain functions. Annual Review of Psychology 19:55–98, 1968
Sylph JA, Ross HE, Kedwood HB: Social disability in chronic psychiatric patients. Am J Psychiatry 134:1391–1394, 1978

Wallace CJ, Liberman RP: Social skills training for patients with schizophrenia. Psychiatry Res 15:239–247, 1985

Wallace CJ, Boone SE, Donahoe CP, et al: Psychosocial rehabilitation for the chronically mentally disabled, in Behavioral Treatment of Adult Disorders. Edited by Marlow D. New York, Guilford Press, 1985

Wallace CJ, Nelson CJ, Liberman RP, et al: A review and critique of social skills training with schizophrenic patients. Schizophr Bull 6:42–63, 1980

第6章
行動療法的家族指導
BEHAVIORAL FAMILY MANAGEMENT

ロバート・ポール・リバーマン　　Robert Paul Liberman, M.D.

家族はその家族の一員の病気によって疲れ果てないことを学ぶべきである。しかし、これは言うは易く行なうは難い。なぜなら、分裂病者といっしょに住むのは、火山の崖淵に住んでいるようなものであるから。

ドナルド・リチャードソン　Donald Richardson
精神障害者のための全国同盟
(President, National Alliance for the Mentally Ill)

こ の10年間のいくつかの運動が実って、家族に基盤を置く分裂病のケアの技法が産み出され、予後の悪かった分裂病の治療に新しい希望が見えてきた。この新しい希望は、治療についての新しいイデオロギーとか哲学に付随して一時的に生れたものではなく、さまざまな国の異なった都市に住む患者の再発率を高い水準で有意に減少させることを実証した、再現可能な実験的データにもとづいて生れたものである。再現可能な知見は精神科では他にはほとんど見られないので、入院後9ヵ月間ないし12ヵ月間の再発率を50%以上から10%以下に減少させたという臨床研究者の報告は、精神保健およびリハビリテーションの専門家の注目をひいた。

　分裂病のケアにおける家族指導の方略を完成させるために役立った運動は以下のものである。

1. 脱施設化運動が精神病院からの多数の退院者を産み出し、華々しい精神病症状のある患者でも入院の可能性が減少し、精神障害者のケアとサポートに家族の責任が増加した。
2. 精神障害者を家庭で管理するのに不慣れであった家族が、そのためにストレスと負担を経験したこと。
3. 精神障害者の家族による活気に満ちた権利擁護運動と自助運動が成長し、全国的に組織化され、何百という地域支部と何万という会員が生れた。
4. 分裂病の治療として、有害な副作用があるにもかかわらず抗精神病薬の維持投与にのみ頼ることから目覚めたこと。
5. 精神科の臨床上の問題に対する行動療法的あるいは教育的方法が発展し、すべての社会的な階層に実際的援助を提供することができるようになり、あまり広く適用できない精神力動的および洞察療法にとって代った。
6. 精神疾患に対する偏見が減少し、精神障害が治療に値する医学的な病気であるという知識が一般に行き渡り、受け入れられたこと。

A. 行動療法的家族指導はどれくらい有効か？
HOW EFFECITIVE IS FAMILY MANAGEMENT ?

　対照を置いた臨床研究で厳密に評価された家族療法のひとつとして、行動療法的家族指導（behavioral family management　BFM ; Falloon and Liberman 1983）があげられる。その技法は社会的学習理論（social learning theory）から引き出されており、高度に構造化された指示的行動療法の技法を取りいれている。たとえば、目標設定、モデリング、実技リハーサル（behavioral rehearsal）、強化（reinforcement）、そして宿題などである。患者とその家族は、いっしょに分裂病についての知識やその治療、コミュニケーションの技能や問題解決技能などを学習する。

　ある臨床研究では、36人の若い成人の分裂病患者で、両親と緊張した関係にあり、ストレスの強い家庭に住んでいる人たちを、家庭で行う行動療法的家族指導と外来中心の支持的個人療法とに無作為に割当てた（Falloon et al. 1982, 1984）。治療に取りかかる前に、全患者が最低1ヵ月抗精神病薬の治療を受け、精神症状は安定していた。

　治療の内容に関係なく、全患者はつぎのような同じ治療スケジュールに従った。はじめの3ヵ月間は毎週面接し、次の6ヵ月は隔週面接し、それ以後、計2年間になるまでは毎月面接をした。行動療法的家族指導あるいは個人療法――いずれも精神保健の専門家が行った――に加えて、全患者は毎月外来で精神科医か臨床薬剤師に会った。彼らはそれぞれの患者がどのタイプの心理社会的治療を受けているかについては知らされずに適量の抗精神病薬を処方する役割を果たした（訳注：心理社会的治療法によって投薬内容が影響を受けないようにするための研究デザイン）。

　行動療法的家族指導と個人療法との有効性の比較は精神症状評価表、地域生活状況、社会的機能、家族の負担度、そして経費と効果の対比などの転帰尺度のバッテリーによって評価された。どの転帰の尺度でも行動療法的家族指導が統計学的に有意に優れていることが認められた。臨床的転帰

の結果を図16に示した。行動療法的家族指導を受けていた患者のわずか6％が、最初の9ヵ月の治療期間中に精神分裂病性の症状の再発か再燃をみたが、個人療法を受けていた者は44％が再発・再燃した。44％という再発率は、他の研究で調査された再発率——退院してストレスの著しい家庭に戻った患者の9ヵ月間の再発率——の約55％にほぼ匹敵する（Vaughn et al. 1984）。6％の再発率は、行動療法的家族指導を受けた18人のグループのうちの1人の患者が再発したことによるものである。さらに希望を与えるのは、行動療法的家族指導を受けた患者の56％が9ヵ月の時点で分裂病性症状から完全寛解しており、その多くが社会的あるいは職業的役割を相対的に良好にこなしていた。

治療を開始して2年後、つまり行動療法的家族指導が「維持」の段階に入った時点での再発率は、行動療法的家族指導が11％で個人療法は83％だった。2年の期間中に入院した患者についてみると、平均入院日数は行動療法的家族指導で年間1.8日に対して、個人療法を受けていた患者は年間11.3日であった。症状は転帰のほんのひとつの次元にすぎないが、患者の社会適応に行動療法的家族指導はどう役立っただろうか？　総合的な社会適応、余暇の活動、家族生活、身辺のだらしなさ、仕事、あるいは家庭外での交遊について評価したところ、行動療法的家族指導のほうが有意に良い結果であった。行動療法的家族指導を受けた家族の負担は大幅に減少したが、個人療法を受けていた患者の家族ではほとんど変化しなかった。家庭での行動療法的家族指導のセッションには治療者の時間と移動に費用がかかり、外来中心のプログラムよりも高くつくが、行動療法的家族指導では再入院やほかの臨床的なサービスを必要とする率が極めて低く、行動療法的家族指導のほうが経済効率がはるかによかった（Faloon et al. 1985; Faloon 1985）。

一見したところ、この研究調査の結果は分裂病の治療上のほとんどの難問を解決するものではないかと思われた。行動療法的家族指導は単に患者の服薬率を改善するだけで、そのせいで再発率が低下したという解釈もで

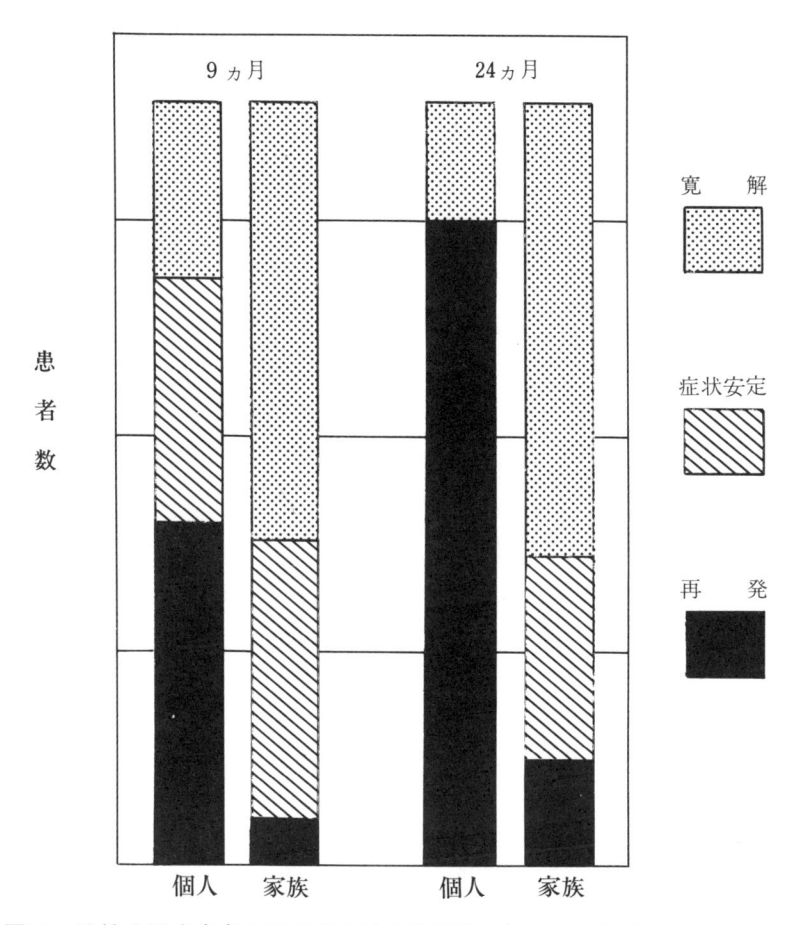

図16 精神分裂病患者を行動療法的家族指導と個人の支持療法に無作為に（18名ずつ）割振り治療開始後9ヵ月と24ヵ月後に評価した治療成績の比較

24ヵ月の終りまでに、行動療法的家族指導を受けた患者では66％で精神病症状が完全に改善していたのに比べ、個人療法では17％だけであった。

(Falloon IRH, Boyd JL, McGill CW et al: Family management in the prevention of morbidity of schizophrenia. Arch Gen Psychiatry 42:887-896, 1985)

きる。しかし、この解釈は分裂病の治療研究の多くから得られるデータと矛盾する。つまり、抗精神病薬の服薬が信頼できる場合でも、1年間におよそ30～40％の患者が再発する。本研究では、行動療法的家族指導の患者が服用していた薬の実際量は、比較の対照である個人療法の患者の量よりも、クロルプロマジンに換算して1日約100mg少なかった。このように、行動療法的家族指導の治療結果の方がはるかに優れていたが、抗精神病薬の投与量はより少量で十分であった。

しかし、行動療法的家族指導に参加する患者は投薬は重要でないなどと早とちりしてはいけない。それは間違いのもととなる。行動療法的家族指導の患者のほとんどに、少なめの量であったが、抗精神病薬の維持量が必要であった。事実、行動療法的家族指導グループで最初の9ヵ月間に再発した唯一の患者は、規則的に服薬しなかった人であった。この研究によって、私たちの外来や精神保健センターにもたらされた重要な教訓は、適切な薬物療法を家族指導と組み合わせることによって慢性精神病患者の治療とリハビリテーションに有力なアプローチができるということである。

B. 家族の対処および力量はストレスと脆弱性を乗越えられるか？
CAN FAMILY COPING AND COMPETENCE OVERRIDE STRESS AND VULNERABILITY?

ファルーン博士の研究から得られた注目すべき結果が精神障害の「ストレス－脆弱性－対処－力量モデル」とどのように関係しているかを考えてみよう。このモデルでは、対処技能と能力によって生活上のさまざまな困難を克服をすることによって、ストレッサーに対して個人を強くし、心理生物学的な脆弱性が保護されることになる。行動療法的家族指導は、コミュニケーションや日常的問題の解決をするより上手な仕方を患者とその家族に教育することを通じて、対処技能を教えることを目標としている。事

実、ファルーン博士は患者とその家族が行動療法的家族指導に参加した結果、対処および問題解決技能が改善したことを見出した。対処の能力が最も大きく改善した家族では、同時に、最高の臨床的な転帰を示した。したがって、行動療法的家族指導のプログラムで高められた患者やその家族の問題解決能力は、ストレッサーが精神分裂病性障害に与える病理的インパクトを鈍らせることが想定される。さらに、家族の対処および能力が改善することで、患者の精神分裂病性の症状がほとんど消失し、投薬の保護的な必要性も少なくなり、病院の外で生活することが可能となった。

ストレス－脆弱性－対処－能力モデルでは、心理生物学的脆弱性は個人の持続的な特性であると考えられ、変化が起こるとしても徐々に環境的、個人的、あるいは生物学的出来事に反応して起こるものである。それでは、脆弱性には特別な変化がないにもかかわらず服薬の必要量が減少したとすれば、行動療法的家族指導によって獲得された対処および能力が、どのようにしてこのような良い転帰をもたらしたのであろうか。図17に示すように、緊張やストレスが高い状態にある家庭の患者は、より容易に再発の閾値を越える。自宅で分裂病患者といっしょに住むという体験は予測がつかず、落ち着けないものであり、たいていの家族は高度の緊張とストレスと戦うことになる。行動療法的家族指導は、問題解決技能などを患者や家族に与えることによって、お互いに必要なプライバシーを認めあう方法をみつけるとか、社会福祉関係の諸機関との関係をよりうまくできるようにするなど、家族全体でストレスの源に直接的に対処できるようにすることが可能である。ストレスの源が家族の内部の問題であるにしろ、外部の問題であるにしろ、それらは積極的な対処と建設的な新たな対応によって克服されるだろう。このようにして家庭内の緊張のレベルと、家族のまとまりに対する外的脅威の両方が減少し、患者と家族が体験するストレスは再発閾値のかなり下まで下がるわけである。

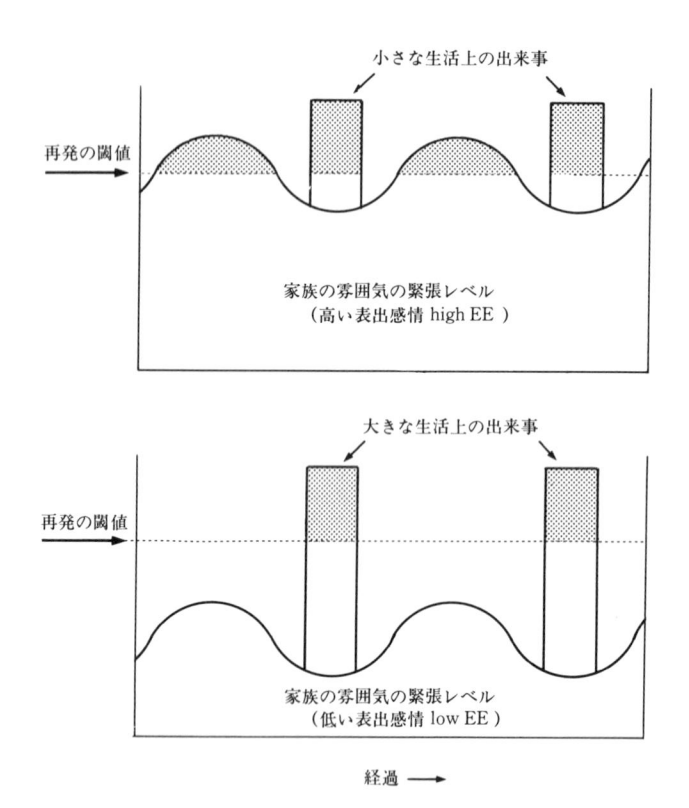

図17 家族のストレスおよび生活上の出来事と分裂病再発

慢性の精神分裂病患者を抱えている家族に見られる恒常的なストレスや緊張が、折々の生活上の出来事とあいまって、どのようにして脆弱性の閾値を越えて分裂病の再発を招くかを図に示した。高い表出感情（EE）の家族では、精神障害者と生活しているストレスによって適応的に対処できなくなっており、精神障害者への過剰な期待による情緒的な過度の巻き込み（overinvolvement）や批判が見られる。低い表出感情の家族は、寛容で支持的であり、現実的な期待を持っており、再発への防御となることができる。高い表出感情を示す家族では、低い表出感情の家族と比べて再発が3～4倍高いことが知られている。

C. 精神疾患による家族の重荷
FAMILY BURDEN OF MENTAL ILLNESS

重篤で慢性的な精神疾患に罹患した人でも退院を目指した脱施設化運動と、アメリカの全州における公立精神病院病床の縮小によって、慢性の精神分裂性障害や感情性障害の無数の患者のケアをする重荷は、病院から家族やその他の地域の機関に移行することとなった。毎年、推定百万の家族が精神病院から退院した精神障害者を家庭に受け入れている。全日または1日の一部を自宅で過ごしたり時々帰宅する場合を含めると、退院した精神障害者のおよそ65%が自分の家族に戻っている (Minkoff 1978; Goldman 1982)。長期の施設内看護が珍しくなるにつれて、患者は家族と時間的に密に過ごすようになっている。例をあげると、精神病的あるいは他の重篤な障害でも、短期入院で回転ドア式に通過する近年では、6ヵ月以上入院する患者の3倍の数の患者が、退院して家族のところに戻って生活している (Lamb and Goertzel 1977)。

1950年代以来、精神障害者をケアしている患者家族がどのような感情的、身体的、経済的な重い負担を被っているかが研究されてきた。グラッドとセインスバーグ (Grad, Sainsburg 1968) によって「家族の重荷」と最初に名付けられたこの重い負担にはさまざまな要素がある。家族の重荷の源のひとつは、精神病の症状が広範囲の精神機能を障害し、重篤であることと、生活のほとんどの範囲における機能障害に由来する。たとえば、精神分裂病は家族成員につぎのような大変な困難を強いる。つまり、思考障害や妄想、幻覚、そして減裂などに加えて、仕事やレクレーション、感情、習慣、日常生活の諸活動における機能障害を理解して対応し、耐え、対処しなければならない。不適切あるいは奇異な行動や、頑固な誤った信念、極端な社会的引きこもり、予測しがたい気難しさや苛立ち、そしてさらには暴力に至るまで、家族成員はどのように対処すればよいのだろうか。

もうひとつの重荷は、働かない若い成人がいることによる経済的負担の

重さである。社会保障制度による財政的補助を得るのがますます困難になっているばかりでなく、市、郡、州、そして連邦予算の財政抑制という最近の時代においては、公的な精神保健サービスでさえ費用がかかる。たとえば、ロサンゼルス郡では貧しい人への薬の処方に対する郡の財政的援助が最近廃止されたため、薬物療法を必要とする多くの精神科患者がお金がないために服薬を中断した。当然のことだが、これは近視眼的な施策であり、もっと費用のかかる入院患者としてケアを検討する方向に関心が盛り上がった。しかし、結局のところ、このような公的な精神保健サービスの抑制は、重荷を家族に背負わせることになった。家族は、患者をアフターケアの治療者や外来治療、投薬、そして日常的生活上必要なサービスに結びつけるための努力を期待されているのである。

　予測しがたい重大な精神障害にもかかわらず、家族は病者をたえず監視し監督する義務を負わされる。休暇は休暇でなくなってしまうし、夜中の睡眠中断は当たり前のことになる。精神障害者はとかく昼と夜の生活を逆転させ、多くの者が家や地域社会から迷い出て、何千人もの放浪者の一人となる。したがって、精神障害者に対処している多くの家族が、家族としてのまとまりを脅かされても全く不思議ではない。配偶者間に面倒をみることの葛藤や行違いが生じるにつれて、家族の離散や離婚が起こることになる。

　たとえ無傷で残っている家族でも、重篤で慢性の精神障害者が存在することは侵入的であり、扱いにくいものである。お金の問題ではなく、高い代償を要求されるものである。不安と緊張、罪責感、退廃と抑うつ、悲嘆、そして挫折感は家族にたいする大きな感情的代償であり、精神障害者の臨床状態にも不可避的にはね返りがある。精神障害者の家族によって報告される厳しいストレスの体験には、しばしば精神症状が含まれている。したがって、これらの家族のニーズに応じたサービスを提供することは精神障害の一次予防となるだろう。

練習問題

少しの時間、あなたの担当している患者を思い浮かべてください。家族といっしょに暮しているのはそのうちだれですか？ 今回の入院の後でまた家庭に戻ろうとしているのは誰ですか？ そうした患者の少なくとも2名の名前を書き留めて、それから患者と一緒に生活するときに家族のよくぶつかる問題を列挙してみなさい。最後に、家族の感じる緊張やストレスに対して精神保健の専門家として、情報の提供や技術的な助言や援助の出来る問題をチェックしなさい。慢性精神障害に対処していくうえでの重荷によって起こる家族内の問題について、あなたの同僚と話合って体験交流をしてください。

症 例

Jさんとその奥さんは、仕事を引退して旅行や趣味を楽しめるようになることをとても楽しみにしていました。彼らは24歳になる息子が分裂病になることなど考えてもいなかったし、息子の面倒を見るために大部分の余暇を犠牲にしなければならないことなど考えてもみなかったことでした。息子が夜間徘徊して不注意な喫煙で火事を起こさないように見張るために、彼らは交代で睡眠をとりました。「息子が家にいないときでさえ、いつも彼の事を考えて心配しています。息子は大丈夫だろうか？ 無事帰宅できるだろうか？ 警察から電話がかかってきはしないだろうか？」 この夫婦は成人した息子の面倒を見るのに経済的にも精神的にも疲れ果ててしまいました。息子の相談のために精神科医に会ったとき、Jさんの奥さんは抑うつ的で不安が強く、治療が必要な状態でした。

1．ストレス、緊張、そして罪責感　　Stress, Tention, and Guilt

　精神障害者と住んでいる家族を調査することによって、かなり強いストレスと緊張が家庭の中にあることが繰り返し明らかにされてきた。常軌を逸した、時には危険な行動をする精神病の人とともに住む家族が個人的に緊張や苦痛を体験し、そのためにもともとは健康であった家族成員にも精神症状が出現したり機能障害のレベルにしばしば達するということはもっともだし、理解できる。慢性精神障害者をもつ281家族を対象としたある全国調査では、その1/3以上がつぎのような症状を報告した。睡眠障害、過度の心配、恐怖、葛藤、悲嘆、抑うつ、不安、そして一種の失望。そして、患者の同胞は症状にもとづく患者の行動化を理解できず、不作法な行動をする患者とその行動を統御できない両親を非難するのが一般的であった。

　「次に何が起こりそうかと私たちは絶え間なく関心を払い、常に番をしていました。そのために、忍耐力がほとんどなくなり、精神的、感情的疲弊を生み出しました。」
　「私たちの息子が病気になったために、私たちの毎日は時には耐えきれないものでした。それはあたかも私たちの首の回りに感情の鎖を巻つけられ完全な敗北感に結わえつけられているかのようでした。」
　「私たちの娘の予測しがたい爆発と不思議な行動のために、私たちはナイフの刃の上に居るような感じがします。」

　精神科医が「分裂病」という診断に重みを付けて言うと、不治で致命的な病気を知らされたのと同じ反応を引起こすことがある。しかし、死に引き続く悲嘆の道どりとそれによって生じる心理的治癒が精神病の家族には欠けている。分裂病やその他の重篤な精神障害にしばしば特徴的な寛解と再発に伴って、かつては前途有望だった子供を失い、今やその子供が家の中で見知らぬ人のようになってしまった哀しみが、繰返し起こって来る。病気の症状と機能の改善によって家族に希望がもたらされるとまもなく、

再発と再入院で打ち砕かれることになる。分裂病の新しい治療法が、難病を克服するものとして著しく評判になると（そういうことが1年に一度位現れるものだが）、家族は虚偽的で非現実的な治癒への望みを持ち、その予言がはずれると失望と絶望とで混乱することになる。

罪責感は多くの家族がもつもう1つの感情的反応である。家族の50％以上が罪責感を体験している。障害の早期警戒信号を認識すること、その発生を予防すること、病気をうまく扱うこと、あるいは患者が治療機関を捜して受診するのを援助することを失敗したと家族が感じることから、それは通常生じてくる。悪い親であることが分裂病の悪化に一部作用していると暗示するような専門家たちの誤った見解が罪悪感を増強する。家族力動についての専門家たちの不注意なコメントは、子孫の病気に責任があると耳にして予断を与えられ、極めて過敏になっている家族によって容易に誤解される。一方、分裂病についての遺伝的あるいは生物学的脆弱性は誰にとってもやむをえないものであるという専門家たちの率直な説明は、罪悪感を減少させることができる。

2．ストレスと再発　　Stress and Relapse

精神障害者に対応しようと試みている家族は、病気のもたらす不確実性、予測不能性、そして神秘性のために、容易に失望と無力感とフラストレーションと緊張に陥る。家庭内の緊張の増加は家族の安定性を「腐食」してしまう（Doll 1976）。そして、正常の家族を、精神症状の出現や役割を遂行できない状態にまで追込んでしまう（Kreisman and Joy 1974）。ストレスに関係する障害、たとえば高血圧、頭痛、不眠そして抑うつが家族によって報告されている。かなりの家族は、増悪し変動するストレス状況から引きこもったり、家族の中の精神障害者をあからさまに拒否する反応を示す（Hatfield 1984）。

練習問題

あなたが最近担当した症例のうち、ある1家族を選び、その家族とのミーティングの様子を思い浮かべて下さい。その患者の診断が精神分裂病性、感情病性あるいは不安障害のどれであれ、患者の障害のために家族が経験した罪責感を引き出し、軽減する計画を立てて下さい。彼らが持っていると考えられる罪責感の感情をあなたはどうやって引き出しますか？「精神障害者の家族の多くが、自分が病気の原因になっているのではないかと考えているものです。あなたの息子さん（あるいは娘さん）についてこのような考えを持ったことはありませんか？」と聞くことから始めるかもしれません。罪責感を減少させるために、重篤な精神障害についてのストレス－脆弱性－対処－能力モデルの理論をあなたがどのようにして家族に提示するか、アウトラインを書いて下さい。分裂病やその他の重篤な精神障害は、リウマチ性関節炎や糖尿病や心臓病と同様に、ストレスに関係した、生物医学的疾患であるという概念を素人に分かる言葉でどのようにして話しますか？

重篤で寛解しない精神障害者に対処している家族のうちのかなりの人が、彼らの病気のメンバーの欠陥を介護や熱心な対応をすることで代償しようと試みていることは驚くべきことではない。能力障害を最小限にし、精神症状による社会的機能の破壊に打ち勝とうとして、両親や同胞が善意で患者の人生を安易に引き受けたり、患者の社会的な機能がより改善するように動機づけようとして、感情的に巻き込まれ過ぎてしまうことがおこってくる。患者の居場所、服装、身だしなみや日常活動に関心を持ち過ぎると侵入的パターンを生み出し、患者にとっても家族にとっても同じように不幸な結果となる。別の家族は、身体的な病気がどこにもないのに機能

障害が有ることによって打ち砕かれており、病前の時期には適切だったふるまいを再びしてくれることを期待し続け、ひとたび病気が悪化すると批判や敗北主義に陥ってしまう。多くの家族で悪循環が形成され、精神障害の症状とうまく機能しない家族関係がお互に否定的な効果を及ぼしあってしまう。

ロンドン、ロサンゼルス、シカゴ、インドでそれぞれ10年以上にわたって行われた研究は、分裂病やうつ病の経過にある種の家族の雰囲気が否定的な刺激をもたらすことを示した。表26に見られるように、高いストレス——彼らの病気の家族メンバーに向けられた批判、敵意、あるいは感情的過包含——が著しい家族と一緒に住む患者は、病院から退院後9ヵ月のうちに再発する可能性が、ストレスの低い家族と比べて3〜4倍大きいことがわかっている（Vaughn et al. 1984）。対照的に、病気についてよりよく

表26 7件の研究で見られる9ヵ月間の再発率：高い表出感情の家族と低い表出感情の家族との比較研究

研究	再発率（%）高い表出感情の家族	低い表出感情の家族
モーズレイ、ロンドン、1972年(101人)	58	16
モーズレイ、ロンドン、1976年(37人)	48	16
カリフォルニア大学ロサンゼルス校、白系米人、1982年(54人)	56	17
カリフォルニア大学ロサンゼルス校、メキシコ系米人、1982年(55人)	52	25
シカゴ、複数の人種、1984年(24人)	91	31
シャンデガー、インド、1984年(70人)	30	9
カリフォルニア州立大学ロサンゼルス校、最近発症した症例、1982年(29人)	37	0

注）再発は精神病症状の再燃もしくは増悪によって定義される。高い表出感情の家族とは、精神障害者に対して、過剰な期待や過度の感情的なまきこまれや批判を示す家族のことである。

理解し、その結果、ふるまいについてもっと現実的な期待をし、彼らの病気のメンバーの偏ったふるまいにより大きい寛容性を持つ家族では、予想よりも転帰が良い。ほとんどの研究によると、分裂病患者のおよそ40％が退院に引き続く1年の間に再発する。しかし、もっと寛容で受容的な家族と住む患者のグループでは、わずかに15％が再発する。病気に対する寛容と受容は再発に対して保護的な効果を持つようにみえる。

　興味深いことに、重篤な精神障害に対する家族の反応の仕方に文化的違いがある。ロンドンでは、およそ47％の家族が批判と感情的過包含の高い状態を示した。ロサンゼルスでは、アングロ・アメリカ人はもっとしばしば「高い表出感情」（その2/3は批判的か感情的過包含であった）で反応する傾向があった。文化的スペクトラムの反対の端であるインドでは、分裂病の経過がアメリカやイギリスよりももっと良性であり、家族の10％以下が批判的か感情的過包含と評価された。家族の感情的風土と対処のパターンのこの著しい違いは、発展途上国で分裂病の経過がより良好であることを説明する助けとなる。表出感情についてのこの驚くほど再現性のある知見とその再発に対する影響について、もっとも可能性のある説明は、重篤な精神病のメンバーをケアすることの重荷によって、家族が過剰なストレスにさらされているということである。精神病の性質について専門的な見通しを持たず、精神疾患の人に対処する技能を欠いているために、家族たちは敵意、批判、あるいは介護のし過ぎなど、しょいこみ過ぎる保護者として、精一杯に対応してしまうのである。

D．専門家との接触とコミュニケーションの重要性
IMPORTANCE OF CONTACT AND COMMUNICATION WITH PROFESSIONALS

　このように多大な数のアメリカの家族がストレスにさらされ、うまく機

能しない努力をしていることは、家族のニーズに無関心な専門家が多いことも一因となっている。あまりにも多くの専門家たちが、治療の計画に家族を巻き込むのでなく、家族を無視することを続けている。部分的な理由として、プライバシーと守秘義務の観念を誤って尊重しすぎていることが考えられる。患者の治療に責任を持つ専門家に会うことができたらその家族は幸運である。ほとんどの家族が診断も予後も聞いていないことが多い。率直にいって、家族は精神保健の専門家から無視されていることがしばしばである。

　家族は分裂病やその他の重篤な精神障害を生み出す場であるという、専門家の誤った見解が今なお支配的であるにもかかわらず、また支持と相談を希望する家族のニーズに専門家が無関心であるにもかかわらず、家族は専門家、特に患者のケアに責任を持っている精神科医との接触とコミュニケーションを強く熱望している。分裂病あるいはその他の重篤な精神疾患にかかっている人と住むことによる大きなストレスと不安のために、家族は専門家からの情報と援助の必要性がいつも存在する。たとえば、ひとつの調査（Hatfield 1984）では、138家族がつぎの優先順位で専門的指導のニーズをランクづけした。1）患者がもっと何かをするように動機づけること、2）患者に対する適切な期待を知ること、3）危機の時の援助、4）精神疾患の性質を理解すること、5）疾患を受容すること、6）住居を定めることと経済的支持の財源、7）薬物の使用とその副作用の理解。

　この調査の著者は、National Alliance for the Mentally Ill（精神障害者のための全国同盟）の会長としても貢献している人だが、つぎのように指摘している。専門家と家族メンバーとは精神障害について深刻に異なる「世界観」を持っており、そのことが治療的同盟を発展させるうえで有害な分裂と障害をもたらしている（Hatfield 1984）。専門家は患者をその人の第一義的な関心事として見るものであり、有害と推定される家族の影響から「保護」しようとしばしば試みようとし、家族に情報を与えず、守秘義務というマントの中に隠してしまう。多くの専門家の視野に盲点があり、

ケアを与えることについて家族が直接的に分担していることを忘れている。実際のところ、セラピストや精神科医、ケースマネジャー、あるいは外来治療やリハビリテーション施設以外では、慢性の精神障害者は家族から多大なケアを受けている。外来患者たちの家族の役割は、患者が入院している時の看護スタッフによって担われる役割と同じである。現代精神医学が病院の治療者間で、高度のコミュニケーションと責任の分担を含む相互のチームワークを強調しているにもかかわらず、重篤で慢性の精神障害者の治療とリハビリテーションにおける積極的役割から、専門家たちが家族を閉め出したことは不可思議でもあり、偽善者的であり、悲劇的でもある。

家族が専門家との接触で特に求めているのは何であろうか？　まとめると、家族が知りたいと望んでいることは、以下の点である。

● 精神病は治癒するのか否か
● 治癒しないのなら、機能の荒廃を防止し、機能回復をできるだけ完全にするために何を成すことができるのか
● 精神病の性質とその治療について
● 実際にケアする技術について
● 患者は自宅で生活すべきか他で生活すべきか
● いかにして治療の一貫性と継続を保障するのか
● 危機の時のサービスをどのようにしたら得ることができ、破壊的な行動や症状をどう回避することができるのか
● 主要な精神障害の発生と遺伝の役割について。および子供を産む時期にある患者の家族とどのようにこの情報を分かち合えばよいのか

主要な精神障害のケア、経過、そして転帰において家族に中心的な役割が与えられたとしたら、専門家と接触を持つことが乏しいということに関しての家族の苦情を改善する基本となるだろう。この苦情は、専門家と家

族との間に育ってしまったギャップに基盤がある。たとえばイギリスでのある家族調査では、精神病状態の性質について、あるいはどのように保護すれば良いのか、治療の転帰の予測、あるいは混乱した行動への対応はどうすれば最も良いのか、について何らかの助言を受けた家族は事実上ひとつもなかったことが見出された（Creea 1978）。アメリカでは、家族についてのある調査がつぎのようなことを明らかにした。半数以上の家族が、患者の精神疾患を理解する上で精神保健の専門家たちは「全く不十分にしか」援助してくれなかったと感じていた。それでもなお、同じ調査で、60％以上が患者を援助している臨床家たちともっと協力し合いたいという熱望を表明していた。かれらは専門家たちに対し葛藤を感じ苦い思いをしながらも、家族は彼らの援助の主要な源として、専門家たちを考えている。病気の家族と過ごす現在および将来の状況にについての現実を把握できるように、家族は彼らの理解のレベルに合せたもっと多くの情報を求めている。閉じこもりや攻撃、気分動揺、そして不適当な日常生活技能など、障害となる行動にどう対処すればよいのか彼らは知りたがっている。最近まで、専門家たちは家族のこれらのニーズに対応するための準備も訓練も受けていなかった。

練習問題

　精神科患者の家族と接触を持っている精神保健の専門家として、コミュニケーションと情報交換の質と量を改善するために、家族たちのニーズと観点について最近出版された本が役立つでしょう。これらの本は患者の家族たちとのコミニケーションのメディアとしても用いることができます。家族にコピーを貸して、読んでくるという課題を与えることができ、何を吸収したかを質問し、その本のなかに提示されている状況と家族の状況との比較を引き出し、そしてこれらの議論を

家族教育や家族管理の出発点として用いることができます。図書館に行くか、地域の書店に行き、つぎの本のうち少なくとも一冊手に入れなさい。

The Caring Family: Living with Chronic Mentally Illness, by Kayla Berneim, Ph.D.,Richard Lewine, Ph.D., and Caroline Beale,Ph.D. (New York, Random House, 1982)

Families in Pain, by Phillis Vine (New York, Pantheon Books, 1982)

Coping With Schizophrenia: A Survival Manual,by Mona Wasow (Palo Alto,CA,Science and Behavior, 1982)

Coping With Mentall Illness in the Families, by Agnes Hatfield,Ph.D. (College Park,MD, University of Maryland Press, 1983)

Helping Ourselves: Families and the Human Network, by M. Howell (Boston, Beacon Press, 1973)

Surviving Schizophrenia: A Manual for Families, by E. Fuller Torrey,M.D.,Ph.D.(New York, Harper and Row, 1983)

Schizophrenia: Straight Talk for Families and Friends, by Maryellen Walsh (New York, William Morrow, 1985)

How You Can Help: A Guide for Families of Psychiatric Hospital Patients, by Herbert Korpell,M.D. (Washington,DC, American

Psychiatric Press, 1984)

上記の本のうちの何冊かを手に入れたら、いくつかの本を読み通し、家族たちといっしょに読めるような章か、その抜粋を選びなさい。質問のリストを作り、家族が本を読んだ後でそれを議論するための資料として供するようにし、書かれていることを家族が吸収し、理解したか否かをチェックするひとつの方法として役立てなさい。

E. 家族の自助活動および権利擁護のグループ
FAMILY SELF-HELP AND ADVOCACY GROUPS

精神疾患にたいする何世紀にもわたる偏見のために、精神障害者やともに生活する家族はほかの医学的な障害者のグループに比べて、自助組織や権利擁護団体を組織化するのにはるかに長い時間かかった。何十年も前から精神遅滞の家族は強力な権利擁護および政治的圧力組織を維持してきた。その組織は National Association of Retarded Citizens (遅滞市民の全国協会) といい、発達障害の者に対するサービス、研究、およびケアの質を促進する上で全国および州レベルで大きな成功を収めてきた。自発的にアメリカ全土で増加しつつあった多くの精神障害者の権利擁護および自助グループを、ひとつの傘の下に組織するものとして National Alliance for the Mentally Ill (NAMI) (精神障害者のための全国同盟) が結成されたのは1979年であった。今や数百の地方支部が全米を通じて存在し、ワシントンDCに全国事務所が在り、精神障害者のニーズのための最も有効な圧力団体のひとつとなった。60,000人以上が NAMI のメンバーであり、この組織は毎年家族の教育のための大きな集会を後援し、最新の研究の知見を家族に知らせている。

NAMIの目的は、a) 協力的努力と集団活動を行ない、精神障害についての情報を明らかにする、b) 精神保健サービスのシステムとその資源について学ぶこと、c) 消費者の権利擁護と立法的司法的活動を通してこのシステムの改善を推し進めることにある。草の根活動へのかかわりは地方のNAMIグループの注目すべき特徴であり、そのうちのいくつかは公的精神保健機関の諮問組織の中で、影響力のある地位をすでに保障されている。

　NAMIグループの重要な利点の一つは自助と相互援助である。地域グループのほとんどが仲間や専門家によるカウンセリング活動を後援しており、同時に、対処の仕方や問題解決の経験を分かち合う週1回を基本とした会合のグループを支援している。堅実な専門的助言や専門職従事者に簡単に接触できることは、精神障害者の家族にとって重要な資源となっているが、地域NAMIグループの自助活動もまた家庭でのストレスや緊張の確実な減少をもたらし、家族にも患者にも恩恵をもたらす。従って、精神保健の専門家はそれぞれの現場で自助的な家族組織と有効な協力関係を持つことで、家族教育や情報提供のインパクトを拡大することができるだろう。

　NAMIグループの最近5年間における急激な成長と人気は、精神疾患に付きまとっていた偏見の減少の原因とも結果ともなった。精神疾患についての学問的教育の拡大とマスコミによる報道の増加が、精神医学と精神疾患の犠牲者の神秘性を除くのに役立った。より多くの市民が精神障害を糖尿病や腎臓病、あるいは神経学的障害と異ならない、真実の医学的障害であると見るようになった。精神疾患についてのNAMIグループによる教育の促進は、多くの家族や患者が「閉じこもっていたところから出てくる」ことや精神疾患に対してのサービス改善をオープンに宣伝することを可能にした。

　わずか15年ばかり前、いろいろな調査が精神疾患の家族の間にある多くの社会的偏見を明らかにした。ところが、125家族についてのある最近の調査では、回答者の大半が自分たちは社会的偏見を体験していないと答えた。

第6章 行動療法的家族指導 293

3／4は病気の家族の居る所で友人たちと社交的にすることをつづけており、仕事仲間に病気について話すことができたことを示した。80パーセントが躊躇や恥を理由に友人や家族を避けたことはないと述べた（Doll 1976）。

精神疾患をストレスと関係した生物学的な疾患として受け入れることは、疾患の原因や治療に関する実証的な研究に対して、公的支持を与えることになるし、患者や家族や専門家の間で治療やリハビリテーションにおけるパートナーシップが増加するための基盤として役立つだろう。

練習問題

あなたの町あるいは州の NAMI グループと協力して仕事することができますし、それによって患者の家族の対処努力を促進することができます。しかし、最初に必要なことは、あなたがこのようなグループと関係をつけ、かれらの指導体制や組織をよく知り、相互援助の方法をみつけることです。これらのグループと役立つ連携を育むひとつの具体的な方法は、仲間内の支持グループで精神疾患について議論するときに、話をしたり指導することである。この練習問題では、あなたの職場に近い NAMI グループの少なくともひとつに出席して、その活動やメンバーと顔なじみになることを勧めます。もっとも近いグループの場所を知るには、お手もとの電話帳で National Alliance for the Mentally Ill を調べるか、ヴァージニア州のアーリントンにある NAMI の全国本部（703)378-2353 に電話して下さい。

〔訳注：NAMI に相当するわが国の組織としては精神障害者全国家
　　　　族会連合（ぜんかれん）がある。ぜんかれんの電話番号は
　　　　03(3845)5084〕

F．家族の対処によってストレスと脆弱性を無害なものにすることができる
FAMILY COPING CAN NEUTRALIZE STRESS AND VULNERABILITY

　分裂病やその他の重篤な精神障害に対する精神生物学的脆弱性をもつ人はストレスに異常に敏感であり、ストレスが疾患のエピソードを引き起こしたり症状や機能障害のそれまでのレベルを増悪させる。ストレスは、短期間の生活上の出来事（たとえば失職、評価していた治療者との終結、愛していた人の死、別の町への引越し）としても生じることがあるだろうし、日々の環境の長く続く慢性的緊張として生じることもあるだろう。たとえば患者が社会保障の受給を断られるといった、家族の外にあるストレス要因によって、経済的圧迫がひきおこされ、引き続き家族の中の緊張を増加させることになる。

　持続的な家族のストレスと患者の地域社会での生活する上での困難とが積重なっていくと、やがて脆弱性の閾値を越え、再発や明瞭な症状の増悪が起こるだろう。図17に示した高い表出感情（EE）の家族のように、日々の家族の葛藤や緊張が非常に高い水準にあると、短期間の有害な生活上の出来事という、衝撃の負荷が無くても再発の閾値を越えることになる。一方、図17に示した低いEEの家族のように、もしも家族の緊張や葛藤が低ければ、再発の引金を引くには、重大なストレスとなる生活上の出来事を必要とするだろう。この理論的な予想は、批判と敵意そして感情的過包含が高い家族と低い家族の経過研究によって事実支持された（Leff and Vaughn 1981）。

　ストレスへの対処は、家族メンバー間のコミュニケーションと問題解決の努力の乏しさによって著しく妨げられる。考えや気持を表現したり、大きい問題に少しずつ取り組むことは、ほとんどの家族で修得されていない技能である。有効または無効のコミュニケーションや問題解決の行為によ

って、ストレスや緊張による再発の危険を減少あるいは増加させることを図18に示す。ストレス管理の考え方については、この章の後の方で再び触れるが、患者と家族が一緒に協力する根本的な要素であるコミュニケーションと問題解決の技能のトレーニングを含めて、行動療法的家族指導について詳しく紹介する。

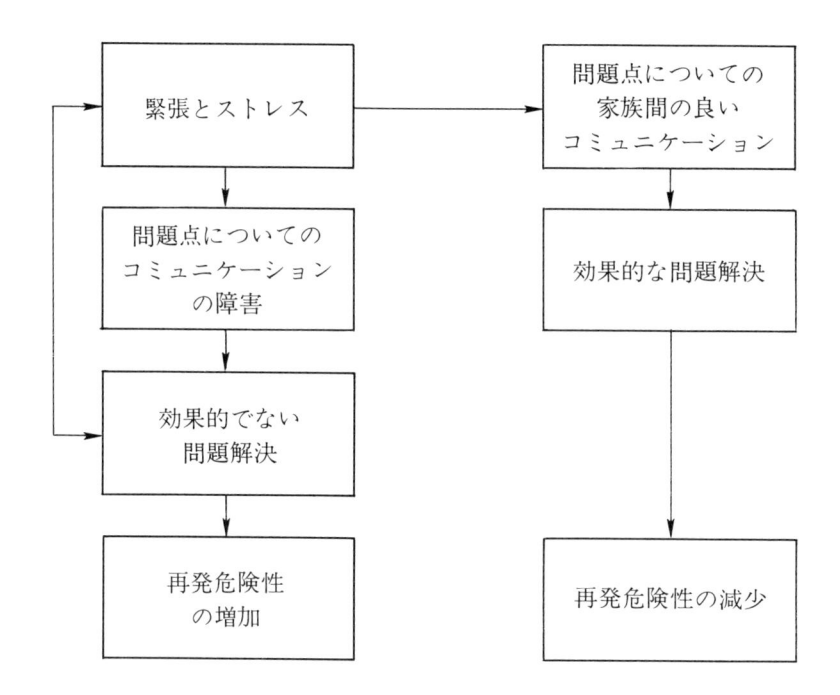

```
┌─────────────┐          ┌─────────────┐
│ 緊張とストレス │─────────▶│ 問題点についての│
│             │          │ 家族間の良い  │
│             │          │ コミュニケーション│
└─────────────┘          └─────────────┘
       │                         │
       ▼                         ▼
┌─────────────┐          ┌─────────────┐
│ 問題点についての│          │ 効果的な問題解決│
│ コミュニケーション│          │             │
│ の障害       │          │             │
└─────────────┘          └─────────────┘
       │                         │
       ▼                         ▼
┌─────────────┐          ┌─────────────┐
│ 効果的でない  │          │ 再発危険性の減少│
│ 問題解決     │          │             │
└─────────────┘          └─────────────┘
       │
       ▼
┌─────────────┐
│ 再発危険性   │
│ の増加      │
└─────────────┘
```

図18 分裂病やその他の慢性精神障害の再発を防止するための家族の役割について図示した。コミュニケーションや問題解決技能の欠如のために、家族や精神障害者はストレスを減少したり家庭内の緊張を減らすことのできない、悪循環に入ってしまう。ストレスが増強していくと、精神障害者の再発の閾値を越えてしまい、再発が起こってくる。

G. 家族は精神障害者のケアに責任があるか?
ARE FAMILIES RESPONSIBLE FOR THE CARE OF THEIR MENTALLY ILL RELATIVE?

　ほとんどのアメリカ人の家族は、成人した子供たちが自立して有能さを養い自分たち自身で生活するのを好むだろう。別の文化や人種では、堅い家族の結合と拡大した子孫のネットワークの存続を奨励している。文化的な違いは別として、ほとんどすべての親たちは彼らの子供たちが家族の元を離れて自立に成功することを喜ぶ。たとえその別れが悲しみや愛しさや不安や嵐のような時期を一時的に伴うとしても。自立しようとするちょうどその時期に、そして自立に向けて準備し、適応しようとするストレスの多い体験のために、生物学的に脆弱性のある個人は、分裂病や大感情病を発病することも起こり得る。自立して成人にならなければならないという事態は中断してしまい、多くのケースでは長期にわたって中断したままになってしまう。重篤な精神障害の症状とそれに伴う社会的、職業的機能障害は成熟のプロセスを邪魔するために、若い人の自立を積極的に促していたか否かにかかわらず、親たちは病んでいる子供の世話をせざる得なくなる。食べ物や部屋を成人後もずっと提供し、治療やリハビテーションを求める努力をし、金銭的にも精神的にも疲れはてることになる。
　この愛情を必要とする仕事のために、親たちは時々患者よりもたとえ年下であっても、注意と養育をさほど必要としないようにみえるほかの健康な子供たちを無視してしまうことがおこってくる。重篤な精神障害によってやむなく家族に依存することになったために、配偶者どうしがお互いに疎遠になることもありうるし、そのことによって結婚生活のまとまりや満足を脅かされることになる。したがって、慢性精神障害者のケアの継続において、家族が精神的、経済的に、どの程度までかかわることができるかは援助を必要とする問題である。家族は彼らの感情のもつれを整理し、家族の将来や精神障害者の将来について現実的な決定をすることに迫られて

いる。ある家族は長い期間ケアをする役割をとろうとするだろう。ほかの家族は休息期間をおきながら間欠的にケアをすることになるだろう。あるものは支持とケアをすることは彼らの能力と手段を越えていると決定するだろうし、公的援助基金や居住施設およびその他の社会的機関のサポートの受給について援助する専門家に助けてもらうことになる。

　家族は、病んでいる家族のケアにどの程度巻き込まれているかによって最終的には決定することになるが、精神障害者のための財源、人員、施設が乏しく限りがあるために、ほとんどの家族がケアを強いられているのが現実である。さまざまな報告によると、アメリカの100万人の慢性精神障害者の約3分の1は、彼らの家族と住んでいる。たとえ精神障害者が親あるいは配偶者と継続して住んでいないとしても、さまざまな形で家族はかなりまきこまれている。たとえば、電話で接触したり、家を訪ねたり、あるいは専門的にケアを与える人とやり取りしたり、あるいは食べ物や金、衣類、交通の便を与えたり、あるいは経済的な束縛や対人的問題、代りの住居を維持できなくなったときに一時的に家に住まわせることをする、などである。

H. 精神疾患に対処する家族を助ける新しい方法
NEW WAYS OF HELPING FAMILIES COPE WITH MENTAL ILLNESS

　第6章の後半は、重症で慢性の精神障害への家族と患者の対処を改善するために、家族と患者をともに支える新しい接近法について述べようと思う。行動療法的家族指導と呼ばれるこの治療の最終的、長期的目標は、患者の能力を機能する最高レベルとなるように強め、自立へと向けていくことである。しかし、かなりの患者が自立あるいは半自立に到達することは困難であることも理解されている。こうした障害者には、家族か、家族に

代って地域の施設や機関が支援やケアを与えなければならない。精神科の専門家の最近の見解は、慢性精神障害の一部に対しては長期間の入院や長期居住施設の継続的必要性を指摘している。家族指導戦略の短期的目標は、家族と患者に教育と対処する能力とを与えることにあり、家族内の関係に多くは焦点を絞ることにある。これは、家族指導によって重症の精神疾患のケアについての専門的、公的責任の放棄をしようというのではなく、家族のメンバー間の効果的コミニケーションと問題解決によって精神障害者が社会の中でより自立的な役割をとるための力強い第一歩とすることをねらっている。

　家族指導の接近法にはさまざまなものがあり、異なった介入のやりかた、目標、そしてサービスのタイミングがある。ある接近法では、たとえば、最初から患者と家族の間の建設的分離を奨励する。その際には専門家が家族が与えてきたケアを代行し、ケース管理を行うことになる。広範囲の支持的サービスを提供することなしに、家族から患者を分離することを奨励することは破壊的で恐らく非倫理的でもあろう。ほかの家族指導の接近法では、関わっている家族の合意の上に、ケース管理への家族の参加を目的にする。少なくとも部分的には家族に期待されるケース管理は、必要としている諸サービスや患者の総合的なニーズを把握していること、提供されるサービスの質を監視すること、患者の毎日の生活のニーズが満たされるように援助すること、危機の時の援助、サービスを高めるための権利擁護運動への参加などである（Intagliata et al 1986 ）。

　表27は家族によって供給可能な援助と、家族が避けるべきであることを一覧表にしたものである。専門家と家族とは、慢性精神障害に供給されるサービスの質を適切にするために、パートナーとして仕事することができる。このパートナー関係においては、患者の疾患のケアと管理に関わっている質と量による家族のニーズと要望に、専門家は顧慮を払う必要がある。

表27 慢性精神障害者の治療とリハビリテーションを援助するための家族のやり方

援助のやり方	避けた方が良いこと
治療やリハビリテーションサービスがどこで得られるかをはっきりさせ、そこに結びつけ、維持させる	精神障害者に過剰にまきこまれること 援助したり快適にするための援助が熱心すぎること
薬物の保護的な使用	うるさく小言をいう、過剰な批判
よりよいサービスの要求	家族や友人からの孤立
家族の雰囲気を寛容で穏やかなものに保つ	小さな進歩を当然のこととして見過ごす
期待を現実のレベルに下げる	過大な改善を請求に期待する
治療やストレスの少ない活動への参加を促す	障害者も家族も、それぞれの楽しみ、レクレーション、休暇、個人的な活動を止めてしまう。

Ⅰ．どこで、どのように、誰が行う行動療法的家族指導か
THE WHERE, HOW, AND BY WHOM OF BEHABIORAL FAMILY MANEGEMENT

　行動療法的家族指導は特別なトレーニングを必要とするが——通常ワークショップと、スーパーバイズをうけながらの仕事しながら(on-the-job practice)の訓練——さまざまな職種の精神保健の専門家たちがリーダーの役割ができるように訓練を受けてきた。専門家は精神科医、心理士、ソーシャルワーカー、看護婦、そして作業療法士と多岐にわたっている。指示的で断定的なスタイルや、分裂病についての神話と神秘化を追払う偏見

のなさと率直な気楽さ、そして実際的で地に足のついた患者と家族への接近法のほうが、特殊な訓練のバックグラウンドよりも重要である。慢性精神障害を援助する仕事をしたことのあるそれまでの経験は大変重要である。精神障害についての複雑で精細な概念化への執着は行動療法的家族指導のテクニックを学ぶ邪魔となるだろう。

　行動療法的家族指導は患者と家族と同席で行うこともできるし、別個に行うこともできる。また同席と個別の両方のセッションを一緒に提供することもできる。ある専門家は患者が再発して入院してまもなくに行動療法的家族指導の教育課程をスタートするのが最も良いと感じているのに対して、ほかの専門家は患者が薬物療法で外来患者と同程度に安定化するまで待ってから行っている。ある教育プログラムは丸1日続く"ミニ・マラソン"として提供されるが、ほかのものは週2時間のプログラムを継続するスタイルである。精神障害者を家庭でケアするストレスと緊張があるために、家族の強い感情の風通しを良くし、消散させる機会があることは確かに重要と思われ、これは患者が同席しないほうがもっともうまくいくであろう。このようなはけ口が与えられなければ、蓄積した感情のために建設的なゴールとコミニケーションを目標とした後々の学習が妨害されるだろう。

　行動療法的家族指導のセッションは、家庭、病院、診療所や、商店街の店先などで行われてきた。数種の媒体の使用が教える過程で役立つ。たとえば、いくつかのビデオテープが教育資料として、対処方法を強調して教育するように製作されており、フリップチャート（日めくり式の白紙が束ねてあるもので、黒板の用にして使用し、書かれたものを保存することができる）や黒板は家族指導接近法を行う専門家には切り離せないものである。

J. 薬物療法と行動療法的家族指導の併用
COMBINING MEDICATION AND BEHAVIORAL FAMILY MANAGEMENT

　分裂病患者やその家族と接している臨床医は、かつて薬物療法の擁護者と精神療法の擁護者とが論争した観念的な争いとは無縁である。"薬物か精神療法かどちらか"という問答は昔の話である。現在の有効な分裂病治療はその両者を必要とし、患者の特徴や、病期、家族内の感情的雰囲気、治療への熱意、向精神薬の薬物動態と投与量－反応関係、何十年も昔の精神療法よりよほど具体的で実際的な（行動療法的家族指導のような）心理・社会的介入などを利用していくことになる。最新の分裂病治療法は、分裂病の本質についての最近の知見に見合ったものである必要がある。最近の知見では、分裂病は生物学的な原因も心理・社会的な原因ともに含まれると考えられている。

練習問題

　分裂病やほかの慢性精神障害のケアにおいて行動療法的家族指導は価値があると確信できますか？　そうでないなら続けて読んで下さい。確信できる人にはここで宿題です：明日職場で同僚の誰かと行動療法的家族指導について話し、どうしたらあなたの仕事にうまくとりいれられるか話し合いましょう。あなたはどこで行動療法的家族指導を行いますか？　教育セッションを同僚の誰に手伝ってもらいたいと思いますか？　魅力的で人の心をつかむような教育的ワークショップを作り出すのには、どんな人的・専門的資源を利用できますか？

次に示すのは薬物療法と行動療法的家族指導の適切な使用指針である。
1. たいていの分裂病患者の場合、行動療法的家族指導に導入する前に、派手な精神症状を安定化するために抗精神病薬を使用すべきである。薬物療法は認知機能を高め、治療場面での学習能力を改善する。
2. 集団であろうと個々の家族ごとであろうと、日常の問題に対処する実際的な指示と、達成可能な具体的目標設定を含んでいるときに行動療法的家族指導は非常に有効である。
3. 薬物療法であろうと心理・社会療法であろうと、分裂病患者の治療全体において、いつも前向きな関係が治療の核心であり、前向きな関係が患者を治療に前向きに取り組むように促すのである。ただの空間に薬物が投与されるわけではない。薬物の効果は患者－治療者、患者－家族関係の質により増強されたり減弱されたりする。
4. ストレスから身を守る必要性が変化するのに応じて、薬物調節が必要である。たとえば、心理・社会治療がうまくいって、患者が新しい生活や仕事に挑戦するときにはストレスは増大する。患者が家族と相談して別に暮らすことを決め、独立して暮らそうとするときにもストレスは増大する。行動療法的家族指導のような支持的で建設的なリハビリテーション・プログラムに患者がのっているときは、薬物の必要量は少なくてすむかもしれない。治療が小刻みで段階的であり、正の強化が大いに与えられるなら、ストレスは減り抗精神病薬必要量も減るだろう。
5. 行動療法的家族指導のような心理・社会的リハビリテーションは年単位で行う必要がある。行動療法的家族指導の初期の目標が達成されたなら（たとえば、家族内のストレスや負担が減る、患者の症状が安定化する、患者と家族が治療者と協調して何かに取り組む）、リハビリテーションの視野を広げて、職業訓練、就職活動、友達づくりへと拡大することが望ましい。こうした心理・社会的目標は大きなものであり、達成するにはゆっくりと時間をかける必要がある。多くの分裂病患者

では心理・社会的な支持や指導を、生涯とはいわないまでも、期限を区切ることなく続けることが望ましいといえる。ちょうど抗精神病薬を期限を区切らないで継続することが症状改善の維持に有効であるのと同様に、心理・社会的介入も継続することが最適であるのは驚くにあたらない。

K. 行動療法的家族指導はなにが特有か？
WHAT IS DISTINCTIVE ABOUT BEHAVIORAL FAMILY MANAGEMENT?

家族療法は何種類か工夫されていて、それぞれ有効であることがわかっている。どれも家族に対する教育的で支持的な働きかけが共通しており、分裂病（または他の重い精神病）の本質について教え、また病気にどう対処するかを教えるものである。ある家族療法の場合は、互いの対処法を知り合えるように、ストレスが高い家族と低い家族をひとつのグループにする。この混合グループでは、ストレスの高い家族が、うまく対処している家族からストレスへの対処技能と方略を学ぶ学習が進むことが期待されるわけである。別の家族療法では家族間の連絡を促し、家族が自助活動や社会的支援活動のために一同に会するのを促進する。

分裂病についての現代の最良の知識を基になされる教育的プログラム・社会的な支援・共感的な接近・実際的助言、および身近にいて相談にのってくれる専門家の存在が全ての家族療法にとってその品質の証明であるが、行動療法的家族指導では行動訓練法により体系的な技能を形成することも強調している。技能形成のための構造化された行動療法的な治療法こそ行動療法的家族指導の独特な点である。

行動療法的家族指導の中の一要素である、コミュニケーションと問題解決の技能のための構造化された技能訓練が、よりよい結果をもたらすか否

かについてはまだいえる段階にはない。この問題に答えるには臨床的研究が必要である。しかしながらこれまでの研究では、症状の再発を明らかに減らすのに、構造化された訓練は必要ないように思われる。これまでにテストされた行動療法的家族指導の全てのプログラムでは、退院後9ヵ月以内の再発率が10％以下になっている。行動療法的家族指導と共に行われる技能訓練が、社会的・職業的予後、生活の質、陰性症状の改善、そして分裂病患者の自立に関してよりよい結果をもたらすかどうかについても、なお疑問が残る段階である。

　行動療法的家族指導の三大要素——家族教育、コミュニケーション技能訓練、問題解決技能訓練——だけでは、分裂病の効果的な治療法として十分でないことをはっきりと理解する必要がある。これらの要素は慢性精神障害者の多様なニーズに応える包括的なサービス体制に組み込まれねばならない。慢性精神障害者の最適な治療とリハビリテーションには、危機介入・ケース管理・権利の擁護・向精神薬療法・内科的治療・支持的精神療法・職業リハビリテーション・生活技能訓練の全てが、いずれかの時点で必要とされるものである。これらのサービスは行動療法的家族指導を行うのと同じ人やチームによってなされてもよいし、行動療法的家族指導を行う治療者とよく連携した他の治療者によってなされてもよい。

練習問題

　あなたは行動療法的家族指導とその有効性について少し学習しましたが、ここでこの方法がよいと思われる、家族と暮らしている患者をひとり思い浮かべてみて下さい。その患者の名前を紙に書きだしてみて、行動療法的家族指導のほかにその患者と家族がうまく社会生活をおくるうえで必要と思われるサービスの種類をあげてみて下さい。

L. 行動療法的家族指導の基本的構成要素
THE BASIC COMPONETS OF BEHAVIORAL FAMILY MANAGEMENT

　治療が行われるのがどんな場所であるにしろ、活用できる主な資源とそこでの制約に合わせて、行動療法的家族指導を新たに組み立てることが可能なので、行動療法的家族指導は構成要素別のモジュール形式で学ぶのが教育的である。行動療法的家族指導の構成要素は次の通りである。すなわち、
1．個々人と家族全体の行動療法的機能評価。
2．精神障害の本質と最新の治療法についての教育。
3．ポジティブな感情を表現し、好意に感謝すること、能動的に聞くこと、前向きな要求をすること、ネガティブな感情をはっきりと表すことを含むコミュニケーション技能の訓練。
4．体系的で構造化された問題解決技能訓練。
5．上記の要素2．3．4に示された教育技法に容易には反応しない、苦痛・不快・精神症状・動機の問題を、個々の家族成員や家族全体が克服するのを助けるための具体的な行動療法的技法。

　ここでは行動療法的家族指導の各々の要素について述べ、症例と練習問題を通じて詳しく解説する。どんな患者や家族についても構成要素をひとつ以上使えることが理解されよう。教育モジュールしか受けようとしない、または受けられない家族もあれば、技能形成モジュールを受ける時間やゆとりのある家族もある。複数の家族一緒に、セミナーで、ワークショップで、患者と家族一緒であるいは別々にといった具合に、モジュールはいろいろなやり方で用いることができる。家族療法を行うことに踏みきることになった、家族や医療側の必要性に応じて、行動療法的家族指導をモジュール形式で用いる際には、融通をきかせることが大切である。

M. 家族の行動的評価
BEHAVIORAL ASSESSMENT OF THE FAMILY

　患者と家族の問題点や目標の具体的な性質によって、行動療法的家族指導の範囲と焦点を合わせることが必要である。したがって、家族の個々人のニードや、家族全体の強さと欠点の包括的で鋭敏な評価から始めることが不可欠である。行動的評価と分析の過程は治療や行動変容の過程と不可分なので、評価は最初のセッションに限らず行動療法的家族指導の期間を通して継続される。問題点の正確な指摘と分析、目標と治療の優先順位の決定、介入法の選択は、治療的に改善した点のモニターと並行するものである。

　患者や家族は、事前に何の紹介もなく家族療法を求めて治療者を訪れる場合があるので、有効な情報収集・整理の手だてを持つことが必須である。家族の成員一人ひとりについて、資質と欠点、自分で感じている問題点と目標、強化刺激、変化を望む動機を行動的に評価する必要がある。この評価は種々の質問表、構成的面接、治療者の観察、家族成員自身によるモニタリングによって行うことができる。少なくとも1セッション、または1セッションの一部分は家族成員の各々と個別に会うことが、これらの資料を急いで収集するのに役立ち、治療同盟をしっかりしたものとする。

　家族全体と会うことで、その家族の強みと欠点、問題解決様式、コミュニケーション能力を評価し分析することができる。力関係（たとえば、誰が決定権をもつか）、家族の状態、家族成員の役割は、質問表、ロール・プレイ、家族関係を検討する構成的課題、家族生活の自然な観察によって評価することができる。たとえば、決定のやり方、家族内の資源を配分するメカニズムについて、家族成員が感じている満足度を問う家族質問表がある（Stuart、1980）。

症　例

　ポウル、29歳、独身、事務仕事をしていたが失業。分裂病の増悪で総合病院の精神科へ4度目の入院をしたが退院。発病後6年経過、増悪期以外は両親と家でまずまずの生活。しかし最近、抗精神病薬の維持量を正確に服用しても再発が頻繁となった。

　ポウルと両親の面接と質問表から意志決定のやり方が明かとなった。すなわち、ポウルの母親は、家族の活動・行動についてポウルと父親が懇願しても無視するか冷たくあしらうことによって、一人ぎめするのである。たとえば、最近の入院の後、ポウルと父親はポウルが自分のアパートを確保して一人で暮らすことを提案したが母親はそれを無視したために、家に戻って両親と一緒に暮らすことになったのである。母親は小切手帳を管理していて、それがないと新しいアパートの家賃を払うことができないのだった。家族一緒の場面の観察をさらに続けると、家族成員の一人一人が表す感情や意見をお互いに認めあうということが全く無いことが明らかになった。家族の誰でもが、自分の考えや感情を表明してもフィード・バックが得られないのは確実と思われた。家族成員が問題点をどう感じているのかをもっと良く把握するために、治療者は過去1週間の出来事で緊張や不快のもとになっていることをあげるように一人一人に聞いてみた。その後に、各人がどの程度共通した感情をもっているか、また家族への関心や対処法の表現の仕方をきちんと評価した。

　その結果、たとえばポウルがどこに住むかというように、家族の皆に影響することは共同して決めることに焦点を合わせることを目標とすることが決まった。さらに、訓練を要するコミュニケーション技能の中では、とくに積極的に聞くこと、建設的な要求をすること、を重視することが決まった。

　コミュニケーション技能の訓練の目標を把握するほかに、家族を評価す

ることによって、家族成員の誰かが直面しており、行動療法的家族指導の対象となる問題点を明らかにすることができる。こうした問題点は家族システム内のストレッサーの場合もある。たとえば両親が、成人した分裂病の子供の拒絶症や社会的引きこもりを何とかしたいと努力する場合や、経済問題・住宅問題などが家族を外から脅かす場合である。

　患者と家族の間の感情的な関係の質を評価する評価尺度や質問表もある (Snyder and Liberman、1981)。精神障害の成立ちを患者と家族がどう感じているか、葛藤・いさかい・苛立ちの種、家計、家事のやりくりと分担、各々の家族の他の成員にたいする態度などが質問の中心である。家族関係を評価するうえで、回復への非現実的な期待、批判、押し付け、感情的に過剰なまきこまれの徴候に治療者は注意をむけることになる。

　両親と、自室に閉じこもっている成人した分裂病の息子との間にコミュニケーションの欠陥はないか。たとえば病人への社会保険の支払いが拒否されるといった大きな問題を家族はうまく扱えるか。家族の成員がそれぞれの余暇やつき合いをおいて、必要以上の時間を一緒に過ごしてはいないか。過保護や心配し過ぎによって病人の不適応行動や病的行動を不注意にも家族が強化してはいないか。家族評価の主な目的は、仮に家族に「熱」があると考えて、家族の「感情的気候」の「温度」を計り、その「発熱」に影響する可能性のある個人内及び個人間の問題・欠点・資質を明らかにすることである。

　建設的なコミュニケーションを行い問題を解決する家族の能力を評価するうえで大いに生産的な方法は、どの成員も直面しているが不一致の目だつ問題やテーマを同定することである。その後で治療者は5分間で問題を解決し合意にいたる努力をしてみるように家族に頼み、その間を観察する。治療者の眼前に展開するのが家族の成員および家族全体のコミュニケーションと問題解決様式であり、その力と欠点である。行動的評価・分析を行う方法の詳細について利用できる文献がある (Taylor et al、1982; Patterson etal、1975; Falloon et al、1984)。

問題が何であれ、家族は現在の資源と力で精一杯問題と取り組んでいるというのが治療者の前提であり、それは家族も同じであろう。行動療法的家族指導の目標と治療者の責任は、目標設定・障害の性質についての教育・必要な治療やリハビリテーションをどうしたら受けることができるか、そして、コミュニケーションと問題解決技能によって、家族の能力を増強することである。

練習問題

　強化刺激とは楽しいことや、好むことで、選択されることが多く、頻回に接触するような、人物、場所、もの、活動のことです。強化刺激があると、そのすぐ前の態度・行為が強められ動機づけられますし、その態度・行為の再現を促します。たとえば、よく働いた1日のあとに映画やスポーツを見にいくのはまたさらに働く意欲を高めます。もっともありふれた強化刺激は人間関係上のもので、賞賛、温情、友情や、友人・同僚・教師・助言者・家族に認められることなどです。
　慢性精神疾患の家族指導では家族の各成員の強化刺激を同定することが重要です。というのは、内的な動機づけや興味の喪失がその障害の核心であることが非常に多いからです。望ましい行動を選択的に強化し、目標へ向かって前進するために使われる強化刺激を同定するひとつの方法は家族成員の各々にあたって人・場所・ものの好みを調査してみることです。あなたが現在担当している患者のひとりについてその人特有の強化刺激を知るために次の質問をしてみて下さい。

1. 毎日のつきあいで、誰と一番多く時間を過ごしますか？ 誰ともっと多くの時間を過ごしたいですか？
2. 一番多く時間を過ごす場所はどこですか？ 家ではどの部屋でですか？ 何をしていたいですか？ もっと何をしたいですか？

3．もっと手にいれたいものは何ですか？　食べ物、飲物、品物、趣味、洋服はどうですか？　お金があったら、何を買いたいですか？

N．分裂病について家族を教育する
EDUCATING THE FAMILY ABOUT SCHIZOPHRENIA

　慢性精神障害の新しい家族療法のすべてに共通する要素は、障害の性質と治療について教育することである。教育の方法にはいろいろある。たとえば、重症な精神障害の患者と家族を対象に「生活していくための技能ワークショップ」を半日ないし1日コースで行う治療者やクリニックもある。ワークショップの目的は、情報提供、利用できる治療・リハビリテーション・公共サービスを家族によく知ってもらうこと、治療が継続してなされるよう治療者・治療施設に患者・家族をつなぐこと、家族への社会的援助を促進することである。こうした目的を達成するのに同じく有効な他の方法としては、教育の目的で家族・患者と別々に会う、継続的な家族治療プログラムの一部として少しずつ教育を行う、自助組織や「精神障害者のための同盟」などの支持組織を通して教育する、家族グループを対象に教育セミナーを行う、などがある。

　専門的知識を門外漢にわかるように工夫した、質の高い教材を用いることが教育努力を促進する。これは教育を少ししか受けていない家族や読み書きが十分でない家族の場合特に重要である。分裂病についてのビデオテープが作成されているし（Backer and Liber-man、1986）、図・パンフ・知識をもりこんだチラシ（National Institute of Mental Health、1986）も言葉による情報伝達を補うのに役立つ。教育内容は問題の障害について現在知られていること、原因、経過、治療に焦点をあてる。講義、質疑、パンフを通して患者や家族に提供される情報のうちからいくつかを選び、

表28・29に示した。

表28　教育セッションで家族に提供される分裂病についての情報の例

1. 分裂病は100人に1人がかかる、頻度の高い精神の病気である。
2. 症状には、妄想（誤った確信）、幻覚（誤った知覚、通常は声）、思考・感情・行動の障害がある。
3. 原因は正確にはわかっていないが、脳の化学的なアンバランスが生ずるようである。
4. ストレスや緊張は症状を悪化させたり、発病の引金になるようである。
5. 分裂病になる人には家族に共通するようなある種の弱さがあって、分裂病になる危険率が高まるようである。
6. 分裂病から完全に回復する人もいるが、多くは障害が残り再発の可能性がある。
7. 現在完全な治療法はないが、再発は予防できるし生活上の障害は克服できる。
8. 家族や友人は、この病気にかかっている人が以前の技能を徐々に回復しストレスにもっと有効に対処できるよう力づけ援助できる。

表29　分裂病の教育セッションで家族に提供される抗精神病薬についての知識

1. 規則的な服薬が分裂病治療の大きな柱である。きちんと服薬するよう促す技法が大切である。
2. 抗精神病薬は分裂病治療に大変有効な薬物である。
3. 抗精神病薬は、低容量で症状の再発を防ぐ。
4. 通常、副作用は軽く、対応できるものである。
5. 麻薬などの薬物は分裂病を悪化させる。
6. 他の治療法やリハビリテーションは薬物の効果を促進する。

症　例

　ジョン、24歳、精神病のため19歳で大学中退、以降妄想や幻覚が完全に回復したことはない。神経遮断薬を適切に、量を変えて服用しても、精神病症状は活発で生活機能はひどく障害されていた。彼は家族教育セッションへ両親と参加するのを最初いやがったが、地域の精神保健センターが行うセミナーに両親が定期的に参加するのがわかると、彼も参加するようになった。彼は自分が病気であることをだんだんと否定しなくなり、教育セッションの最中に行われた、地域資源に焦点をあてた慢性精神障害者用のリハビリテーション・プログラムに出るようにというすすめを受け入れた。

　ビビアンは、極端に引きこもった生活で、疑い深く、話もまとまらない状態であったが、精神科に相談されることもほとんどなく、4年間家でひっそりと暮らしていた。「精神障害者のための同盟」の定例会へ出席して、両親は娘を別の生活環境に移すことを決意した。定例会に出ていた別の家族の経験に励まされ一層確信を持ったビビアンの両親は、彼女に精神科の相談を受けさせ服薬させることを決めた。抗精神病薬を服用しはじめてまもなく、症状が一部軽快し、ビビアンは地域にある非営利法人が行う団体への仮就職とその生活プログラムに参加した。

　ポウルと両親は分裂病についての教育セッションへ毎週3回やってきた。病気の症状について質疑されたとき、ポウルは「声」があった時の恐怖について率直に語った。驚いたことに、彼の母は何年も昔「神経衰弱」で短期間精神科に入院したことを打ち明けた。治療者はポウルと母親を励まし、お互いの症状の類似点と相違点を見いだすように「意見交換」させた。ポウルの父親は、以前はポウルの病気に超然として距離をおいていたが、分裂病の生物・行動学的な原因を知って、積極的に関心を持つようになった。特に、教育セッションで示されたシナプスと伝達物質の模式図を見て、父親は分裂病の生物学的な基礎を理解したようであった。

第6章 行動療法的家族指導 313

　教育セッションの中で、治療者はよく説明して患者や家族が自分の経験を述べるよう促し、学習することを自分自身のものとすることによって、彼らを本当の「専門家」にかえるのである。病気の症状の説明の際には、家族の誰でもが自分の家族のなかの患者の症状を自分なりの理解で述べることができる。苦しく恐ろしい症状にどう対処したか、誰もが知りたがるので驚く患者もいる。専門家が時間を使って病気の基本的知識をおさらいしてくれ、精神病の初歩的事実・遺伝・診断法について説明してくれることに家族は感謝するものである。多くの教育セッションにはカタルシス効果があり、一緒に学ぶ家族に相互援助・支持グループが自然に形成され、家族教育プログラムの目的を越えてしまうことがしばしばある。

O. コミュニケーション技能の訓練
TRAINING IN COMMUNICATION SKILLS

　心理教育法による家族療法は情報を提供し、精神障害についての知識の獲得と脱神秘化を促進し、感情的なカタルシスを可能にし、社会的支持を促進するが、ストレス減弱・再発予防・社会適応の効果を長続きさせるには、患者と家族に技能を教える、もっと積極的な努力が必要である。行動療法的家族指導は患者と家族両方の技能を上達させる方法である。

　慢性かつ重症な精神障害と立ち向かっている患者と家族に必要な2つの技能は、有効なコミュニケーション法と建設的な問題解決技法である。ストレスと再発について本章でも先に述べたように、高い感情表出の家庭環境で患者と家族を巻き込む緊張と葛藤は、ストレスと再発の両者に悪影響がある。コミュニケーションと問題解決技能は学校では教えないので、人間関係に用いるこうした技能は、誰でも生育の過程で影響力の強いモデルから偶然に学ぶしかない。行動療法的家族指導の目的は、こうしたつきあい方の技能訓練を行い、ストレスと再発を減らして社会適応と生活の質を

向上させることである。図18のフロー・チャート（前出）は、これらの技能訓練により再発が減るメカニズムを明らかにしたものである。

P．鍵となるコミュニケーション技能
KEY COMMUNICATION SKILLS

　人間関係のほとんどすべてにわたり、つきあいは感情を表明し、道具的・感情的な必要を満たす包括的な技能を通して行われる。こうした技能は、

　　●肯定的な言明や示唆をする
　　●他人の肯定的な行為に感謝する
　　●他人に肯定的な要求をする
　　●建設的に否定的感情を表す

などである。
　こうした技能のなかの言語的・非言語的要素を具体的に明らかにできれば、患者や家族に教えるのがはるかに簡単になる。繰り返し練習してコミュニケーション能力ができれば、主観的・内面的な感情的調和が個人の中に徐々に形成されるというのが行動療法的家族指導の前提である。コミュニケーション技能に関係する言語的・非言語的な要素の具体例として、「肯定的な要求をする」ことに関連するものを表30に示した。多くの慢性精神障害の核心は自発性や動機の欠如にあるので、相手の行為や反応を有効に求める方法を学習することは、患者の無為や無気力からくる障害を克服しようとする家族にとって助けとなるだろう。

症　例
　分裂病についての教育を4セッション受けた後で、ポウルと両親はコミ

ュニケーション技能訓練を開始する用意ができた。家族の志気に良いし、後で行う怒り・苛立ち・欲求不満の処理訓練に適当な雰囲気をつくりだすので、「他の人の肯定的な行為に感謝する」技能訓練から開始した。家族の一人ひとりに、治療者が直接スーパービジョンしながら、このコミュニケーションの言語的・非言語的要素を正しく使用する練習を行った。たとえばポウルは、よく目を見てはっきりした声で、「お父さん、昨夕映画を見に行くのに、お父さんの車を使わせてくれて本当によかったよ。友達の車に乗せてくれって頼むんじゃなくて、乗せてやることができたんで株が上がったよ」と言うようにコーチを受けた。

　ポウルの父親は料理と家の装飾のことで妻をほめることを選んだが、要領をつかみ自分の好みをはっきり伝えるのに治療者のモデリングを必要とした。ポウルの母親はこの技能についてはこつをつかんでいて、指示をほとんど要しなかった。その後の週に、ポウルと両親は、「うれしいことをしてくれた人を挙げよう」という宿題をして、このコミュニケーション技能を毎日練習した。このコミュニケーション技能の宿題を促し記録する目的

表30　「肯定的な要求をする」コミュニケーション技能の言語的・非言語的な要素

肯定的な要求をする
　　　●相手を見る
　　　●楽しそうな表情と声の調子をつくる
　　　●何をしてもらいたいかはっきりと言う
　　　●そうするとどう感じるかを言う

肯定的な要求をするとき、次のように言ってみよう
　　　●「＿＿＿＿＿＿して下さい」
　　　●「＿＿＿＿＿＿していただくと本当に助かります」
　　　●「＿＿＿＿＿＿を手伝ってくれると大変有難い」

の日誌を、ポウルの母親が1週間にわたってつけたものを図19に示した。コミュニケーションの練習では、家の内の人でも外の人でもいろいろな人に技能を使ってみるように家族に勧めることに注意してほしい。コミュニケーション技能を広く使うのが、技能を長続きし幅のあるものとするのに役立つ。

あなたを喜ばす人との出合い

曜日	誰がうれしがらせてくれたか	実際どんなうれしいことをしてくれたか	それであなたは何と言ったか
月	ポウル	家族の車を洗った	とってもいい車に見えると言った
火	夫	髪型を誉めてくれた	キスしてあげた
水	隣の人	バターを貸してくれた	お礼を言った
木	ポウル	州のリハビリ課へ行った	彼が関心を持ってくれたのでとてもうれしかったと言った
金	ポウル	注意しなくてもクスリを飲んだ	心配が減ったと話した
土	夫	食料品の買出しに行ってくれた	少し自由な時間ができたと伝えた
日	妹	長距離電話をかけてくれた	声で興奮を伝えた

図19 行動療法的家族指導で全ての家族成員を励まし「肯定的でうれしい行為に感謝する」コミュニケーション技能の練習を強化するために用いる日記の様式。ポウルの母親は、家族の他の成員がしてくれたうれしい出来事や話を、毎日少なくともひとつ書き留め、その肯定的な行為をどう感じたかを言葉で述べて感謝した。

Q. 教師・訓練者としての家族療法家
FAMILY THERAPIST AS TEACHER AND TRAINER

　行動療法的家族指導は高度に構造化された、積極的で指示的な治療者による、どちらかといえば簡易な治療法である。多くの点で、行動療法家の能力というのは、伝統的な精神療法家の技能よりは、スポーツやドラマのコーチの能力に似ている。行動療法的家族指導では目標が定まったら、セッションの構造を作るのが鍵となる。まるでオーケストラの指揮者のようにセッションの進み具合いの調子をとり、家族成員と治療者の行動と相互作用を決定する規則と指針を決めセッションの構造を作る。行動療法的家族指導家はセッションに積極的に介入して、促しや行動形成によりセッションが予定にそって行われるようにする。たとえば、もし家族が規則を破ったら、治療者は一貫して、「非難することは許されません」と遮り、非難する発言をやり直させる必要がある。

　行動療法的家族指導は家庭における行動変化を教唆することにも力点を置く。治療者と家族成員の間の協力関係を開始し維持すること、宿題をちゃんとやること、一連のセッションの早期に家族成員間の相互作用を肯定的なものに変化させることが、有効な教唆の条件である。治療者が宿題の大切さを強調すること、家族成員が宿題に参加すること、宿題をしない言い訳や宿題をやるうえでの障害を予想して家で宿題をやることに適当な促しをすることが、ちゃんと宿題をやることを促進する。

　宿題をしそこなった時、治療者が「いつものこと」と事務的な反応をしたり、ものわかりよく了解することでそれを強化してはならない。必要なら、治療セッションの最中に宿題を仕上げるよう家族にもとめるのがよい。

　良い行動療法的家族指導家は良い教師である。患者と家族に原理と指針を説明するとき、治療者は彼らの情報処理能力を過大評価することがしばしばある。高等教育を受けた患者や家族の場合でも、彼らが経験している

ストレスや内的な学習障害のせいで、彼らの言葉で簡単明瞭に情報を伝えることが必要とされる。何回も繰り返すこと、治療者のコミュニケーションが家族成員にどれだけちゃんと受け止められているかを確かめる質問をすることが必要である。さらに、患者と家族は治療プログラムに合わせて新しい行動を演じているだけではなく、原理を学んでいるのであることを治療者ははっきり認識しなければいけない。

練習問題

　慢性精神障害者への効果的な行動的リハビリテーションに必要な、積極的で指示的な技能に慣れるために、今あなたが担当している患者や家族のうちの一人と治療セッションで次のステップを試してみましょう。実施方法はあなた自身や、治療関係の微妙な差異にあわせてください。しかし、あなたのこれまでの臨床経験が主に非指示的で精神分析的なものなら、行動療法家としての難儀やぎこちなさを感じて当然です。

1. 患者や家族成員にコミュニケーション技能のひとつを学ぶ理由を説明することから始めましょう。たとえば、「他人の肯定的な行為に感謝する」です。このコミュニケーション技能が対人関係でのストレスや緊張を減らし、他人の自分に対する肯定的な態度を強め、自分のことをよく思ってくれるようになることを説明しましょう。

2. あなたが説明した1.の内容を家族自身の言葉で繰り返し、それに他人に肯定的に感謝したり、感謝されたりした自分の経験を付け加えて述べるよう患者や家族を促します。

3．このコミュニケーションの適当な表出方法を学ぶ必要のある患者や家族の誰かの役割を演じることで、必要な技能をデモンストレーションしてみましょう。たとえば、(分裂病患者の家族を演じて)「先週は注意しなくても薬を飲んでくれて、本当に安心したし希望が持てたよ」と言ってみるのもいいでしょう。

4．あなたがデモンストレーションしモデルを示した肯定的に感謝する表現を、患者や家族がリハーサルするように促しましょう。モデルで示された行動を、まねでない自分自身のスタイルに組み入れるよう励ましましょう。

5．行動リハーサルをやっている人を促しコーチしなさい。そのためには椅子を立って行動リハーサルをしている人のすぐ傍にいることが必要でしょう。コーチングには身振り、手振りを使い、言葉でヒントを与え(「いいよ、目を合わせて」とか)、情緒的な支持を与えるためにその人のすぐ傍に立ったり、ヒザ立ちしたりすることが必要です。

6．リハーサルが終ったら(ついでながら、リハーサルは短く行い、長くとも数分を越えないように)、コミュニケーション技能を使おうとする努力に対してうんと多くの肯定的なフィードバックをしましょう。あなたが行うフィードバックは、コミュニケートするのに有用な行動要素に具体的に焦点をしぼったものにすべきです。たとえば、患者や家族成員に「彼の服装を誉めるとき、よく視線を合わせて温かい調子の声で話しましたね」と言うということです。

7．患者や家族成員の感情や要求を表現する能力のちょっとした進

> 歩を見逃さず、それに反応する行動形成的な態度を用いましょう。患者や家族に最初にみられる不器用でもたつきがちな努力も、技能訓練のコースのなかでリハーサルを繰り返し肯定的なフィードバックをするうちに、大変なめらかなものとなるでしょう。

　構造化したセッションで患者と家族を治療軌道に乗せることは、治療者が各セッションの最初に肯定的な雰囲気をつくり、妨げとなるような家族成員の先入観を一掃することで促進される。たとえば、行動療法の達人は患者と家族によくわかるように挨拶し、参加したことにお礼を言い、微笑み、世間話で彼らをくつろがせることから各セッションを開始する。治療者は前回のセッション後に家族が直面した危機について教えてくれるように丁寧に依頼し、いつ、どのようにそれを取り上げるかを決める。もし家族が宿題を仕上げているようであれば、治療セッションのできるだけ早くに宿題を取り上げてそれを強化しなければいけない。できた宿題の質・量を調べてみることで、訓練を受けたコミュニケーション技能を実地にうまく使えるように強化することができ、また宿題の評価で明らかになる家族成員の欠点を治すために、誰に注意を払えばよいかを決めることができる。前回の宿題の報告からセッションが始まり、宿題を出すことで各セッションは終わる。

練習問題

　この練習問題は自己観察によってもよいですし、行動的リハビリテーション技法を練習している同僚の誰か一人を観察してやってもよろしい。下にあげた能力について、それが実行されていればチェックし

て下さい。

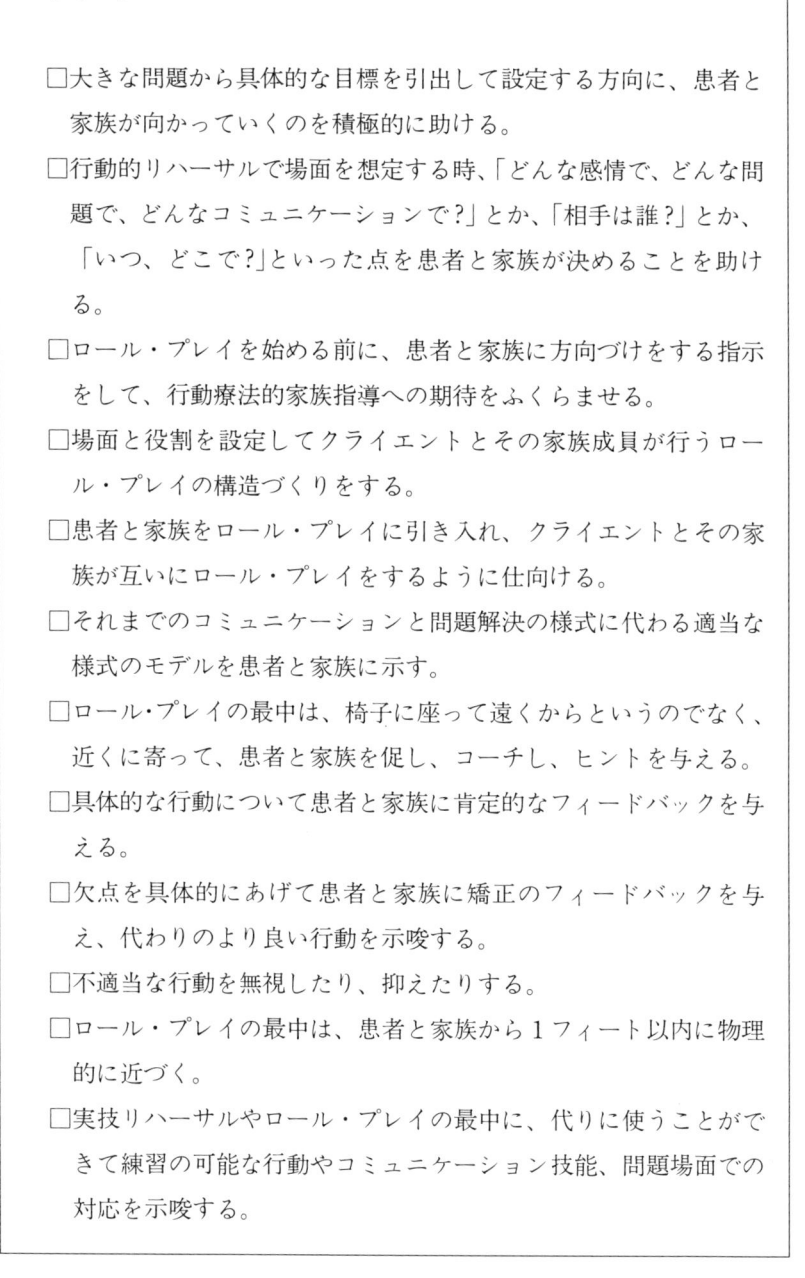

- □大きな問題から具体的な目標を引出して設定する方向に、患者と家族が向かっていくのを積極的に助ける。
- □行動的リハーサルで場面を想定する時、「どんな感情で、どんな問題で、どんなコミュニケーションで?」とか、「相手は誰?」とか、「いつ、どこで?」といった点を患者と家族が決めることを助ける。
- □ロール・プレイを始める前に、患者と家族に方向づけをする指示をして、行動療法的家族指導への期待をふくらませる。
- □場面と役割を設定してクライエントとその家族成員が行うロール・プレイの構造づくりをする。
- □患者と家族をロール・プレイに引き入れ、クライエントとその家族が互いにロール・プレイをするように仕向ける。
- □それまでのコミュニケーションと問題解決の様式に代わる適当な様式のモデルを患者と家族に示す。
- □ロール・プレイの最中は、椅子に座って遠くからというのでなく、近くに寄って、患者と家族を促し、コーチし、ヒントを与える。
- □具体的な行動について患者と家族に肯定的なフィードバックを与える。
- □欠点を具体的にあげて患者と家族に矯正のフィードバックを与え、代わりのより良い行動を示唆する。
- □不適当な行動を無視したり、抑えたりする。
- □ロール・プレイの最中は、患者と家族から1フィート以内に物理的に近づく。
- □実技リハーサルやロール・プレイの最中に、代りに使うことができて練習の可能な行動やコミュニケーション技能、問題場面での対応を示唆する。

R. 問題解決訓練
TRAINING IN PROBLEM SOLVING

　家族が上に述べたような言語的・非言語的要素を使ってコミュニケーションする経験を積み技能を獲得したなら、治療者は体系的な問題解決訓練へ進むことができる。コミュニケーション技能は引き続く問題解決へのステップを造るのに役立つ。お互いの話を聴き、肯定的な努力に感謝し、お互いに肯定的な要求をし、面白くないという感情を批判的にではなく表明する能力がなければ、家族成員が建設的な問題解決に携わることはできない。

　慢性精神障害に取り組む患者と家族にとって、問題は何であろうか？　毎日の生活の中のストレッサーや苦痛な出来事、さらに病気のせいで付け加わる侵襲的で絶えることのない症状と障害という重荷がそれである。次に挙げる問題は身内に慢性精神障害者をもつ家族に共通するものである。程度の差や性質の違いはあっても、どの問題も家族成員の全てに影響を与えるものであることに注意すべきである。

- 社会的引きこもり、イライラ、猜疑心、摂食・睡眠パターンの異常、気分の変動、攻撃性。
- 過剰な指図、小言、患者の監視。
- 身だしなみ・身辺整理がだらしない、自発性・活動に参加する意欲の欠如。
- 必要な援助が専門家から時宜にかなって十分に得られない不満。
- 精神病であるために友人、兄弟、親族、同僚、地域の他の人々から偏見を持たれる。
- 精神障害のある人に適当な住居と仕事がない。
- 社会保障局や職業リハビリテーション・センターを通じて障害手当をもらうときの不満や障害。

表31にあるような問題解決過程に含まれる要素は誰でも意識せずに使っているが、全過程を高度に構造化し体系化した教育は、2つの理由で、慢性精神障害者にとって重要であると思われる。第1に、問題解決過程の各段階と過程を繰り返し学習し訓練が完全でないと、分裂病患者の情報処理障害と患者の家族が経験するストレスのせいで、有効な問題解決は必然的に妨げられることになる。第2に、行動療法的家族指導のこの時期に教育された問題解決方略は、治療によって得られた臨床的なメリットが、直接的な介入の時期を越えて般化し永続化するための基本的な手段となる。このように、以前に学んだコミュニケーション技能の上に問題解決技能を注意深く体系的に訓練することが、慢性精神障害への行動療法的家族指導のアプローチのひとつの最も重要な要素である。行動療法的家族指導によるアプローチ全体のなかで、問題解決技能訓練の時期の位置づけは図18に示したとおりである。

問題解決技能訓練の実際においては、前回のセッションの時の宿題に家族としてどう努力したか、まず報告を治療者がお願いすることから始める。もし前のセッションで焦点をあてた問題が適当に処理されていなければ、次の問題に進む前にその問題を引き続いてやるよう考えてもらう。しかしながらどんな場合でも、問題を決め解決に責任を持つのは家族である。表31に概略を示したようなワークシートを使って、家族は問題解決の各段階をきちんと行う。家族の一人が順番にその家族の「書記」になって、家族が選択肢を考え、各選択肢についての賛成・反対を検討し、実行計画に向けて進むにつれてワークシートの空欄を埋めていく。

症 例

ポウルと両親はポウルのプライバシーが守られていないことを問題として取り上げた。ポウルは最初、それは家が小さいためで、おいが一緒に住んでいてポウルをいじめ怒らせるせいであると述べた。さらにポウルは、両親の不和と口論のせいで両親のいさかいに巻き込まれ、ストレスが高ま

表31 毎週のセッションでの6段階の問題解決技能訓練のやり方

第1段階：問題は何か？
　問題について話し、注意深く聞き、質問し、みんなの意見を集め、そのうえで何が問題かを具体的に書きましょう。
　_____
　_____

第2段階：可能な解決法をすべてあげなさい。
　良くないのも含め<u>すべて</u>のアイデアを書きましょう。誰もが少なくとも1つの可能な解決法を出すようにしましょう。
　1) _____
　2) _____
　3) _____
　4) _____
　5) _____
　6) _____

第3段階：それぞれの可能な解決法について討議しなさい。
　可能な解決法のリストをたどってひとつひとつについて利点と欠点を討議しましょう。

第4段階：最善の解決法または組合せを選びなさい。
　_____
　_____

第5段階：最善の解決法をどう実行するか計画を立てなさい。
　Step 1 _____
　Step 2 _____
　Step 3 _____
　Step 4 _____

第6段階：やったことを振り返り、<u>すべて</u>の努力を称えなさい。

って症状が悪くならざるをえないのだ、とも主張した。ポウルの父親はポウルのプライバシーが守られていないし、おいがその問題の主な原因であると認めた。家族全員が問題を考える機会を持ち、それを具体的に明らかにする努力をした後、治療者はポウルに書記をするように頼み、問題解決の選択肢をあげることを始めた。

　ポウルの母親は彼の部屋を防音にしてはと提案した。父親はジョギングしたり、ストレスから離れるために家の雑用をのんびりやることを提案した。ポウルは離れの古い予備の部屋を新しくして、家族の他の人から離れていられるようにしたいと応じた。彼はまたヘッドフォンで音楽を聞くのがいいとも考えた。ポウルの父親は、おばさんが近くに住んでいるので息抜きに訪ねたらいいと言った。ほかにもいくつか選択肢が出され、家族はそれぞれの選択肢を評価した。予備の古い部屋を新しくするのがよさそうだと一致し、翌月に実行された。ポウルの父親は道具を使うのが上手な人で、ポウルは父親に手伝ってくれるよう建設的に頼むことから改装計画を始めた。

練習問題

　自分の臨床経験や個人生活のなかでの問題を使って、問題解決過程をひととおりやってみましょう。過去に解決がなかなか難しかった問題を選びましょう。問題解決過程を自分でやってみることができるかどうかを確かめましょう。選択肢を出したら、判断し結果を評価することを控え、浮かぶままに全ての選択肢をブレインストーミングするだけにしておくことが大切です。評価の段階に入ったら、各選択肢の実行可能性、現実性、妥当性を考えても結構です。

S. 特殊な行動療法的技法
SPECIAL BEHAVIORAL TECHNIQUES

　行動分析や行動療法に経験のある専門家は、行動療法的家族指導による接近にそれらを組み入れることができる。家族成員の一部が直面する問題の中には、上にあげたモジュールによっては治療できないものもありうる。熟練した行動療法家のレパートリーの中から、もっと焦点を絞った確実な介入が必要かも知れない。行動療法的技法に反応する問題の例としては、恐怖症、心因痛、夜尿症、極端な社会的引きこもり、攻撃性があげられる。第5章で詳細に述べた生活技能訓練法は行動療法的家族指導のコースのなかで、生活機能と個々の家族成員の役割技能を改善するために、専門家によって頻繁に使われている。

症 例

　ポウルはフルフェナジンで安定しているが、入学した大学で友人と会うのに困難を感じており、両親と共に行動療法的家族指導に参加している。家族セッションでコミュニケーション技能を学んでずいぶん進歩したので、治療者は友人の学生と会う生活技能訓練をするために、あるセッションの終わりの時間を少しとっておくことにした。ポウルは授業の後に女子学生に近づくロール・プレイをすることにすぐ同意した。彼は治療者から、挨拶をし大学のカフェテリアでコーヒーを飲みながら一緒に勉強しようと誘うモデル学習とコーチを受けた。2回ロール・プレイを繰り返した後、ポウルは翌日授業で若い女の子に近づく宿題を行えるように思えた。彼は治療者から、よく視線を合わせ、しっかりした調子で話し、身振りを使うことを思い出すために、小さな宿題カードを手渡された。

練習問題

あなたの患者やクライエントには行動療法的家族指導に適した人がいますか？　分裂病以外の患者でもこの方法が役立つものです。候補となる患者を心に思い浮かべてみて、その患者に行動療法的家族指導の枠組みで生活技能訓練を行う価値を考えてみましょう。生活技能訓練を行動療法的家族療法と結びつけることのひとつの大きな利点は、自主性と個性化を促進することです。分裂病患者を抱えており、しかもストレスと緊張が高い家族では、患者が家族と直接顔を合わせる接触時間を週に35時間以下とすると、再発の可能性を減らせるということがわかっています。

したがって、生活技能訓練は二重の目標を持っていることになります。ひとつは若い成人患者をより独立させることであり、同時に家族環境のストレスを減らすということです。

あなたが選んだ患者について、生活技能訓練を用いるうえでどういった対人場面を想定しますか？　誰とその患者は付き合いがありますか？　どんな生活上の要求や道具的な要求がありますか？　その場面での患者の短期的、長期的な目標は何ですか？　その患者が生活技能訓練を開始する前には、どんなコンサルテーションや訓練をする必要がありますか？

まとめ　　SUMMARY

慢性精神障害者の家族は、脱入院主義が推し進められた結果、患者の身近にいて面倒を見る必要に迫られているが、まだ責任をとる準備ができて

いないといってよいだろう。重度の慢性精神障害者を扱う病院の勤務医も地域に基礎をおいた施設も、長期にわたる精神病の治療に家族が対処するのに役立ち、慢性病のゆえのストレスや緊張という重荷から家族を助けるために、分裂病などの病気についての教育を始めたばかりである。

　家族と一緒か家族の近くに暮らしている、ハンディを背負った精神障害者にとって、家族の重要性はいくら強調してもしすぎることはない。交際、活動への参加、日常の問題への対処の際の援助ということでは、家族が患者のもっとも身近な数少ない資源であるという場合が多い。

　精神病である家族の管理をする責任を持つことは、家族の中にストレスと葛藤を引き起こす場合が多い。精神病で、助けがないと自分ではうまくやっていける見込みがない家族成員に、身内のものは過剰に巻き込まれる可能性がある。専門家からの支援と教育がなければ、家族は慢性分裂病の性質を理解することもないし、患者がどれだけのことができるかという期待をより現実的な水準へと下げることもできない。

　分裂病はストレスと関係ある病気と見なすことができるし、不満、失望、批判、押し付け、意気阻喪といった家庭内での緊張は、再発につながる情緒的な土壌となる。生物学的な分裂病の脆弱性を持つ人に精神病症状が増悪したり再発したりするのは、生活上のストレッサーの量と本人や家族システムの問題解決技能との、不安定な均衡の結果であるといえる。身内の批判や巻き込まれなどのストレスが多すぎたり、または対処・問題解決技能が乏しすぎたりすることが症状の悪化をもたらしうる。

　行動療法的家族指導の目標は、しろうとにわかる言葉で分裂病やその他の大きな精神障害について伝え、患者や家族に明確に理解してもらうことにより家族内の緊張やストレスを減らすこと、問題解決・コミュニケーション技能を教えること、抗精神病薬や心理社会的リハビリ・プログラムへの患者の信頼を増すことである。行動療法的家族指導はさらに、自分の要求を満たし必要な精神保健サービスや社会的サービスを得る技能を患者や家族に教えることにより社会適応を改善し生活の質を向上することをも目

標とする。

　行動療法的家族指導は高度に構造化されており、学習と行動変容の原理を体系的に用いる。しかし、それは患者と家族にとって温かく元気づけられる学習環境を保つことを目指す治療者の指導方針のもとで行われる。治療者の確固とした指示的な、それでいて優しく支持的なスタイルが、さまざまな教育目標を達成するための治療軌道にのせるのに役立つのである。行動療法的家族指導の初期には、視覚に訴える教材やプリントを使った教育的な方法で、分裂病の性質・経過・治療法についての情報が家族に提供される。家族成員は見聞と経験を共有するように指示され、患者はその分野での「専門家」として症状について話すよう励まされる。治療者は分裂病を、仕事、身辺整理、対人関係、思考、感情など生活上の深刻な問題によって特徴づけられる病気であると説明する。病気の原因と治療についての教育は、各家族のレベルに合わせて行われる。支持的な仕方でなされる教育は、罪責感、責任の感じすぎ、困惑、絶望感などの家族の重荷を軽減するのに役立つ。家族が患者の行動に評価を加えたり、押し付けをしたり、批判的になったりすることが減るし、家族と精神障害者にとってより現実的な目標を設定することを学ぶことができる。

　慢性精神障害によるストレスは比較的長期間にわたり問題解決という挑戦を継続することを必要とするので、患者にとっても家族にとっても、お互いの間でそして自分達の周りの世界と効果的にコミュニケートする方法を学ぶことが助けになるのである。効果的な対処、コミュニケーション、問題解決は共に、主要な精神障害のための機能障害と生活障害を減らし、家族にのしかかる病気ゆえの重荷を軽減し、社会的・道具的な役割機能の発揮を最大にする力を持つのである。コミュニケーションと問題解決技能の訓練は、まず個々の技能を学ぶ理由を説明し、技能の用い方を一歩一歩指示し、行動リハーサルを通してデモと練習をし、般化と繰り返し学習を目指して宿題をするというように、体系的に教育される。練習した技能の使用と、行動療法的家族指導で教えられた知識の獲得のための一歩一歩の

努力を無条件に賞賛することが、全体の学習過程を強化する。

しっかりとデザインされ対象群を置いた研究からは、行動療法的家族指導やその類似の方法は、家族のストレス、重荷、再発を減らすことが示されている。社会機能の著名な改善は患者にも家族にもみられる。現在利用可能な学習の原理や対人関係技能を促進する方法と結びつけられれば、家族に基礎を置く精神科リハビリテーションは楽天的な見通しをもたらすことができよう。分裂病やその他の精神障害を地域社会でケアしていくことは、家族の関わりを増すことによって一層進歩すると期待される。患者と長く接触する家族成員には、精神保健サービスの効果を増幅する潜在的力があることは明らかである。患者と家族に精神病の概念と実際を教え、よりよくそれに対処し、コミュニケーションを改善し、問題解決を効果的にする方法を教えることによって、精神保健の専門家は自分達の仕事の有効性を増すことができ、投資効率もあがることになる。

文　献

Backer T, Liberman RP: Living on The Edge [videocassette with discussion guide], 1986. Available from R. Liberman, Camarillo-UCLA Research Center, Box A, Camarillo, CA 93011

Backer T, Liberman RP: What is Schizophrenia? [videocassette with discussion guide], 1986. Available from R. Liberman, Camarillo-UCLA Research Center, Box A, Camarillo, CA 93011

Creer C: Social work with patients and their families, in Schizophrenia: Towards a New Synthesis. Edited by Wing JR. London, Academic Press, 1978

Doll, W: Family coping with the mentally ill: an unanticipated problem of deinstitutionalization. Hosp Community Psychiatry 27:183–185, 1976

Falloon IRH: Family Management of Schizophrenia. Baltimore, MD, Johns Hopkins University Press, 1985

Falloon IRH, Liberman RP: Behavioral family interventions in the management of chronic schizophrenia, in Family Therapy in Schizophrenia. Edited by McFarlane WR. New York, Guilford Press, 1983

Falloon IRH, Boyd JL, McGill CW, et al: Family management in the prevention of exacerbation of schizophrenia. N Engl J Med 306:1437–1440, 1982

Falloon IRH, Boyd JL, McGill CW: Family Care of Schizophrenia. New York, Guilford Press, 1984

第 6 章 行動療法的家族指導 331

Falloon IRH, Boyd JL, McGill CW, et al: Family management in the prevention of morbidity of schizophrenia. Arch Gen Psychiatry 42:887–896, 1985
Grad J, Sainsbury P: The effects that patients have on their families in a community care and control psychiatric service. Br J Psychiatry 114:265–278, 1968
Goldman HH: Mental illness and family burden: a public health perspective. Hosp Community Psychiatry 33:557–560, 1982
Hatfield A: The family, in The Chronic Mental Patient: Five Years Later. Edited by Talbott J. Orlando, Grune and Stratton, 1984
Intagliata J, Willer B, Egri G: Role of the family in case management of the mentally ill. Schizophr Bull 12:699–708, 1986
Kreisman DE, Joy VD: Family response to the mental illness of a relative. Schizophr Bull 10:34–57, 1974
Lamb HR, Goertzel V: The long-term patient in the era of community treatment. Arch Gen Psychiatry 34:679–682, 1977
Leff JP, Vaughn CE: The role of maintenance therapy and relatives' expressed emotion in relapse of schizophrenia: A two year follow-up. Br J Psychiatry 139:102–104, 1981
Minkoff K: A map of chronic mental patients, in The Chronic Mental Patient. Edited by Talbott J. Washington, American Psychiatric Association, 1978
National Institute of Mental Health: Schizophrenia and the Role of the Family [brochures], 1986. Available from Schizophrenia Research Branch, National Institute of Mental Health, 5600 Fishers Lane, Rockville, MD 20857
Patterson GR, Reid JB, Jones RR, et al: A Social Learning Approach to Family Intervention. Eugene, OR, Castalia, 1975
Snyder KS, Liberman RP: Family assessment and intervention with schizophrenics at risk for relapse, in New Directions in Mental Health Services: New Developments in Interventions with Families of Schizophrenics. Edited by Goldstein MJ. San Francisco, Jossey-Bass, 1981
Stuart RB: Helping Couples Change. New York, Guilford Press, 1980
Taylor CB, Liberman RP, Agras WS: Treatment evaluation amd behavior therapy, in Treatment Planning in Psychiatry. Edited by Lewis JM, Usdin G. Washington, DC, American Psychiatric Association, 1982
Tessler RC, Goldman HH: The chronically mentally ill in community support systems. Hosp Community Psychiatry 33:208–211, 1982
Vaughn CE, Snyder KS, Freeman W, et al: Family factors in schizophrenic relapse. Arch Gen Psychiatry 41:1169–1177, 1984

第7章
職業リハビリテーション
VOCATIONAL REHABILITATION

ハーベイ・E・ジェイコブズ　Harvey E. Jacobs, Ph.D.

<blockquote>
人生の与えてくれる最も偉大な贈物は、
働きがいのある仕事を精一杯やっていく機会を
与えられることである。
セオドア　ルーズベルト　Theodore Roosevelt
労働者の日の演説、シラキュース、ニューヨーク、1903
</blockquote>

最も哀しいことがらは、毎日1日のうちの8時間の間許されているのは、労働だということである。その8時間の間、食事をしたりのんだりできないし、愛を交わすこともできない——できるのは労働だけである。

ジョン・フォークナー　John Faulkner

労働は人間の行動において多くの重要な役割を演ずる。大人の生活の中心的要素である労働は、社会的行動の基本的構造となっている。ほとんどの文化圏で、労働力は集団内の地位や影響力に決定的に重要な意味を持っている（Weiss and Reisman 1961）。そのために、個々人の社会生活や生産性、消費、生活の質、結婚、育児などに大きく影響が及ぶことになる。生活の満足度における労働の重要性は、経済の下降や企業閉鎖にともなう労働者の失職の影響の研究においても示されている（Catalano et al. 1981; Dooley and Catalano 1980; Jahoda et al. 1960）。いずれの研究でも、失業に引き続いて身体的・精神的疾患や反社会的行動、結婚生活の問題、その他の苦痛などの発生率の増大が示されている。これらの問題は雇用機会が増大した時に、通常は是正されていた。

慢性精神障害のストレス－脆弱性－対処－力量モデルによれば、労働能力は精神科リハビリテーションにおける重要な指標である。職を見つけ維持するために、精神障害者は安定した行動パターンを確実にする広範囲の社会的、地域的、職業的技能や対処技能や症状管理技能を実行できなければならない。これらの領域のいずれの欠陥があっても、失業に結びつくだろう。したがって、労働は単に患者の職業能力を試すものではなく、むしろ彼ないし彼女の対処技能と力量の全体を試すものである。一般に、家庭や友だち、学校、労働経験などにおける過去の成功の体験によってストレスと脆弱性から防御されている精神障害者においては、職業生活はより有望な結果が期待できる。

ストレス－脆弱性－対処－力量モデルの他の要因も職業生活に寄与している。たとえば向精神薬治療は、最善の投与量を与えられれば、仕事の保持を促進するし、薬の副作用は仕事の機能や求職への動機付けを妨げることもありうる。環境レベルでは、防御因子（たとえば、実際的で支持的な精神療法的介入）とストレス因子（たとえば、大きな生活上の出来事や家族内の高い表出感情）の有無が、個人の心理的生物学的脆弱性と相互に作用して、求職と仕事の維持における成功と失敗を決定する。

労働は慢性精神障害の経過の決定因子でもあり、経過の結果でもある。たとえば、仕事を持っていることはストレス因子を緩衝または中和することにより、症状再燃に対する防御因子として役立ちうる。仕事の保持は、労働が提供する構造や専門技術の経験や社会的ネットワークを通して、いろいろなストレスの多い生活上の出来事を改善し、対処能力を促進することができる。仕事を持つことは（たとえ奉仕的仕事や保護的仕事でさえ）、慢性精神障害者の寛解の持続と地域社会での地位の保持の有意な予測因子であることが、いくつかの研究で示されている（Stein and Test 1980）。さらに、多くの患者は、彼らが生産的な労働活動に能動的に参加している時には、精神症状の減弱を報告している（Strauss and Hafez 1981）。労働環境に本来備わっている人間関係は、社会的なネットワークやレジャーやレクレーションなどの交際の源泉を提供することができる。最後に、仕事によって得られる収入はしばしば、患者が地域社会生活に伴う費用をまかなえる唯一の手段であり、患者が自分の社会的地位を（社会に）依存する者から（社会に）貢献する者へと変えることを助ける。

A. 精神科職業リハビリテーションの歴史
HISTORY OF PSYCHIATRIC WORK REHABILITATION

　長い間、労働は精神科リハビリテーションを促進するための重要な手段として認められてきた。1800年代早期のピネルの道徳療法の最も重要な構成部分は、リハビリテーションの基本要素として「祈りと、良い作法と労働に忙しい手と心」をあげている。怠惰は精神的能力障害の要因とみなされ、その時代の主要な精神障害の患者にとって諸活動を完全に補うことが主要な処方であった。ルス、フロイド、クレペリンなどの著名な権威たちが、治療やリハビリテーションにおける労働の役割に支持を与えていた。

　1800年代の後半の大規模州立病院の出現によって、労働療法プログラム

は入院モデルのもとでの治療に衰退した。患者にとって労働は、それが行われる時は、患者のニーズではなく病院のニーズに基づいた型にはめて仕立てられた。労働プログラムが患者の管理を改善し、精神症状の影響を減少させ、創造的で時間を消費する活動として役立つことが示された英国での結果に基づいて、労働療法プログラムは次に20世紀中期に専門家の注意を再び引きつけ始めた（Bennett 1983）。これらの労働療法プログラムは、精神病の派手な症状をコントロールするのを容易にした1950年代の精神薬理学の進歩によって、多大な支援を受けた。症状のコントロールは結果として、リハビリ・サービスにふさわしい患者の数を増大させ、さらに多くのプログラムを必要にした。1967年の段階で、全米の精神病院の半分で労働療法プログラムが実施中であり、そして退院した患者の72%は入院中に何らかの労働療法の経験を持っている、と概算された（Hartlage 1967）。

労働療法の再発見に伴う最大の変化の一つは、より広範囲な治療の選択肢の発展である。初期のプログラムは構造化された活動としてデザインされていたが、より新しいプログラムでは個々の患者を競争的な地域社会での雇用や保護的労働環境に戻すことが強調されている。このことは、労働療法を「遊ばせないためのどうでもよい仕事」から、他の能力障害者に提供される職業リハビリテーションと同様の、労働の評価、訓練、指導、就労斡旋にわたる包括的なシステムに転換させた（Anthony 1979）。労働療法の改革はまた、個々の患者の退院後の予後にたいする一層の責任を精神科治療チームに負わせることになった。

B．職業リハビリテーションは有効か？
DOES VOCATIONAL REHABILITATION

労働リハビリテーションへの関心の増大にもかかわらず、その全般的効果に関しては、かなりの議論がある（Bond and Boyer 1978）。過去20年間

にわたって、多くの研究者が、病院内労働療法は精神障害者の退院後の雇用にほとんど効果がない、と結論している（Anthony 1979 ; Anthony et al. 1972, 1978, 1984 ; Kunce 1970）。全精神科退院患者の30％以下しか職を得られず、その中の25％以下しか1〜5年後にはフルタイムの仕事を継続していなかった。分裂病患者の職業予後に関連する要因を同定するためにデザインされた一連の研究の中で、ストラウスとカーペンター（Strauss & Carpenter 1974, 1977）は、退院後の雇用を最も良く予測できるのは入院前の職歴であり、職業リハビリテーションの役割と効果を疑うものであると結論付けている。

これらの所見とは逆に、ファウンテンハウス Fountain House（「泉の家」の意）（Beard et al. 1978）や地域での宿泊施設コミュニティー・ロッジ（Fairweather et al. 1969）やブレントウッド仕事探しクラブ Brentwood Job Culb（Jacobs et al. 1984）などのような他のプログラムは、慢性精神科患者の高い就労率と職の維持を報告している。泉の家や地域での宿泊施設の両者は地域社会を基盤にした心理・社会的リハビリテーション・プログラムであり、元入院患者の地域社会生活への適応を援助する際の中心テーマを労働においている。労働復帰プログラムのみに限られたことではないが、彼らは労働力量を地域社会での生存と再発防止における最も重要な要件として強調している。ブレントウッド仕事探しクラブは病院を基盤にしたプログラムであり、多様な行動分析、技能強化、ゴール設定の手法を用いながら、最初には職探しの技能の評価と訓練を強調し、その次に仕事を見つけることに直接焦点を当てる。

職業リハビリテーションの価値に関する論争は、労働復帰プログラムの可能性を評価する時に考慮すべき広範囲な要因があることを示唆している。ある特定の職業プログラムのみが重要であるのではなく、各々の患者の職歴や職業技能、能力障害の既往、現在の精神病理的レベル、社会や家族の支持組織、生活技能、ストレス処理能力、対処機構の妥当性、可能な治療の選択の幅、これらの全てが相互に作用して職業予後を決定するので

ある。

　典型的には、これらの変数は相互に関連しており、各々の患者にたいして個別化された評価と援助を必要としている。それ故、同じ職歴と生活技能を持った患者でもストレスにたいして異なった反応をし、異なった職業ゴールを要するかもしれない。ある患者は地域社会での競争的雇用に適し、他方別の患者は保護的雇用しかできないかもしれない。社会における求人状況のような、職業リハビリテーション・プログラムにとって外在的な要因もまた雇用の結果に影響を与える。そのために、労働市場が変わってしまったため、良好な寛解をした患者が職探しする前に、新しい職業の訓練を考えなければならないかもしれない。他の患者たちでは、自分の能力を越えた期待を持っていることもおこってくる。

実 例

　ジョーは15年前に初めて分裂病と診断され、症状の寛解と悪化を繰返していた。彼は精神病エピソードとエピソードの間は雇用を確保することができたが、どの仕事も8ヵ月以上続けられることはほとんどなかった。現在、再び退院する準備ができ、彼はコンピュータ・プログラミングを学んで確実で見込みのある将来に足を踏み出すことに関心を持っていた。彼は18ヵ月間のプログラミングのコースのための政府の貸付金を獲得した。

　ジョーがコンピュータ・プログラマーになろうとする努力は成功するだろうか、失敗するだろうか？　この問いに答えるためには、新しい職業のゴールに誠実に率先して向かうことに影響のある、ジョーの精神病理の既往とその周期を考慮する必要がある。ジョーの新たな技能を学ぶ動機付けと彼の治療チームからの援助は、ストレスに対する彼の脆弱性を克服することができるだろうか？　一度も試みるチャンスがなく失敗した場合に比べ、新しい目標に挑戦して失敗した場合の意義は何であろうか？　これらの問いに対する簡単で決まった解答はない。

C. リハビリテーション・サービスの一連の過程
CONTINUUM OF REHABILITATION SERVICES

　効果的な職業リハビリテーションや労働復帰を促進する最良の方法は多分、その過程をサービスの連続した流れとして見ることである。各々の患者は長所、欠陥、ストレスへの脆弱性、症状の重症度などの、固有のプロフィールを持っており、サービスの一貫性に沿って個々人に応じた処方を必要とする。図20に示したように、この一連のサービスは7段階── a)職業技能の評価、b)労働状況への適応、c)職業技能訓練、d)保護的雇用、e)過渡的な雇用、f)職探し、g)仕事の維持──に分けることができる。

　多くの精神科患者は病院を出ても直ちに仕事に移れるものではなく、むしろ彼らの個々人のニーズや能力に従って一連の段階を通して進歩する。あるケースでは、患者は全ての段階を通して進歩し、地域社会の中で仕事を見つけるだろう。もし患者に重症の障害があれば、保護的授産施設や移行的な雇用プログラムなどのような中間的レベルが最も確実で生産的かもしれない。職業的には独立していないが、その人にとっては職業的潜在能力に見あったものとなっていよう。

　確固とした技能を持っている患者は、この一連の過程の途中から労働復帰活動を開始するだろう。精神的異常の繰り返しを経験した患者では、寛解の状態によって一連の過程に沿って動いていかなければならないだろう。職業復帰の一貫性の基本的理念は、各段階が個人毎の労働復帰の全体的ゴールに関係があるということである。長期的目標を短期の段階に分割することにより、慢性の能力障害を持った人々のために、職業リハビリテーションの効果的評価と訓練のプログラムを発展させ、包括的ケアのもとでこれらのプログラムを行うことが可能である。

　全ての患者がサービスを一段一段、図に示した通りに進んでいくわけではないが、患者が就労に至るステップを図の7段階に概念化しておくことが便利であろう。第一段階は職業的技能の査定であり、その中には患者の

病前の職業的技能と現在の職業的技能の両方の査定が含まれている。その査定は患者の技能の直接観察、労働の指導者か重要な関係者の報告、患者

```
┌─────────────────┐
│  職業技能の評価  │
└────────┬────────┘
         │
┌────────┴────────┐
│ 労働状況への適応 │
└────────┬────────┘
         │
┌────────┴────────┐
│   職業技能訓練   │
└────────┬────────┘
         │
┌────────┴────────┐
│    保護的雇用    │
└────────┬────────┘
         │
┌────────┴────────┐
│    過渡的雇用    │
└────────┬────────┘
         │
┌────────┴────────┐
│      職探し      │
└────────┬────────┘
         │
┌────────┴────────┐
│    仕事の維持    │
└─────────────────┘
```

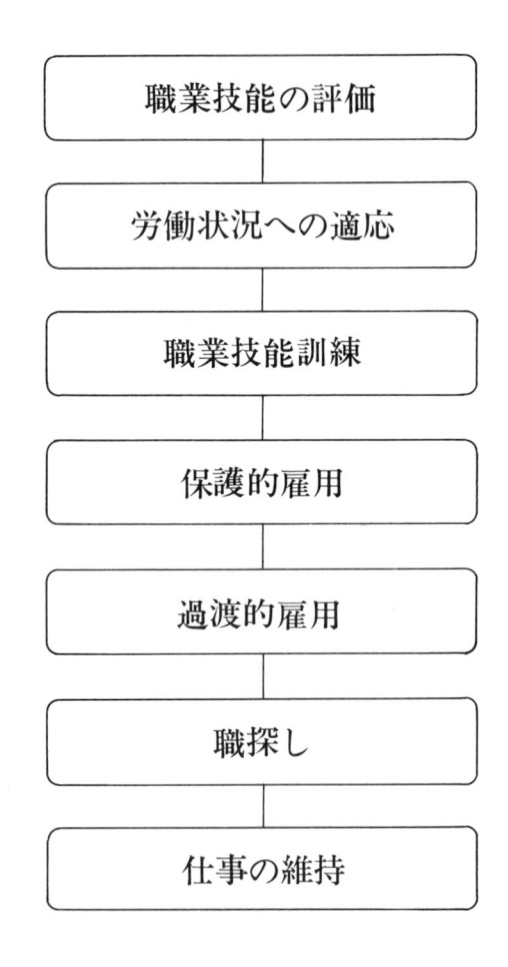

図20 職業リハビリテーションは、評価と援助の連続した過程からなっている。慢性の精神障害者はこの一連の過程のどこから訓練を始めても、また終了してもよい。進歩の様子によっては、どんな職業訓練の機会があるか、またどんな援助が受けられるかによって途中の段階をとばすこともできる。

の自己報告、またはこれらの組み合わせによって行うことができる。

第2に、患者の労働状況への適応の評価が必要である。すなわち、時間通りに働いたり、装備を操作したり、同僚や指導者とうまくやっていったり、働いている間の自分の時間を管理したりする能力である。これらの技能は、しばしば「前職業的 (prevocational)」と呼ばれるが、特定の職業のテクニカルな技能と同時に重要であり、観察や現場での評定や患者に身近な人の情報を用いて評定できる。

第3段階は特定の仕事や商売や技能の訓練である。訓練は、要求されている技能と可能なプログラムによって異なるが、病院内や職業学校や職場で行うことができる。

第4段階の保護的雇用の設定では、病院や地域社会の中での治療的環境で、患者は模擬的な職業の機会を経験することができる。患者が労働に適応するさいに経験するだろうあらゆる問題が、プログラム・スタッフによって観察され、選択的な介入を通して指摘される。この段階はまた、労働状況に適応する技能や、職業技能や、仕事中や休憩時間中の同僚との付き合いのような社会的技能の促進に優れている。

保護的雇用でうまくいった患者や、しっかりした前職業的技能を持った患者は、第5段階の移行的雇用に進むだろう。利潤追求の仕事に対して給料をもらいながら、患者は精神保健やリハビリテーションの専門家の指導のもと、工場や会社で働く。病院外へ移ることで、患者は、まだ治療スタッフからの補完的支持を受けながらも、通常の1日の労働にいかに順応すべきかを学ぶ。

完全な競争的雇用（一般の就労）に参入するためには、第6段階の仕事を見つけることが必要だが、それは慢性精神障害を持った人々には伝統的に困難な課題である。仕事探しクラブのような、職業紹介プログラムの最近の発展は、精神科患者にとって競争的雇用につく機会の有意な増加に貢献している。

最後に、仕事を見つけることと仕事を維持することは、異なった技能と

支持機構を必要とする、2つの異なった課題である。この第7段階の仕事の維持を成功裏に修得できる患者は、職業リハビリテーションの最終目標に到達し、十分に地域社会で生活できるだろう。

以下の章では、職業リハビリテーションの一連の過程に含まれる7つのサービスの詳細を示す。

D. 職業技能評価
ASSESSMENT OF VOCATIONAL SKILLS

研究においても臨床的経験においても、その人の職歴が将来の職業の成否を最も良く予測するものの1つであることが明白に示されているので、職業技能の評価は効果的な労働復帰のための重要な前提条件である。その技能評価は、患者の技術的力量と、患者が過去の労働場面においてこれらの技能をいかに応用あるいは使用したか、の両方を評価しなければならない。このことは、患者が最高の機能レベルで仕事に従事するために必要な将来の訓練についての重要な診断的情報を提供する。

実 例

ラリーは、重い抑うつ状態のために1年間仕事から離れていた。彼は今や航空宇宙産業の大会社に品質管理エンジニアとして復職しようとしていた。インテイクの評価に際し、職業カウンセラーは、彼が学校を卒業して以来就いた数多くの仕事、それぞれの仕事で遂行していた具体的な課題、それぞれの仕事を辞めた理由、どのように仕事中に他の人とうまくやっていたかなどについて、過去の職歴を知ろうとした。職業カウンセラーは、ラリーがかつての部署でどんなタイプの技能を用いていたかを知ることに特に関心を持った。このことは、ラリーがどの程度の職業レベルで彼の仕事を再開すべきかを、カウンセラーが見定めるのに役立つだろう。もしラ

リーが以前にやっていた仕事に復帰できなかった時には、単なる一般的な職業的興味よりも具体的技能能力の方が、他の仕事を考慮するのに役立つ情報となる。

比較的手にいれやすく、安価な多種多様の評価方法が存在する。最も多いのは、以下の組み合わせが、患者の持っている労働技能と、必要な追加的訓練についての明確な理解を提供するだろう。

1．職歴　　Vocational History

過去の職業経験は、患者の技能や力量や働く能力に関する良い情報源である。職歴はまた、患者の仕事の持続期間や、時間の経過による雇用の一貫性や、就いていた地位（身分）や、解雇や頻繁な一時解雇などのような潜在的長期的な職業上の問題を知ることができる。このような情報はしばしば、患者の自己報告や、関係者や以前の雇用者との面接によって得ることができる。言語的な想起は常に正確とは限らないし、長引く病気や働いていないことの作用として職業技能が低下しているかもしれないので、関係者の報告や、職業テストや、模擬的な労働場面での直接観察を通して、報告された技能を実証することがしばしば助けになる。

2．労働能力評価尺度　　Work Assessment Instruments

数多くの標準化された尺度が具体的な労働技能の能力を評価するのに使用できる。これらの尺度は、その複雑さ、費用、実施時間、診断明確度等に幅がある。ほとんどの尺度は身体障害者や一般の人々を評価するためにデザインされているため、精神障害のある人の労働能力を評価する時には注意深い解釈が必要である。特徴的には、これらのテストは身体的労働能力と具体的職業技能を評価するものである。前に述べたように、技術的力量と労働適応力量の両者が成功の必要条件であるので、標準化された尺度

での評価は患者の職業的能力について、限られた情報しか提供しないだろう。

職業興味テスト（Strong—Cambell Vocational Interest や Kuder Occupational Interest Survey など）のいくつかは、職業的興味を評価するようデザインされたペーパーテストである。これらは、ほとんど労働経験のない患者の職業興味の分野を決めるのを手助けするのに特に有用である。適性検査（Otis Employment Tests や Singer System や VALPAR など）は、実験的に患者に代表的な労働技能を遂行することを求めて評価する。これらのテストはいくらかの労働技能の直接的観察を可能とするが、それは技能の一部分だけをテストし、規則的な1日の労働場面の代わりに無菌的な実験室の条件下で成績を評価するので、しばしば不完全な測定である。患者が如何にうまく技能を毎日の労働環境の中で統合できるかを評価することは、これからはほとんどできない。しかし、それらのテストは今後の職業訓練で活用することになる個人の生来の技能の予備的分析が可能なので、ほとんど過去に労働経験のない患者にとって、付加的な有効性がある。

3．実際場面での観察　　In Vivo Observation

規則的な労働環境の中で患者が職業技能を遂行しているのを観察することが、一般的に最も有効で情報の多い評価方法である。しかし直接の観察は最も費用がかかり、時間を消費するので難しい。長時間の一対一の評価を必要とするからである。しかし、実際場面で患者を観察することにより、評価者は技術的熟練と同様に、仕事に必要な労働状況に適応する技能も評価できる。

症　例

アルバートは、精神障害に罹患した後、元の電気組立工の仕事に戻ることを望んだ。しかし、元の雇用主は、復職の前に彼が今でも工場の環境の中で働けるか、元の仕事が可能かどうか確かめたいと望んだ。2週間の評

価期間が工場で設定され、その間にアルバートの労働は生産指導者と州リハビリテーション部の職業治療者の両者から注意深く観察された。表32に示したものと同様の書式を用いて、組立過程の各々の課題で、アルバートの作業の等級が30分単位で評価された。彼の組立労働の質も、検査に合格する回線の数と不合格の数から評価された。

　2週間の試験期間の終わりには、アルバートの元の雇用者は、彼が依然技術的に熟練していることを納得し、アルバートがその会社に復帰することを許した。

　これらの方法のすべてを用いることは必要ではないし、またすべての評価手段が常に有用で関連があるのでもないことは明らかである。したがって、どのような情報が必要で、またその評価手段でどのような情報が得られるか、どの方法が職業技能を評価するのに可能かを特定することが重要である。たとえば、今までに一度も働いたことのない、24歳の慢性分裂病患者のマイクの場合を取り上げてみよう。職歴が全く欠如していることは、我々に主要な欠陥が存在していそうなことを教えるが、しかし、その欠陥が何か、あるいはもっと重要なことは、どんな技能を育てていくことができるかについては、具体的情報はほとんど提供しない。このような状況でも、答えを考えなければならないのである。答えは簡単ではないが、次の項でさらに検討をすすめたい。

練習問題

あなた自身の仕事を遂行するための職業的技能の幅と質を評価するための基準のリストを作ってみてください。次いで、あなたが評価される側に立って考えたときに、あなたの技能の力量を評定している評

表32 労働能力の実地評価

評価基準

5＝優秀　　非熟練または半熟練労働で、競争的な雇用の標準的なレベルを満たすか、それを越えている

4＝よい　　保護的な作業環境では、平均以上にやれるが、競争的な雇用では能力は十分ではない

3＝まずまず　保護的な作業環境で平均的

2＝悪い　　保護的な作業環境で平均以下の作業能力。技能改善の援助が必要

1＝不適当　行動、精神症状の悪化、そのほかの医学的な問題、引きこもりなど、何らかの大きな問題があり、職業リハビリテーションの範疇ではない、専門的な援助が必要

下記の行動を評価すること

日付　　　　　　　　　　　　**評価した時間**

＿＿＿＿　＿＿＿＿　＿＿＿＿　＿＿＿＿　＿＿＿＿

朝の出勤時間
　　　　　　　　　　　　＿＿＿＿　＿＿＿＿　＿＿＿＿　＿＿＿＿　＿＿＿＿
スケジュールに沿って休憩する
　　　　　　　　　　　　＿＿＿＿　＿＿＿＿　＿＿＿＿　＿＿＿＿　＿＿＿＿
スケジュールに沿って昼食をとる
　　　　　　　　　　　　＿＿＿＿　＿＿＿＿　＿＿＿＿　＿＿＿＿　＿＿＿＿
退社時間を守る
　　　　　　　　　　　　＿＿＿＿　＿＿＿＿　＿＿＿＿　＿＿＿＿　＿＿＿＿

体臭や身体の衛生
　　　　　　　　　　　　＿＿＿＿　＿＿＿＿　＿＿＿＿　＿＿＿＿　＿＿＿＿
服装や身だしなみ
　　　　　　　　　　　　＿＿＿＿　＿＿＿＿　＿＿＿＿　＿＿＿＿　＿＿＿＿

作業のスピード
　　　　　　　　　　　　＿＿＿＿　＿＿＿＿　＿＿＿＿　＿＿＿＿　＿＿＿＿
作業の質
　　　　　　　　　　　　＿＿＿＿　＿＿＿＿　＿＿＿＿　＿＿＿＿　＿＿＿＿

第 7 章　職業リハビリテーション　347

器具の扱い方　　　　　　　　＿＿＿＿＿＿＿＿＿＿＿＿＿＿＿＿＿＿＿＿

作業への集中度　　　　　　　＿＿＿＿＿＿＿＿＿＿＿＿＿＿＿＿＿＿＿＿

指示の遵守　　　　　　　　　＿＿＿＿＿＿＿＿＿＿＿＿＿＿＿＿＿＿＿＿

問題解決の技能　　　　　　　＿＿＿＿＿＿＿＿＿＿＿＿＿＿＿＿＿＿＿＿

自立して作業する能力　　　　＿＿＿＿＿＿＿＿＿＿＿＿＿＿＿＿＿＿＿＿

作業内容の変更が可能か　　　＿＿＿＿＿＿＿＿＿＿＿＿＿＿＿＿＿＿＿＿

指導を受入れるか　　　　　　＿＿＿＿＿＿＿＿＿＿＿＿＿＿＿＿＿＿＿＿

指導者との関係　　　　　　　＿＿＿＿＿＿＿＿＿＿＿＿＿＿＿＿＿＿＿＿

他の労働者との作業上の協力　＿＿＿＿＿＿＿＿＿＿＿＿＿＿＿＿＿＿＿＿

他の労働者との人間関係　　　＿＿＿＿＿＿＿＿＿＿＿＿＿＿＿＿＿＿＿＿

批判を受入れるか　　　　　　＿＿＿＿＿＿＿＿＿＿＿＿＿＿＿＿＿＿＿＿

他の人といっしょに働く能力　＿＿＿＿＿＿＿＿＿＿＿＿＿＿＿＿＿＿＿＿

この用紙の裏側に、それぞれの技能についてコメントし、今日の要約を書いて下さい。ご協力いただき有難うございました。

価者にとっては、どのようなタイプの行動や技能に興味が持たれるでしょうか。どのような行動が抽出され、あなたの技能がどのように採点されるでしょうか。あなたはご自分で今の仕事を続けられそうですか？

E．労働状況への適応
ADJUSTMENT OF THE WORK EXPERIENCE

　他者とともに働く能力、および仕事を保持することの日々のプレッシャーを処理する能力は、十分な職業上の技術と同じく重要である。しばしば労働状況への適応あるいは予備的職業技能として言及されるこれらの能力の存否は、個人の雇用の保証に多大に影響しうる。

　要求される一定の労働状況に適応するための技能はその仕事によって変化するが、しかし、以下のリストはほとんどどんな仕事でも要求される基礎的技能を含んでいる。

- 休まないことと時間を守ること
- 身体の清潔と身だしなみ
- 職場での余暇時間の使い方（休憩や昼休み）
- 仕事に関連した社交的なやり取りに応じること
- 仕事に関連した批判に応じること
- 一定の指示に従うこと
- 同僚を援助すること
- 課題に優先順位をつけること
- 同僚からの援助を求めること
- 一般的な職場のルールに従うこと
- 会話に応じること
- 同僚との会話を始めること
- 必要な際には人にものごとを頼めること
- 指導者や顧客やその他の権威のある人物と関係を持てること

　職業技能の場合と同様に、労働状況に適応する技能を評価するには多くの方法がある。良い仕事の習慣や創造性にとって重要と会社が考えている

性格特徴を雇用予定者のなかから同定しようと試みて、性格テストや投影法によるテストが大企業によってしばしば使用される。残念ながら、この種の測定手段は産業界単独で使用される時はあまり信頼性がないし、精神障害からの回復者に用いられる時はむしろ問題が多い。主要な問題点は性格を測定しようと試みていることである。これらの測定手段は、テストを受けている人たちは、仕事に必要な基本的労働状況に適応する技能をすでに持っており、これらの特徴を発揮しようとする動機が重要であると仮定している。臨床経験は、全く正反対のことが真実であることを示している。多くの患者は就労については優れて肯定的な態度を示すが、しかし、先に示した労働状況に適応する技能の多くに困難を持っている。たとえば、ブレントウッド仕事さがしクラブでも、私たちは以下のような状況にしばしば遭遇する。

患　者：私は自分が5年間仕事から離れていたことはわかっていますが、元の仕事に戻ってコンピュータ・オペレーターとしての私の経歴を取り戻したいと強く望んでいます。

相談員：あなたは自分の仕事にすぐに戻れると思っているのですか。その分野は過去5年間に大きく変わっていることを知っているでしょう？

患　者：ええ、でも本当に働くことを望んでいるし、仕事に戻ることをせかされているんです。

相談員：しかし、あなたはここの約束でさえ時間通りには来られないんですよ。どうして、雇用者があなたは仕事では時間を守ると思いますか？

患　者：ねえ、わたしに喧嘩を売らないでよ。

それゆえに、仕事上要求される特定の労働状況に適応する技能の評価が望ましい。これはいくつかの方法で成し遂げることができ、そして以下の

手順の組み合わせしばしば用いられる。

　可能ならば、労働状況に適応する技能を実際の仕事で評価するか、通常の仕事にできるだけ近い状況で評価するのが望ましい。実際の仕事の場面が不可能な時は、保護工場や、作業療法を行う場所や、ボランティアの仕事や、病棟での任務や、構成された活動性のあるデイ・プログラロムのなかで、しばしば評価が行われる。最終的には、課題遂行の能力は、患者が仕事上従うよう望まれる同じ標準を用いて評価されるべきである。このことは、最初の評定でこれらの基準に合わなかった患者は職業リハビリテーションから除くべきだということを意味しているのではない。良好な労働の習慣が発展するのには時間がかかるものであり、最初の評定はただ単に、患者と相談者の両方に何らかの職業上の欠陥の評定を示すのにすぎない。さらに患者と相談者の両者が適切な治療ゴールを設けて協働することになるのである。

　適切な評価の状況がないときは、予備的職業評価は第5章で述べたように、ロールプレイの場面やシナリオを通じてなされることもある。これらは実際の行動の観察を可能とするが、しかしロールプレイの条件はしばしば実際の仕事の条件とは異なる。患者も評価者もともに、評価が無価値になるかもしれない、現実と模擬場面の間の微妙な違いにも敏感でなければならない。たとえば、患者はロールプレイが模擬場面だということで、しっかりとプレイしようとはしないかもしれないし、評価者は仕事の指導者よりは評価が寛大かもしれない。現場と比べてロールプレイでは、タイミングも提示も課題遂行のフィードバックの潜時も異なるだろう。従って、ロールプレイでの成績や仲間の評価を解釈する時にはこれらの限界を理解することが重要である。

　最後に、実際の労働現場やロールプレイの評価が不可能な時は、患者の労働状況に適応する技能を知るのに紙と鉛筆を用いる筆記式のテストや構成面接が使われる。この評価のやり方では、患者は、彼らがどの程度時間に正確か、もしいい加減な仕事を上司や同僚につきつけられたら彼らは

何をするか、もし同僚の窃盗を見たらどうするか、等々を尋ねられるだろう。前述したように、言語的報告単独では、その人間の実際の能力に関して確実性に疑問がある。加えて、労働に戻ることを熱望している患者は、知らずしらずに彼らの技能を過大に評価したり、労働環境のストレスに満ちた要請を過小評価したりするかもしれない。しかし、他の評価手段がないときは、労働状況に適応する技能についての自己報告が、評価のために可能な唯一の手段かもしれない。

　利用できる資源や時間や情報によるが、理想的には労働状況に適応する技能の評価にはいろんな方法の組み合わせが用いられるべきである。次の練習問題に示した評価プロトコールに注目しよう。慢性の気分障害に加わった急性の欝病エピソードのため、短期の精神科入院をした、33歳の既婚のキャリア・ウーマンのサリーについてまとめたものである。入院前には、サリーはロサンゼルス地域の大手銀行で帳簿係として働いていて、そこで預金残高や延滞手形や担保金利についての顧客の照会に応対することを求められていた。このハイレベルの部署は、絶え間ない集中と細部に渡る細心の注意と良好な対人交渉の技能を要求した。したがって、サリーの振舞いや集中力や批判に対する反応を評価するさいの基準は、彼女の雇用主が職場で期待する高いレベルにセットされた。サリーの仕事に関連して職業上期待されるものをシュミレートした状況を使って、入院部門の精神保健スタッフによって職業評価が実施された。基準に基づいた評価プロトコールによって得ようとしているのは「サリーは仕事に戻る準備ができているか？」という疑問に対する答えである。

練習問題

サリーの労働状況に適応する技能の評価

行　　動	評価方法	許容される最低限の基準
時間通りに仕事に来る	直接観察：治療セッションに時間通りに来る	98％時間通りに来る
出席	直接観察：全病棟内の活動に参加	95％出席する
衛生、身だしなみ	直接観察：朝昼晩3回のスタッフのチェックの際に、体臭がなくきちんとした身なりをしている	体臭は何時も認めない95％はきちんとした身なりをしている
建設的な批判への対応	ロールプレイテスト：スタッフが病棟内での掃除や整頓について、改善してほしいといと伝える	スタッフの言葉を受入れる
非難への対応	ロールプレイテスト：きちんとやれている病棟内での仕事について、ちゃんとやっていないと叱る	怒らずに非難を聞く仕事をちゃんとやったことを説明できる

次の就労前評価について、サリーの労働状況に適応する技能の評価をしてみること。

　　会話を始める
　　余暇を過ごす
　　仕事の優先順位を付ける
　　一般的なルールを守る

仕事仲間に援助を頼む

では、あなた自身のことを考えてみて下さい。あなたが学生でも、就労していても、その場でやっていくための多くの技能を持っているはずです。たとえば、毎朝きちんと起床する、友人や仲間や同僚と適切な社会行動が取れるなどです。そして勉強や仕事を続けるための経済的な裏付けもあるはずです。あなたの日常生活での、労働状況に適応するための技能について少なくとも10項目をあげ、またどう評価するかも考えてみて下さい。そしてこうした技能を安定して発揮できない場合には、どういうマイナス面があるかを書いてみて下さい。

F. 職業訓練
JOB TRAINING

　いったん職業能力および労働状況に適応する技能の評価が終了すれば、過去に職業経験がない者や転職を望む者にとって、職業リハビリテーションにおける次の段階は職業訓練であろう。要求される職業訓練のタイプは、患者の専門的興味と実在する技能、患者が果たすことができる仕事のタイプ、可能な訓練プログラム、そして患者が職業訓練プログラムで使う時間と資源の量などに従って変化するだろう。

　多くの例では、遂行すべき職業訓練のタイプについての最終決定は、上に記した事項を勘案したものになるだろう。少数の例では、患者はすでに確実な職業技能を持っていて、追加すべき訓練は必要としないかもしれない。職業技能を持たずに、何年もの準備を必要とする職に関心を持つ患者も、その対極に存在する。そのような状況では、患者がより低いレベルの職業的地位で能力を示した後には、さらにより上級の訓練を追求する機会

があることにして、学歴などの要求のより低い仕事を中間的目標として取り組むことで、患者を納得させることができるであろう。

症 例

ウィルバーは、ディーゼル・トラックの修理工になることに関心をもったが、その分野の経験がほとんどなかった。最近の入院の前に、彼は小さなガソリン・エンジン修理工場で働き非常にうまくいってたが、しかし彼は今はもうそのタイプの仕事には関心がなかった。彼は修理学校へ行く余裕がなかったので、地方のトラック発着場で修理工の助手として働き、学校に行くための資金を貯めることと一層の経験を得ることに合意した。

　患者が新しい職業技能の訓練を受けることを決めた後でさえ、精神障害からの回復者の特別の要求に合致する訓練プログラムを見いだすことは引き続き重要である。訓練プログラムは、参加者に理解しやすいやり方で行われる的確な技術訓練と、必要であれば労働状況に適応する技能（または訓練プログラムと実際の労働環境との中間の条件で行われる）の訓練と、訓練プログラムの中で生じるできごとや問題を患者が取り扱うのを援助するためのカウンセリングを含んでいる。表33と34は、精神障害者のための職業技能訓練の体系的カリキュラムの一例を示している。教育の目標を少しずつあげていき、目標達成のために強化をおしみなく使う段階的カリキュラムは、慢性精神障害者にはより効果的である。

　あるケースでは、包括的訓練プログラムは現存する病院や精神保健施設の中で可能であろう。しかしながら、患者が追求する技能や地位（職）の多様性のために、ある１つの職業リハビリテーション・プログラムだけでは、多くの分野に渡って効果的な訓練プログラムを提供することはできない。それゆえに、リハビリテーション専門家や精神保健担当者にとってこ

れらのニーズに応じるためには、地域社会職業訓練プログラムと共同することがしばしば必要である。この場合にはしばしば、精神保健あるいはリハビリテーションのプログラムによって特別なカウンセリングや強化を行いながら、職業訓練プログラムを実施するなど、プログラム間で緊密な連携をとることが必要となる。

プログラム間で必要な接触や支援や協力の程度は、各プログラムの「適合性」によるだろう。一時的な労働の場を提供する多くの仕事は、精神障

表33 精神障害者のための、職業技能訓練の体系的なカリキュラムの例

流しを清掃する技能についての分析
1. スプレー式の洗剤をとりだす
2. スプレーを振る
3. 往復しながら流しの全体にスプレーする
4. 洗剤を元に戻す
5. ペーパータオル入れのところにいく
6. 2枚のタオルを取る
7. 2枚を重ねる
8. 流しの縁や角を往復運動しながら磨く
9. 蛇口の間を往復運動しながら磨く
10. タオルで軽く握ったりひねったりしながら、蛇口を磨く
11. 流しの底全体を、往復運動や回転運動しながら磨く
12. 水を出す
13. タオルで流し全体に水をかける
14. 水を止める
15. もう一度流しの底全体を、往復運動や回転運動しながら磨く
16. 流しの下にある屑かごを開く
17. 汚れたタオルを屑かごに捨てる

以上のリストは、以下の文献から引用した。
Cuvo AJ, Leaf FB, Borakove LS: Teaching janitorial skills to the mentally retarded: acquisition, generalization and maintenance. Journal of Applied Behavior Analys is 11:345-355, 1978

表34 精神障害者のための、職業技能訓練の体系的なカリキュラムの例

家具再生作業プログラム

1．目的:地元の工場で、家具再生の仕事に従事するために必要な技能の習得
2．仕事の原則と習得範囲

このプログラムの参加者は、家具やそれに準じるものを再生する技術をプロとして身につけられるように訓練を受ける。参加者の技能に沿って、より基本的な技能から、より高度な技能まで順次訓練していくものとする。次に掲げる習得範囲は平均12ヵ月をかけるものである。

　　A．作業環境の安全性の整備と準備
　　B．古い塗装を剥がし、家具をきれいにする
　　C．家具の修繕
　　D．やすりをかけ、家具再生の準備
　　E．着色作業
　　F．上塗り
　　G．ニス、ラッカー、プラスチック塗料などで仕上をする
　　H．家具を再び組立てる
　　I．顧客との関係

害を持つ者のニーズについてほとんど知識を持たない指導者しかいないので、精神保健あるいはリハビリテーション施設の訓練と指導を必要とするだろう。リハビリテーションと精神保健のプログラムが異なった役所や民間施設の援助の下で実施される場合は、患者が対立する方針や方法の間で押し潰されないことを保証するために緊密な連携が要求される。精神保健治療チームとリハビリテーション専門家の間で方針が異なる場合、患者がリハビリテーション・プログラムを続ける際の一貫性を保証するように対処されなければならない。各々のケースにおいて、適切な連携と訓練が提供されることを保証するのは、精神科医や心理士やケアの責任者の肩にかかっている。適切な連携は臨床検討や現場訪問や電話相談を通して最も効果的に行われるだろう。

訓練後の全体的な職業能力によって、訓練終了者は訓練プログラムから直接競争的雇用に参入することもあり、または最終的な就労の前に保護工場や一次雇用プログラムを通じての追加的な労働経験を必要とすることもある。それでは、次の段階を見てみよう。

G．保護的雇用
SHELTERED EMPLOYMENT

保護的雇用プログラムは、保護工場や障害を代償する作業療法プログラムとしても知られているが、競争的な一般雇用の厳しさに対する準備ができていない人に、重要な労働の機会を提供することが可能である。毎日の仕事上のプレッシャーを減らし、労働時間の短縮、課題の単純化、そして構成化され肯定的な労働環境は、患者が創造的で有益な活動に長期間従事することを可能にする。あるプログラムは、外部の企業や商人と仕事の契約を行い、精神科治療施設で運営されている。さらに典型的には、保護工場は、グッドウィル社（Goodwill Industries）やユダヤ職業サービス（Jewish Vocational Services）などのような、独立した非営利組織によって運営されている。保護工場では、患者は彼らの能力と契約に従って出来高払いか時給で報酬を得る。重度の障害者がわずかでも労働の機会を持つことを促進するためには、患者に責任を持つ精神科医か治療チームと、保護工場との間で連絡をもつことが望ましい。このように、保護工場は障害の重症度に見あった、効果的な生産的な長期間の処遇を提出する。

> ## 練習問題
>
> 　ジョーはほとんど働いた経験のない38歳の男性である。18歳の時に最初に分裂病と診断され、過去20年間入退院を繰り返していた。ここ数年、彼自身や治療チームともに、就労を考慮するところまで、ジョーの症状は安定している。ジョーはコンピューター・プログラマーとしての仕事に熱心に興味を示している。その病院にはコンピューター訓練プログラムがないので、ジョーは、仕事を得る前にその専門を学ぶための4年間コースの地方大学に入学しなければならないだろう。ジョーが彼の興味を追求することの賛否両論を今後の見込みと彼の職歴および能力との関連で、明らかにしてみること。何故彼は自分の興味を追求すべきか、そして何故彼は自分の興味を追求すべきでないか。もしあなたが、彼はこの目標を追求すべきでないと考えたならば、いくつかの代案を与え、ジョーにどうやってこれらの選択肢を了解してもらうかを述べなさい。

　障害が軽度の患者にとっては、保護的雇用プログラムは異なる就労訓練の機会を提供する。構成された保護工場の場合で生じる社会的関係の豊かな多様性は、患者にとって学習中の生活技能を練習し、競争的雇用にはいるために必要な労働状況に適応する技能を発展させるための環境となる。保護工場の活動性が、患者がついに最近学習した技術的職業技能と対応する状況では、競争的な仕事に就く前に保護工場で、それらの能力を練習し更に発展させることが可能である。保護工場プログラムの環境は労働現場に近いので、患者の参加の仕方を長い評価期間にわたって注意深く観察することにより、職業や労働の適応評価の基礎としても使うことができる。生活技能の評価や、入所前と入所後の職業能力の評価手順と組合せること

により、保護的労働の場面は、精神科医にはあまり見ることができない複雑な労働行動を観察し訓練できる、非常に柔軟で啓発的な環境を提供することができる。

症 例

　メアリーは、スタッフを含め、病棟の誰とも立派に交流できるようになり、退院を考慮すべき時であると思われた。彼女は入院前には仕事を持っていなかったので、職業リハビリテーション相談員に紹介され、相談員は、彼女の生活および職業技能を評定するために、彼女を保護工場プログラムに紹介した。初めはメアリーは非常におどおどし、要求された熟練度まで課題を完遂できず、他の労働者たちから孤立したままであった。徐々に、保護工場のスタッフと同僚の助けを得ながら、メアリーはこの新しい環境に適応し、職業上の技術も上達し始めた。病棟の行動もますます活気にあふれてきたと記されており、彼女はまもなく地域プログラムに移行する準備ができた。保護工場の経験は、メアリーが重要な職業体験を得るのに役立っただけでなく、新しくなじみのない環境にうまく適応することを学ぶのに役立った。

　保護的雇用は労働能力の回復に多くの利益があるにもかかわらず、職業リハビリテーションの流れにのれない症例のための施設として使われると、一連のリハビリテーションを通じての進歩の勢いを脅かす可能性もある。地域における支援プログラムに、包括的リハビリテーションに必要な構成部分のうち、保護的雇用以外のプログラムを欠いているような場所では、保護工場が技能訓練の場所から、仕事につくための場所になってしまう危険性がある。そういう場合には、職業および労働状況に適応する強力な技能を持っている者を除いて、どんな患者でも競争的雇用につくことができるというわけにはいかなくなってしまう。不幸にも、地域におけるリ

ハビリテーションには選択肢に限界があるために、一部の専門家は一連のリハビリテーション過程での保護工場の有用性に疑問は持っている。しかしながら、われわれの意見では、適切にデザインされた保護工場はリハビリテーション過程における重要なプログラムと考えられる。

練習問題

　保護工場は、ただ単に患者に労働の機会を与えるだけだとか、もっと悪い場合は病院や工場の必要性のために患者を「奴隷」にしているとしばしば批判される。こうしたことは、病院やプログラムの利益のために患者に労働を与え、患者をその立場に留めておくか先に進めるかの決定は、患者の治療的必要性よりも病院の必要性に基づいてなされる時に生じてくる。こうした問題が20世紀の前半に広範囲でみられ、全国的に多くの保護工場が閉鎖されることになった。あなたの職場でこうした問題が起こらないようにするための方法を列挙しなさい。

H. 過渡的雇用
TRANSITIONAL EMPLOYMENT

　過渡的雇用の際には、精神保健またはリハビリテーションの専門家によって指導をうけながら、営利企業の中で実際の労働に従事する。移行的雇用は、保護的な雇用よりは一歩進んだプログラムであり、ジョン・ベアドが、自立して競争的な就労をする準備ができていないファウンテンハウス Fountain House (「泉の家」の意) のメンバーのための中間的な仕事として開発した方法である。

就労準備のプログラム・デザインに従って、職業リハビリテーション・プログラムに携わるスタッフは地域の企業と仕事の契約をし、その完遂に責任を負う。スタッフはそれぞれの業界での1人分の仕事をこなすために、1人から数人の患者を割り当てる。患者は彼等の労働と努力に比例して、賃金を得る。したがって、2人の患者が同じ仕事を割り当てられ、各々が半分ずつの時間働けば、各々の患者はその仕事の正規の賃金の半分を得るだろう。たとえばシアーズ・デパートとファウンテンハウスとの契約では、かっては正規の従業員が務めていたある仕事の責任をファウンテンハウスでうけ負うことになった。ちょうどその時、その仕事に欠員があり、会社側は補充できなかったためである。その仕事の責任を負うにあたって、シアーズ・デパート側はファウンテンハウスが仕事をやるのに何人でも必要なだけ患者を使うことを認め、ファウンテンハウスの側では、たとえスタッフ自身がその仕事をやらなくてはならなくとも、仕事を業界の標準にそってやり遂げることを保証した。その仕事に対するファウンテンハウスへの報酬は、正規の職員と完全に同じであった。

　もともとのやりかたは、ファウンテンハウスでその仕事を2人の患者に分け、2人はその仕事の給料の半分を受け取った。各々の患者はファウンテンハウスの治療者の指導の下でシアーズで半日ずつ働き、治療者は患者が仕事上で直面する職業的、社会的およびその他の困難に対する援助を行った。当初は競争的な仕事での経験を得るために3〜4ヵ月その仕事に留まったのちに、指導をうけない別の仕事に変り、また新しい患者が替って指導を受けることが行われた。時とともに追加的なポジションが加わり、また、通常の競争的なポジションでは働けないが、専門的な指導のあるポジションでは効率的に働く事ができる人たちに対しては、長期的配置も行うようになった。シカゴのスレッシュホールド・サイコ・ソーシャル・クラブの過渡的雇用プログラムでは、精神科患者への仕事の斡旋率を促進する方法を効果的に発展させ、完成させた（Bond and Dincin 1986）。その方法は、カウンセリングや仕事中の指導の集中的な方法や、元患者の就労

可能性を正確に予測するためのスクリーニングと評価の実施を含んでいる。

　過渡的雇用プログラムは患者と同様に企業にとっても多様な利益を提供すると考えられる。移行的雇用のポジションは、まだ治療スタッフとの接近の機械が多いとはいえ、患者に競争的ポジションの経験の機会を提供する。ほとんどの保護工場での貧弱な賃金とは異なって、過渡的雇用のポジションでは通常の賃金を受取ることができる。過渡的雇用プログラムで利用される、最も患者に適しているポジションの多くは、企業がそのポジションを埋めておくのにしばしば困難である基礎的な仕事である。過渡的雇用プログラムと提携して事業を行うことにより、企業はそのポジションが埋められ、その仕事が完遂され、また企業が公共サービスに貢献していることが保証される。スレッシュホールド・サイコソーシャル・クラブでは、ある移行的雇用プログラムが非常に成功したので、雇用主が自分の工場を拡張しようとした時、雇用主はスレッシュホールドとの契約の規模を拡張することによって、工場拡張を行った。その後、雇用主が事業を縮小しなければならなかった時、雇用主は正規の職員を一時解雇し、過渡的雇用プログラムに参加している元患者は引き続き雇われることになった。

　他方、過渡的雇用プログラムへの参加を懇請されている企業は、まだ能力的に未知で信頼できないかもしれないマンパワーと仕事を契約するリスクがあり、精神障害に基づく能力障害を理解しない客の感情を害するリスクを持つことになる。いくつかの商社は、精神科患者を処遇したり、理解しがたい精神科のリハビリテーション問題に巻き込まれることを避けようとする。したがって、企業（特に小企業）に過渡的雇用の契約を説得することはしばしば困難である。これらの問題のいくつかについて次の練習問題を考えなさい。

練習問題

　過渡的雇用プログラムを運営するには、企業にある仕事の委任を説得し、そのポジションにあなたが自分の患者を配置できるようにすることが必要です。ビジネスマンにとって、「時は金なり」であり、「地獄への道は善意で覆われている」ということを忘れないこと。

　最初に、あなたの地域で過渡的雇用プログラム受け入れの意志がありそうな会社を1つ選びなさい。次に、企業が過渡的雇用プログラムのためにあるポジションを開放するか否かを決定する際の、議論の可能性についてすべてリストを作成しなさい。可能な限り多くの経済的、政治的理由や、偏見、社会的理由など、さまざまな理由を考えなさい。

　次に肯定的理由に対してはそれを支持する良い証拠を、否定的理由に対しては適切な反論を考えなさい。

　最後に、過渡的雇用プログラムに協力する雇用者にとっての経費と効果のバランスシートを準備しなさい。もし、あなたがその企業を所有していたら、あなたはそのようなプログラムを共同して行う意志がありますか?

実 例

　エデン・エクスプレス Eden Express, Inc.(「エデンの園急行」の意)は、精神障害者のためにレストランでの職業訓練プログラムを運営している非営利団体である。北部カリフォルニア地方に位置し、そのレストランは十分なサービスの昼食や夕食を一般の人々に提供し、その傑出したメニューとサービスで数多くの表彰や賞を得ている。

　エデン・エクスプレスは、精神障害から回復中の人々が以下のようなリハビリテーションのゴールを達成することを援助するように特別に工夫さ

れている。

●病気に対処し、障害を補うこと
●気持良く世間の人々と付き合い、地域社会の中で市民とともに適切に自己主張できるようになること
●競争的な一般雇用においてうまく働けること
●経済的に自立すること

　エデン・エクスプレスは、一般の人に開放されている実際のレストランで、そこで仕事の技能と自信を教えるのである。訓練希望者は申し込み書類を提出し、エデン・エクスプレスを見学し、そのプログラムがその人にとって妥当であるかを決めるための面接を受ける。妥当であれば、希望者は州リハビリテーション局に、訓練、交通費、制服の費用の資金援助を申し込む。訓練がはじまる前に、学力、コミュニケーション、労働技能の長所と弱点が、訓練者から得られる情報やスタッフ・メンバーの観察によって同定される。評価とプログラムへの受け入れの後に、訓練者は4段階の訓練——1)仕事への順応（Work　Adjustment）、2)仕事の技能訓練（Job Skills Training）、3)就労計画（Vocational Planning）、4)仕事探し（Job Search）——を順に進んでいく。

　「仕事に慣れる」段階は、完了に2週間から1ヵ月を要する。この段階の間、訓練者は皿洗い、洗濯、掃除、材料の準備（食事の仕度）など、裏方の仕事に加わる。訓練者は几帳面さ、清潔さ、指示にたいする応答、指示に従う能力、同僚との関係等を評価される。訓練者に動機づけが十分あり、仕事の技能の学習を望むようになり、ふさわしい身だしなみができ、課題を遂行する能力を持ち、指示に従い、規則的に出勤するようになった時、次の段階に進むことになる。

　「仕事の技能訓練」は、実際の仕事の技能を学ぶこと、一定の行動の熟練(洗練)、仕事のスピードの改善、適切なエチケットなどに焦点を当てる。

訓練者は、バーテンや、ウェイターやウェイトレス、ホステス、レジ係などのポジションの技能のいずれかを学ぶ。訓練者は適当なポジションだけを練習する（たとえば、ある患者はお金を計算できないので、レジ係は練習しない）。十分な技能とスピードが少なくとも1週間持続すれば、その訓練者は「就労計画」段階を開始する。

「就労計画」では、訓練者が割当てられた仕事の持場で、自分の仕事の全体に責任を持つことを力点に、「仕事の技能訓練」を続ける。成人教育の教師は、訓練者の学力を評価し、彼等に必要な技能を教える（たとえば、患者は計算器の使い方や銀行小切手の使い方を教わるだろう）。この時点で、患者は訓練のまとめを作り、自分が何をしたいかをはっきりさせる。

「仕事探し」の段階は、その人が通常の仕事を処理するのに十分な仕事の技能、自信、体力を持てば、いつでも開始される。訓練者はまだプログラムに留まっているが、働くのは僅かな時間であり、面接技能を練習し、仕事の契約をさがし、仕事を獲得するための段階を計画する。この時間中、仕事が獲得できるまで、訓練者は1週間に数度仕事の面接に出かける。

エデン・エクスプレスは、そのプログラムを支える広汎な地域のボランティアや企業グループと関わりを持っている。これらのボランティアはウェイターやウェイトレスとして働き、役割モデルを果す。彼等はまた運営のための委員会に参加している。多くのボランティアが実際のレストランでの就業経験を持ち、したがって収入をあげる方法も心得ている。エデン・エクスプレスは、ソーシャル・ワーカー1人、リハビリテーション・カウンセラー1人、管理者1人、簿記係1人、レストラン従業員5人、無給のコンサルタント8人を雇っている。これらの人々は合計すると1週間に400時間×人分の貢献をしている。

エデン・エクスプレスは大きな地域支持組織の中の単に一つのプログラムでしかないが、エデン・エクスプレスでは職業リハビリテーションのなかの心理的・社会的リハビリテーションや、保護的労働の機会、家族や友人や地域住民への援助、地域住民の関与、患者の権利の擁護、そしてケー

ス・マネジメント・サービスを行っている。

　平均訓練期間は5ヵ月である。3年の施行の間に、133名が訓練や労働の評価のためにプログラムに参加した。そのうちの62％が仕事を獲得し、26％が学校やその上の訓練に進み、12％がプログラムを中断した。

Ⅰ. 職業紹介
JOB PLACEMENT

　患者が競争的な一般就労に携わる準備ができた時に、すぐに仕事が見つかる人はほとんどいないので、職業への復帰を成功させるには職業紹介が決定的なカギである。一般的に、カウンセラーによる紹介システムと、仕事探しクラブを含む、幾つかの異なった職業紹介のアプローチがある。不幸なことに、多くの精神障害からの回復者は職業紹介プログラムをほとんど知らないし、信頼できる精神科医や、ケース担当者かセラピストの擁護と援助をうけながら、自分で探さなければならないことが多い。

　伝統的なカウンセラーによる紹介システムでは、通常患者と職業カウンセラーとの間の1対1のサービスであり、これらのサービスのほとんどは州、職業リハビリテーション機関、雇用促進サービスなどによって提供されるが、有料の民間の機関もいくつか存在する。精神保健専門家から勧められたり、自分自身で一度州リハビリテーション局に行くと、その機関の職業指導主事は、患者の動機、興味、能力、そして限界を評価して職業指導を与え、仕事の紹介か訓練かを選択し、いずれかのポジションへの紹介を請負う。大多数の職業指導主事は紹介先の割当てをもっているが、慢性の精神障害を持つ人は紹介するのがなかなか難しいので、州機関からのリハビリテーション・サービスが最後になってしまう。ある場合には、職業指導主事は職業紹介が成功するために必要な十分な時間と努力ができなかったり、別の場合には、職業指導主事が精神障害者と仕事をするための知

識や技能を欠いていることがある。これらの要因によって、多くの職業リハビリテーション機関では精神障害者の受け入れや紹介率が不釣り合いに低くなっている。

症　例

　州機関で働いている職業リハビリテーション指導主事にとって、精神障害者の受け入れは障害と困難に満ちている。精神障害の烙印、精神障害者とその問題に対する無知、精神障害とその近代的治療についての指導主事の教育の欠如、さらに精神障害から連想される悪い雇用結果についての指導主事の懸念などが結びついてサービスやリハビリテーションの機会を制限している。したがって、紹介する精神科医や精神保健チームにとって、紹介に際してケースを明確にすることが決定的に重要である。

　適切なサービスが患者に提供されることを確実にするためには、紹介する精神科医やその他の精神保健サービス提供者は手紙を書くべきである。その手紙には診断、その患者の労働についての現在の機能的能力（キャパシティ）と準備性、その患者の労働への動機と欲求、そして職業リハビリテーションや労働訓練や職業紹介活動が臨床的に適切であるかどうかなどを記載すべきである。カウンセリング・サービスがうまくいくように、またカウンセラーが問題を処理するのを援助するために、手紙とともに、精神科医から職業リハビリテーション指導主事に電話をするか、直接に相談をすべきである。紹介する精神科医と州リハビリテーション機関で働く指導主事との間の協力関係は、リハビリテーション計画の達成と継続に必要不可欠である。たとえば、もし患者が指導主事に自分の病気の症状を訴えたり症状やストレスの憎悪を示した時、精神科医や精神保健治療チームは指導主事の不安に建設的な方法で応じることが可能でなければならない。

　以下の手紙は、紹介が成功した例の第一段階である。この手紙の後に、患者が自動車修理の職業訓練コースのための助成を、州リハビリテーション局から受けられるようにしてほしいという電話での相談が行われた。

カリフォルニア・リハビリテーション局殿：

　私の患者Cさんを職業リハビリテーション・サービスに紹介致します。Cさんは、治療が順調にいっていますが、重大な身体的・精神的機能障害と能力低下があります。彼は職業訓練とそれに続く職業紹介サービスをうける準備ができたと思われます。

　Cさんは数年前のスキー中の事故で膝の外傷を受け、何度も外科手術を繰り返しました。それに引き続き、彼はその左膝の外傷後の関節炎に罹患しましたが、それは抗炎症剤で効果的に治療されています。彼の膝は現在は機能し、関節炎は維持療法で十分コントロールされています。それに加えてCさんは25歳から精神分裂病に罹患しています。この病気による機能障害のために、学問的な課題へ集中することが困難なため、彼は大学院での法律の勉強を続けられなくなってしまいました。彼はまた時々妄想や幻覚に襲われていました。幸いなことに、Cさんは継続的な抗精神病薬の治療に良く反応し、1年以上良い寛解状態にあります。彼は予防的処置として、維持的に低用量の抗精神薬を就寝前に1回確実に服用しています。

　彼の病気とそれによる機能障害のため、法律の仕事を続けることは不可能ですが、彼も私もストレスや重荷にならない別の分野ではうまく働けるようになると信じています。彼はこれまで、車やその修理にたいする興味から（彼は長年自分自身や友人や親戚の車の世話をしたり修理をしている）、私たちは自動車の修理工のコースに参加することが効果的なリハビリテーション計画だと確信しています。

　Cさんは、3年前に彼の能力低下が始まる以前には、すぐれた職歴をもっていました。彼は高校と大学時代に数回の長期のパートタイムのアルバイトの経験があり、毎年夏にはフルタイムで働いていました。彼は法律関係の仕事につき、それらの仕事を十分に遂行してきています。精神障害にもかかわらず、Cさんはボランティアやパート・タイム

の仕事を続け、ごく最近は地方のデパートで一時雇用の仕事をしています。

　自動車修理工は彼の資質と興味を生かし、彼に過度のストレスを与えない職業だと思われますので、Cさんの自動車修理工の職業訓練に必要な潜在能力を、貴殿に注意深く評価していただければ幸いです。職業訓練プログラムへの参加はCさんの自己評価を著明に改善し、生産的生活への復帰の第一歩となるでしょう。職業評価テストや適性テスト、自動車修理学校の授業料、交通費や教科書の償還、制服の支払などのサービスを考慮していただければありがたく存じます。何か疑問や心配が生じた時は私にご連絡ください。私はCさんのプログラムを貴方と相談するために2週間以内に貴方の事務所に電話いたします。

（紹介精神科医名）

J．仕事探しクラブ
JOB CLUB

　患者が州職業リハビリテーション・プログラムに受け入れられ、上手く職業に就けても、患者はどうしたら人に頼らずに自分で仕事を見つけられるかを教わっていないので、新しい仕事が必要になった時には、この先も相談員に頼らなければならないだろう。仕事探しクラブ・プログラムはその代わりのアプローチ、すなわち、リハビリテーション・スタッフが援助はするが、仕事を見つける責任を患者に持たせるアプローチをするもので、アズリンとその同僚たち（Azrin and Besalel 1980 ; Azrin et al. 1975 ; Azrin and Phillip 1979）によって最初に発展させられたものである。その強調点は、患者が自分自身の仕事を見つけるのを助けるようにデザインされている、技能の構築、目標の設定、組織された環境の使用に置かれてい

る。プログラムの基本原則は、仕事を見つけることはフルタイムの仕事であり、患者は毎日フルタイムの基準でプログラムに参加することが期待されている。それに加えて、仕事を探す技能を学習し、仕事を見つける責任を持つことにより、患者は、後日他の仕事を見つける時に、必要となるであろう独力で仕事を探しだす技能を学習する。

　プログラムの第1週目は、患者は、どこで求人広告の情報源を見つけるか、いかにして仕事を探すか、いかにして求職申込書と履歴書を記入するか、電話の効果的な使い方、適切な身だしなみと服装の技能、そしていかに面接で振舞うか、などの基本的な仕事を見つける技能を学習する。プログラムの第2週目は、患者はフルタイムの求職を開始し、仕事が見つかるか、雇用されないままプログラムから脱落するまでプログラムを続ける。

　求職過程を促進するために、仕事探しクラブは職探しを進めるために必要な基本的な資源や道具、すなわち電話や机、新しい求人票、秘書的援助、そして彼らの就労目標の設定とその維持を援助するカウンセラーを提供する。彼らの意欲を高めそれを維持するために動機づけにシステムが用いられる。職探しの参加者は、職探しの過程を通じてお互いに援助しあうために、2人で1組となりチームを組む。金銭的、あるいは代用貨幣システムがカウンセラーの促しとともに、仲間的な相互援助を促進する。たとえば、ブレントウッドの仕事探しクラブでは、患者は参加すると1時間につき50セントをもらい、さらにプログラムスタッフから頻繁なモニタリングと社会的支持を受ける。

　一日一日の目標を設定した練習もまた、各参加者が職探しのための数多くの債務や要求をより効果的に実行するのを助ける。この方法で、彼らは見かけ上達成不能に見える大きな課題を、より達成可能な小さな目標に分けることができる。表35は、本プログラムの一参加者の毎日の目標の一例を示している。

　仕事探しクラブのカウンセラーの役割は、患者と接触する時間が最大になるように構成されている。それ故、事務的業務や他の管理的機能は最小限に

表35　仕事探しクラブの日課表

名前：ジョン・スミス　日付：86年 6月20日　8時15分のミーティング（出席、欠席）

今日行う活動（例を参照して記入すること）：
　　例）(1)○×銀行に電話をかける　(2)ABC会社に求職表を郵送する
　　　　(3)求人広告に目を通す　　　(4)リハビリテーション部門に電話する

時間	求人情報	活動：個人面接あるいは電話、履歴書、面接など	会社：名前、住所電話番号	接触した人の名前	職種	結果	その後の対応
午前9：00	電話帳	電話をした	アクメ自動車修理工場 ウィルシャー通り 14000番地 Tel：(213)888-5555	ジョーンズ氏（経営者）	機械工	来社して求職表に記入のこと	あり
	仕事探しクラブのミーティング	電話をかけた	パートバンク ウィルシャー通り Tel：(213)788-8883	スーザン氏（雇用紹介係）	コピーの仕事	会社からの返事なし。明日先方から電話。	あり
	該当せず	個人的に	クラブ事務所	仕事探しクラブのカウンセラーのダン氏	該当せず	求職の仕方の援助	該当せず
午前10：00	該当せず	自分で	クラブの事務所	該当せず	該当せず	求職票への記入を継続	該当せず
	以前の連絡	電話を受けた	○△自動車 ビクトリー通り876 Tel：(818)237-4900	アービン・ローゼン氏（営業部長）	機械工	面接に来なさい	あり
	以前の連絡	会社訪問と面接	○△自動車 ビクトリー通り876 Tel：(818)237-4900	アービン・ローゼン氏（営業部長）	機械工	結果を聞くために明日電話	あり

減らされ、会議は通常の労働時間外に手配され、そして患者が職探しを遂行するのを援助することがカウンセラーの仕事の最も重要な部分になる。

今日までの、広範な対象に対する仕事探しクラブの成果は印象的である。われわれの研究（Azrin and Philip 1979）で、仕事探しクラブのメンバーはプログラム参加開始後平均14日で仕事を始めているが、これに反し、伝統的なカウンセラー紹介就労プログラムにランダムに割り当てられたクライエントは、職を見つけるのに平均53日を要したことが明らかにされた。仕事探しクラブ・メンバーの最初の給与はクラブ・メンバーでない者より36％高く、仕事探しクラブに参加した際の費用は、対照群の300ドルに比し、20ドルであった。図21に示したように、ブレンドウッド仕事探しクラブも同様の結果を報告している。プログラム参加全患者の約65％が、平均23日の参加後に、フルタイムの雇用か職業訓練を開始している。これらのデータは他の仕事探しクラブの報告と匹敵しており、その報告でも全参加者の65％～85％が職を得ている。これらのデータは、伝統的な精神科の復職プログラムの10％～20％より非常に優れている。

ブレントウッド仕事探しプログラムの最も印象的な所見の1つは、「慢性精神障害それのみでは職を得る見込みを引き下げることはない」ということである。ブレンドウッド仕事探しクラブでの200人以上の精神疾患患者の研究は、診断や機能障害の長さだけでは職業に就けるかどうかを予測できなかった。たとえばブレントウッド仕事探しプログラムの参加者の50％以上が分裂病に罹患しているのである。雇用の決定因子としてはプログラムへの参加の程度が最も重要であり、年令の高さと精神病理的重症度も影響を与える。

症 例

トニーは急性妄想型分裂病の症状により2ヵ月入院した後、ブレンドウッド仕事探しクラブに参加した。彼の職歴は、軍隊から精神疾患のために解任されてから、短期間の仕事を転々としていた。彼は過去10年間抗精神

病薬治療を断続的に受けていた。彼の妄想体系の一部として、彼は赤十字の活動のボランティアとして1パイント（約0.5リットル）血液を献血した時に分裂病を「移された」と確信していた。彼は、医者がその時に故意に2パイントの血液を取った、と感じていた。彼が求職クラブに加わった動

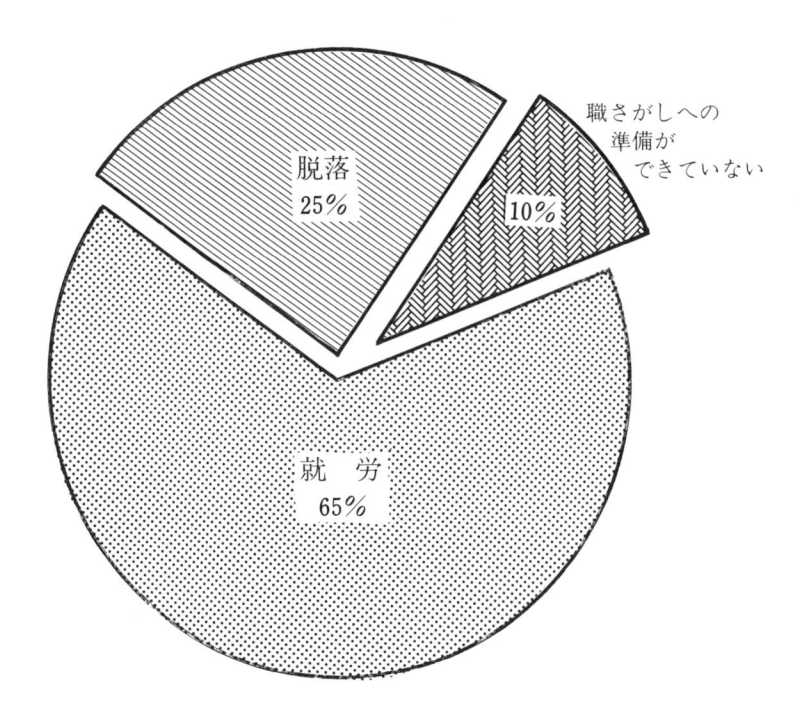

図21 ブレントウッド仕事探しクラブにこれまで参加した200名の精神障害者の転帰

10％の人は、仕事探しに携わるには精神症状が重すぎるために、元の病棟や診療所に戻った。25％の人は、少なくとも3日以上プログラムに参加したが、就労する前に、脱落した。

機は、その医者を告訴し彼の失った1パイントの血液を取り戻すために、弁護士を雇うのに十分な金を貯めることができるようになることであった。

　彼は仕事探しクラブにスタッフ・メンバーの留保つきで入ったにもかかわらず、毎日のプログラムをすぐに覚え、簿記の助手または銀行の出納係としての仕事を探し始めた。彼は自分の症状を隠しておくことができ、対人技能を十分に発揮できた。最初の2ヵ月はうまくいかず、彼はいくつもの就職面接で断られた。しかし、トニーは職探し続け、そしてその後銀行の出納係の仕事を見つけ、その仕事を満1年続けている。

症 例

　マードレッドは28歳の女性で、分裂病のため過去6年間に精神科に数多く入院していた。彼女の問題のいくつかは仕事に関連しているように思われた。彼女は秘書や書記としての経歴のなかで16回以上も転職し、3ヵ月以上続いた所は一度もなかった。度々、仕事の問題と症状の悪化が同時に起こり、再入院する結果となった。したがって、彼女の現在の入院にさいしての評価と治療は、一連の構成された仕事の状況での、労働と社会的な広範な評価を含んでいた。

　マードレッドは最初に作業所に割り当てられ、その模擬的な職場の場面で、彼女の仕事のうえでの行動パターンが観察された。最初の観察で、彼女は仕事のごく小さな細部について、自分のスーパーバイザー（指導者）に繰り返し文句を言うことがわかった。スーパーバイザーは次のように記している。「彼女は自分の職務に関して極端に不安の強い人物であり、自分がすべてを正しく行っていることの確認を望む。彼女に割り当てられた最も単純な課題さえ、自分がそれを正しく行っているかとか、それをどうすれば良いかとか、指示を明確にしてほしいなどの質問をする。彼女にとって10分毎に私に質問することは当たり前のことである。彼女は私を混乱さ

せてしまう」。さらに加えて、スーパーバイザーは、彼女は他の同僚たちから自ら孤立している、と記している。このことから、仕事の初期のマードレッドの問題は、仕事の要求を同定することの障害、極端な指導の必要性、指導者との貧困なコミュニケーション、問題解決と決定の欠如、および同僚との間の生活技能の障害であると照準が定められた。

　これらの問題は、それに続く次の3ヵ月で、作業所と生活技能訓練クラスの両方で、コーチングとフィードバックを通して矯正された。治療を通じての総合的リハビリテーションの目標により、マードレッドが早急に新しい技能を獲得し、それを実際的な状況に応用することを援助することができた。まもなく、マードレッドは仕事探しクラブのプログラムを通して競争的な地域での雇用を探す準備ができた。

　マードレッドはすぐに仕事探しクラブのオリエンテーション・ミーティングに参加し、スタッフや他の参加者と良い関係ができた。その次の日、彼女は仕事探しクラブの冒頭トレーニング・セッションで1番目に練習させられた。以前ほど極端ではないが、マードレッドは多くの質問をして不安を示した。しかし、求職クラブのスタッフは、彼女がもっと簡潔に要領良くできるように、喜んで彼女と一緒に行動した。たとえば、就職面接トレーニング・セッションでは、彼女が関連ある質問のみを尋ねることがくりかえし強調された。彼女の反応に基づいて、正と負のフィードバックが区別して与えられた。彼女は、どのようにして直接仕事に関係する質問のみを尋ねるかをコーチされた。

　マードレッドは求職クラブで非常な進歩をとげ、すばらしいペースで雇用を得ようとしたが、彼女の強い対人的不安は彼女が仕事を得る上で妨げになると思われた。職業上の成功を確実にするために、マードレッドと求職クラブのスタッフの両者は、彼女が現実生活経験をさらに得るためと、彼女がさらに自分の技能を研くことができるために過渡的雇用を見つけることを決めた。仕事探しクラブのスタッフは、マードレッドが自分の売込み方を工夫するように援助した。その売込み方は、彼女の考慮に値する技

能を強調し、彼女を雇い彼女が職場に適応することを援助した雇用者は、彼女が優れた熱心な被雇用者である事実に気付くであろうことを強調したものであった。

　数週間後、マードレッドは事務の仕事を見つけたが、その上司は彼女や仕事探しクラブのスタッフと一緒に働く意志があった。上司は、マードレッドの技能、欠点、職業上の関心についての簡単な説明を受け、望ましい職場環境をセットアップするための援助を受けた。マードレッドの事務能力とコンピューターへの関心により、彼女の最初の仕事の割り当ては、他のスタッフから離れて、コンピューターのキーボードに向かってひたすらタイプすることだった。このことで彼女は自分のペースで社会的環境の中に融け込むことができた。

　徐々に、マードレッドが自分の職務に自信を得るにつれ、一層の責任が彼女に与えられ、そして、彼女はワープロを習い始めた。オフィスの他のスタッフもまた、彼女をお茶の時間に招いたり彼女の気楽な程度に応じて職場の会話に巻き込んだりすることを実行しながら、彼女に社会的サポートを与え始めた。仕事探しクラブのスタッフもオフィスにフォローアップのための訪問をし、マードレッドを励まし、その立場で求められていることについて彼女を援助した。始めはこの訪問は毎週行われたが、回を重ねるに従って、その回数は減少して、マードレッドか彼女のスーパーバイザーへの定期的な電話となった。

　その仕事を始め6ヵ月後に、マードレッドはワープロのスペシャリストに昇進した。彼女は未だに同僚の誰よりも仕事のプレッシャーに過敏ではあるが、彼女はいろいろな問題に対処し、仕事を維持することができる技能と援助を得ることができた。

練習問題

　仕事探しクラブは、テキストブックの練習の中では簡単にシミュレーションできない、明らかに複雑なプログラムである。そのかわりに、そのプログラムの構成部分のうちの2つ、仕事の手掛かりを見つけることと職歴の呈示、について考えてみよう。

1．仕事の手掛かり

　　仕事を見つけるためには、可能性のあるポジションを見つけだすための効果的な求人情報を持たなければならない。私たちのほとんどは良好な社会的技能と地域社会との接触を持っているので、このことは極めて容易である。友人も資源もほとんど持っていない精神障害者にとっては、それは違った話になる。

　　自分が職探しのときに使うであろうと考えられるさまざまなタイプの求人情報の全てのリストを作りなさい。独創的に作ってみて下さい！　それから、それらの求人情報のうち、何年も地域社会のなかで効果的に機能していなかった慢性精神科患者にとって可能なものを示しなさい。この人が使える何か他の求人情報を考えつくことができますか？

2．職歴

　　求人に応募する際と就職面接での問題の一つは、雇用期間に大きなブランクがあることについてどうするかである。患者は勤めていなかった時期について正直であるべきなのか、それとも、それを取り繕うように試みるべきなのか。まず、もし真実を話せば、彼は職を得られないだろう。他方、もし嘘をついて後でわかれば、誠になるだろう。その人はまた仕事についてる間、やましい気持

ちを持ちながら生きていかなければならない。もちろん、これは絶対的な問題ではなく、最終的には本人がどう考えるかという問題である。さらに、患者はあなたの助言を求めて、あなたのところに来るかもしれない。あなたは彼らに何と話しますか。どのような状況の時に、あなたはその意見を変更しますか。

　もし患者が障害者を雇うことを優先するしっかりしたプログラムを持っている会社に就職しようとしたときには、あなたの意見は違ってきますか？　患者があなたのアドバイスにしたがってうまくいかなかったとき、あなたはどう感じてどう対応しますか？ここで述べた種々の問題について、あなたの対応を同僚と議論してみてください。

K．職業維持
JOB MAINTENANCE

　仕事を見つけることはその仕事の維持を約束するものではなく、広範囲な問題が雇用を妨げる可能性がある。多くの場合、技術的能力は、新しく雇用された労働者が直面するであろうそれ以外の問題に比べ、仕事の維持にたいしては比較的小さな障害である。たとえば多くの患者は、常に廃止の危険性のある、一時的な仕事や熟練のいらない仕事の一番下の段階からスタートしなければならないことに気づく。他の患者たちは、景気の後退の期間には、最後に雇用されたものは最初に馘にされる、という現象に直面する。比較的安定した仕事についた者は、新しい職場環境への適応や、雇用に伴う生活様式の変化への適応というような別の問題に直面するだろう。後者は、新しい住む場所を見つけることや、交通期間を探しだすことや、生活費を管理することや、新しい人々とつきあうことや、仕事上の要

求と日常生活の要求を統合することなどを含んでいる。これらの問題の各々が、症状を悪化させ安定性を減弱させ仕事の寿命を脅かす、潜在的なストレッサーになりうるのである。最後に、薬物療法の変更や精神疾患のいろいろな経過もまた仕事の生産性と安定性に影響を与える。前の項で例としてあげた、銀行の出納係の仕事についたトニーを再び取り上げてみよう。

症 例

トニーは症状悪化のため1年後に仕事を辞めなければならなかった。トニーの雇用主は彼の仕事には満足していたが、彼は自分の薬物治療を中止し、その銀行が採用している標準的な防犯システムにたいしてますます妄想的になった。彼は妄想的恐怖にあふれ、自分の安全のために最後は仕事を離れた。彼は、精神科主治医による急速抗精神病薬投与により再入院を避けることができ、さらに主治医は彼を仕事探しクラブに相談に行かせた。職業相談員はトニーの銀行の雇用主に連絡を取り、そして被雇用者援助プログラムを計画し、トニーに毎月精神科の主治医に会い、少量の抗精神病薬の継続服薬を要求した。

競争的な地域社会での雇用に加わることは、リハビリテーション・サービスの終結を意味するものではない。なぜなら、多くの患者は仕事上の問題について援助を受けることを望むだろう。実際、精神障害回復者が直面するストレッサーのために、しばしばリハビリや精神科治療の増加が必要となる。そのようなサービスを提供するプログラムの有無や個々の患者のニーズや、雇用者と患者の協力などによって、効果的なフォロー・アップができるかどうかが決る。精神科にまとわりついている社会的烙印を消し去るために、精神障害からの回復者は、しばしば病院から離れることを選ぶので、フォロー・アップと仕事の維持が更に困難となる。

良い職業維持のためのサービスとして最低限必要なものは、就労している患者の進歩を評価し、1対1の相談にのり、必要であればプログラムの紹介をしたり、新たな問題ができていればそれに対処するために、定期的な面接と必要に応じた面接の両方が必要である。毎週、毎月、あるいは毎日でも、最初は患者が新しい環境の要求に適応するのを助けるために援助が必要であろうが、患者の適応と時間の経過により、援助は減らすことが可能である。最終的には、個々の患者への援助の頻度は、症状やストレッサーや、医療や、仕事の遂行に影響を与える因子などによって異なってくる。

職業維持のためには、モニタリングや指示的介入の基礎的なレベルから、リハビリテーション・スタッフによる職場訪問や、雇用された患者たちがお互いに援助しあうことができる同窓クラブや、患者の対処能力を促進する個別化された生活技能や労働順応訓練などのより集中的なプログラムへと発展させることもできる。より集中的な職業維持プログラムほどより多くの費用を要するが、集中的プログラムのほうが患者が仕事と地域社会に留まるのを助けるのにより効果的であり、それは最終的にみれば、再発・入院を防止することで治療の費用の総額を低く抑えることが可能である。

実 例

フレッドは28歳で、海兵隊を除隊してからの5年間、トラック運転手と荷役の臨時の仕事しかできなかった。彼はベトナム戦争での戦闘体験の結果、外傷後ストレス症状と慢性うつ病に苦しんでいた。彼は出勤不良、薬物の乱用、および同僚や指導者への爆発的な怒りと争いのために多くの仕事を馘になった。

退役軍人病院での精神障害の治療はうまくいき、フレッドはタイプライター修理訓練プログラムに参加し、13ヵ月で職業訓練を終了した。最初の仕事では、彼はタイプライター修理のためにオフィスを尋ねた顧客に対応することが必要だった。彼の指導者はフレッドの粗暴さや怒りっぽさにつ

いて顧客から多数の苦情を受けたために、職業リハビリテーション・カウンセラーが彼の仕事上の対人関係を改善するために一連の訓練セションを行うという援助をしなければ、彼は馘になるところだった。

訓練にあたっては、顧客や警備員や同僚や監督とのやりとりなどを練習するための13の場面が用意された。これらの場面でのフレッドのロール・プレイの評価に基づき、改善を要する5つの技能が同定された。

すなわち、1)声量や感情や視線などの非言語的行動、2)顧客の感情を認め応じること、3)問題を解決するための方法を考え出すこと、4)他人から非難された時に、問題点を明確にしてもらうよう頼むこと、5)不当な非難を受けた時に適切な自己主張をすること。

訓練はカウンセラーとの90分のセッションで行われ、フレッドが修理の仕事で訪れるビルの警備員や顧客や監督をカウンセラーが演じて、ロールプレイを行った。イラストラクションやモデリングや、改善にたいする賞賛や、宿題等が訓練方法として使われた。フレッドはすぐに訓練に反応し、カウンセラーとともに事務所で学習した技能を職場で実行した。実際、9ヵ月のフォローアップで、彼の監督はフレッドと顧客との関係についてそれ以上何の苦情もないことを報告し、フレッドの仕事に完全に満足していた。フレッドの訓練での改善は図22に示されているが、目標となる技能は順番に訓練で練習され、その後に行動上の改善が見られることが明らかなので、訓練とフレッドの行動上の変化との関連を証明している。

トニーのような患者たちは、リハビリテーションへの最高の英雄的努力をしても、計画的コントロールの及ばない理由で、仕事を失ったり再発したりするだろう。そのようなケースでは職業リハビリテーションが失敗だったのではなく、もう一度一連の職業リハビリテーションの適切なサービスのレベルに戻って、再度調整することの必要性を強調しているのである。このように、職業リハビリテーションは、患者のニーズの変化に応じなが

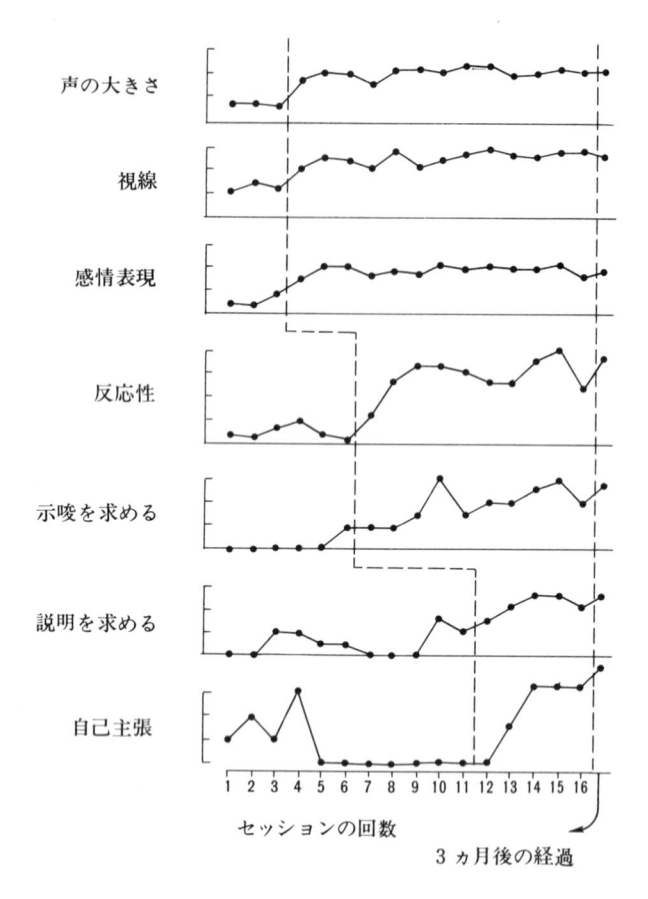

図22 慢性の抑うつ性及び不安性障害の患者の、就労に関連した生活技能の習得と維持生活技能訓練は4ヵ月間行われた。左側の破線は、それぞれの技能についての訓練が開始された時期を表す。声の大きさ、視線、感情表現は4段階評価の合計点によって評価され、高い得点はより技能が有ることを示す。その他の行動レベルの技能については、ロールプレイ中に観察される頻度によって評価した。

この図は以下の文献から許可を得て引用した。

Mueser, K.T., Foy, D.W., Carter, M.J.: Social training for job maintenance in a psychiatric patient. Journal of Counseling Psychology 33: 360-362, 1086

ら、流れにそってダイナミックに行われる必要がある。以下の練習問題では、あなたの施設の管理のもとで一連の職業リハビリテーションを実施する準備について、とりあげている。

練習問題

ほとんどの管理者は、職業維持プログラムは患者が病院の外で生活することを援助するものであると考えているが、このようなサービスは通常一番最後に組織され、予算がカットされれば最初になくなるものである。あなたの施設の中での職業維持プログラムの確立のために、効果的な論拠を考えてみること。あなたの立場を支持する経費対効果のデータを探し、臨床的なベースと財政的資源とがかみ合うように考えてみよう。

まとめ　　SUMMARY

職業リハビリテーションが、精神回復者に単に仕事を見つけるだけではなく、それ以上のはるかに多くを含む、包括的でダイナミックな努力を必要とするものであることは、今や明らかであろう。それゆえに、本章では、包括的な労働の回復のためのモデルとなる一連のサービスを示した。個々の専門家や精神保健施設はここで述べた全てのサービスを用意できるわけではないが、他の精神保健従事者やリハビリテーション機関と協力することによって、一連の職業リハビリテーションを構成する段階を有機的に結合させることで、一連のリハビリテーションを供給することが可能となる。

一連のリハビリテーション・プログラムを通じて障害やハンディキャッ

プのある人を治療するリハビリテーション分野の拡張と専門化が発展してきている。職業リハビリテーション相談員は多くの大学で学士や修士や博士課程のプログラムで養成されており、また職業の能力評価法などを訓練されている。半ダースの専門組織と10以上の雑誌がこれらの専門家の専門的アイデンティティーとサブスペシャリティーを支えている。不幸にも、リハビリテーションと精神保健の専門家の間の交流はしばしばむずかしく、また互いに相手の哲学や目標や方法への誤解に満ちあふれている。ここ数年のうちに、精神保健分野にとってリハビリテーション・ワーカーが使う特有の技術や基礎概念についてもっと知識を増やすことが不可欠になるだろうし、その逆も不可欠になるだろう。慢性精神科患者の精神科医やケース担当者や他の一線の治療者の間の緊密な共同作業がきちんと行われないならば、患者のケアとリハビリテーションの結果は芳しいものでなくなるだろう。

　いろんなダイナミックな過程があるので、誰もが同じリハビリテーションのコースに従うものではない。ある患者たちは順に概略を述べてきたそれぞれの段階を通じて進歩し、安定した競争的雇用を獲得するだろう。他の患者たちはさまざまな限界のために保護的授産施設の地位までしか進歩できないだろうし、他方、ある患者たちはほとんど再訓練を必要とせず職業紹介に直接入るだろう。またある患者たちは、新たな技能が発展したり新たなニーズが生じたりした時に、異なったリハビリテーションの段階が適当となるだろう。

　この章は職業リハビリテーションの過程を合理的で整然とした各ステップの連続として提示したが、多くの人々はもっと成り行き次第で仕事や他の職業経験を得ている。仕事の手掛かりは予期せずにひょっこりと現われ、仕事の厳しさにたいして十分に準備ができていない時でさえ、しばしば就労が可能となる。そのような場合、精神科医は介入のレベルを高め、患者や雇用者との連絡や、支持的カウンセリングをより多く行う。このように、仕事それ自体が、仕事に適応していくためのリハビリテーションの1つの

段階となる。機会とタイミングと技能が、職業上の経歴をつむために重要であり、柔軟で適応的な職業リハビリテーションのシステムを維持することが重要である。能率的で効果的なシステムのしるしは、いかに良く人々がそのシステムの操作に適応するかより、むしろそのシステムが生産的な労働につきたいという患者のニーズにいかに良く対応できるかである。

　最終的に、就労の成功によってその影響は、仕事の技能の獲得を越えて精神回復者の全社会的能力にまで及ぶ。効果的な生活技能、毎日のストレス要因に対処する方略、賢明な薬物療法、地域協同体の支持、家庭教育、問題解決能力、効果的な症状の管理、そしてこれらの防御因子を効果的な全体として統合する能力、これらが仕事を見つけ維持するのに要求される。これらのうちのどれか1つの欠陥でも、それは仕事の損失と職業の失敗を結果としておこす可能性がある。したがって、多分、他の領域以上に、包括的精神科リハビリテーションの多様な要素を統合することの意義は、職業リハビリテーションにおいて明白である。この本の他の章では、職業生活や地域での生活のために精神回復者に必要な、包括的で効果のあるリハビリテーションによって供給される防御因子に焦点をあてている。

文　献

Anthony WA: Principles of Psychiatric Rehabilitation. Baltimore, MD, University Park Press, 1979

Anthony WA, Buell GJ, Sharratt S, et al: Efficacy of psychiatric rehabilitation. Psychol Bull 78:447–456, 1972

Anthony WA, Cohen MR, Vitalo R: The measurement of rehabilitation outcome. Schizophr Bull 4:365–383, 1978

Azrin NH: The job-finding club as a method for obtaining eligible clients: demonstration, evaluation and counselor training [Final Report #51-17-76104]. Washington, DC, U.S. Department of Labor, 1978

Azrin NH, Besalel VA: Job Club Counselors Manual: A Behavioral Approach to Vocational Counseling. Baltimore, MD, University Park Press, 1980

Azrin NH, Flores T, Kaplan SJ: Job finding club: a group-assisted program for obtaining employment. Behav Res Ther 13:17–27, 1975

Azrin NH, Phillip RA: The job club method for the job handicapped: a comparative outcome study. Rehabilitation Counseling Bulletin 23:144–155, 1979

Beard JH, Malmud TJ, Rossman E: Psychiatric rehabilitation and long-term rehospitalization rates: the findings of two research studies. Schizophr Bull 4:622–635, 1978

Bennett DH: The historical development of rehabilitation services, in Theory and Practice of Psychiatric Rehabilitation. Edited by Watts FN, Bennett DH. New York, Wiley, 1983

Bond, GR, Boyer SL: The evaluation of vocational programs for the mentally ill: a review, in Vocational Rehabilitation of Persons with Prolonged Mental Illness. Edited by Ciardiello JA, Bell MD. Baltimore, MD, Johns Hopkins University Press, 1978

Bond GR, Dincin J: Accelerating entry into transitional employment in a psychosocial rehabilitation agency. Rehabilitation Psychology 31:143–155, 1986

Catalano R, Dooley D, Jackson R: Economic predictors of admissions to mental health facilities in non-metropolitan areas. J Health Soc Behav 22:284–297, 1981

Dooley D, Catalano R: Economic change as a cause of behavioral disorder. Psychol Bull 87:450–468, 1980

Fairweather GW, Sanders DH, Maynard H, et al: Community life for the mentally ill: an alternative to institutional care. Chicago, Adeline, 1969

Hartlage A: Hospitals and patients' view of industrial therapy. Psychiatr Q 41:264–267, 1967

Jacobs HE, Kardashian S, Kreinbring RK, et al: A skills-oriented model for facilitating employment among psychiatrically disabled persons. Rehabilitation Counseling Bulletin 28:87–96, 1984

Jahoda M, Lazarsfeld PF, Ziesel H: The Sociography of an Unemployed Community. Chicago, Aldine and Atherton, 1971

Kunce JT: Is work therapy really therapeutic? Rehabil Lit 31:297–320, 1970

Liberman RP, Jacobs HE, Boone S, et al: New methods for rehabilitating chronic mental patients, in Our Patients' Future in a Changing World. Edited by Talbott JA. Washington, DC, American Psychiatric Press, 1986

Stein L, Test MA: An alternative to mental hospital treatment: I. Conceptual model, treatment program, and clinical evaluation. Arch Gen Psychiatry 37:392–399, 1980

Strauss JS, Carpenter WT: The prediction of outcome in schizophrenia. Arch Gen Psychiatry 31:37–42, 1974

Strauss JS, Carpenter WT: Prediction of outcome in schizophrenia. III. Five-year outcome and its predictors. Arch Gen Psychiatry 34:159–163, 1977

Strauss JS, Hafez H: Clinical questions and "real" research. Am J Psychiatry 138:1592–1597, 1981

Weiss RS, Reisman D: Social problems and disorganization in the world of work, in Contemporary Social Problems. Edited by Merton RK, Nisbet RA. New York, Harcourt, Brace and World, 1961

第8章
地域における支援
COMMUNITY SUPPORT

キャサリン・フィップス　Catherine Phipps, M.S.
ロバート・ポール・リバーマン　Robert paul Liberman, M.D.

誰もわたしに触れない。
わたしの肌は、冷たく、老いて、わたしは石に変わろうとしている。
誰もわたしに全く耳を傾けない。
聞こえるものは何もなく、あるのは恐れ、わたしはひとり。
誰もわたしを見ようとしない。
見えるものは何もなく、あるのはわたし、ひからびた老婆。
誰もわたしの心を知らず。
それは誰にも知られざる未知の魂。

　　　　ユージニア・G・ウィーラー　Eugenia G. Wheeler
　　　　「放浪する女」"The Bag Laday"

脱施設化の流れは1950年代にはじまったが、その結果、長期間精神疾患を患っていたたくさんの人たちが、州立精神病院から開放されることになった。1955年に入院していた患者は558,992人であり、その20年後には193,436人と65％の減少をみた（米国国立精神衛生研究所(NIMH)生物学的統計・疫学部1979）。これらの患者たちは治癒したわけではない。その居場所が大きな病院のいわゆる「陳旧病棟」から地域の裏通りへと変わったにすぎないのだ。1981年の時点で重篤な障害をもつ800,000人の慢性精神障害者が地域に居住している推定された。そのうえに700,000人が精神状態に部分的な障害をもっているとされた(Goldman et al,1981)。彼らのケアは、退院して居住している地域にその責任がある。

地域における重度の精神障害者のケアや、治療の新しい方法や、サービスを給付する新しいモデルはここ20年の間に発達してきているが、それは「地域における支援プログラム」と呼ばれている。地域における支援プログラムの特色は何よりも、諸サービスの統合的計画にある。つまり、他の医学の分野や、精神科におけるケア、住居、社会保障の給付や年金、職業リハビリテーション、権利擁護、レクリエーション活動などのさまざまな分野の機関のサービスを調整してゆく、地域精神保険センターあるいはそれに代わる1つの機関によって精神障害者のニーズ全体が充足されるべきだという考え方である。通常サービスの統合はケースマネジメントをしていく中で行われる。ケースマネジメントのなかで行われるのは、援助の必要なケースを地域のなかで発見し手を差し伸べ、ケースの査定をし、サービスの計画をたて、必要な他のサービスとの連携をはかり、サービスの給付状況を調べ、ケースの権利を擁護することである。

米国各州の包括的で効果的な地域における支援プログラムは、国立精神保健研究所(NlMH)の努力——さまざまな協議会や、技術的援助の提供や、プログラムをはじめるにあたっての補助金——を通じて発展してきた。

ストレス－脆弱性－対処－力量モデル（第一章に詳しく述べられている）では、地域における支援プログラムがリハビリテーションに果たす役割を

強調している。地域における支援プログラムは、生物学的な脆弱性をもつ個人への批判的、非支持的で、情動を過剰に巻き込むような有害な刺激や、刺激的すぎる環境を改善してゆくために必要な＜環境の中の安全装置＞としてはたらいている。加えて地域における支援プログラムは、慢性的な精神障害者におよぼす生活技能訓練の保護的な効果を強めている。地域における支援プログラムのなかで学ばれる問題解決技能や、会話の技能や、職業や余暇や身だしなみの技能は、慢性障害者に現実的な目標をもつことを促し、また病状や社会的な予後を改善していく。目標が獲得されるとさらに、個人の能力が高められる。したがって地域における支援プログラムに参加する慢性の精神障害者の人たちは、毎日の生活の中の問題点に取り組み解決していくことを通じて、能力が高まり、必要なものがより獲得しやすくなる。地域での支援事業により個人的にも環境の面からも保護を受けるので、それらに参加した人の再発が減少し、予後が改善することは驚くにはあたらないことである(Stein and Test,1980)。

A. 地域における精神障害者のニーズ
NEEDS OF PSYCHIATRIC PATIENTS IN THE COMMUNITY

残念ながらこれまで慢性精神障害者の脱施設化を試みてきた全米各地の地域では、州立精神病院でのサービスを地域での諸サービスにきりかえることが十分にはできていない。つまり大部分の地域では、適切で包括的なサービスは提供されていないのである。退院した患者の50〜60％は地域での生活を2年と維持することができないし、近年精神分裂病者の年間再入院率が30％の増加をみている(Liberman et al,1984)。そのうえ脱施設化により何千もの人たちがナーシングホームや寄宿施設での収容的なケアのなかに押しこめられているし、さらに悪いことにはドヤ街の浮浪者として生

きていっているのである(Bachrach、1984、Lamb、1979)。
　一方地域に居住するなかで、患者たちは治療が不十分であったり、治療を得られなかったりすることによるたくさんの問題をかかえている(Lamb、1976)。

●病院のベッドが空いていないという理由で、多くの慢性精神障害者が緊急の治療を拒否される。
●ケアつきのボーデングホームで多くの精神障害者がほとんど、または全く治療をうけられない。
●ほかに適当な施設がないために、多くの精神障害者が刑務所にいれられている。
●たくさんの精神障害者がなんら援助をうけることなく路上で生活している。
●ケースの面倒をみるという重荷が、多くの場合身内だけに課せられている。

　サービス給付におけるこれらの問題点や不十分さは、しばしば指摘されてきたように、精神障害者が地域でうまく機能できないという事実によってますます複雑になる(Kuehnel et al.1984)。たとえば以下のような事実をあげることができる。

●慢性精神障害者は入浴や着衣、身だしなみをきちんとするために援助が必要なことがすくなくない。
●大部分の精神障害者が向精神薬を投与されているにもかかわらず、ほとんど処方どおりには服薬していない。
●大部分の精神障害者が家やアパートをきちんと維持したり、約束を守ったり、報酬を得るための仕事を維持したりすることができない。
●ほとんどの精神障害者がお金をきちんと管理できない。

●多くの精神分裂病患者は能動性や社会性が低く、ひどく抑うつ的で、不適応をひきおこすような習慣的行動や精神病症状をたくさんもっている。
●大部分の精神障害者がストレスにもろく、対処技能に欠け、ひどく依存的で、対人関係に困難があり、職業生活に問題がある。

　不十分な治療や障害者の機能の欠陥に加えて、社会的支援ネットワークの欠如も地域での生活の維持に影響を与えている。精神病院で作られるソーシャルネットワークは一時的で、非常に人工的なものであり、退院後も維持されることはまれである。それに加えて、入院の前にあったネットワークは、入院中に弱体化していたり、全く消失してしまっているかもしれない。長くは入院しなかった精神障害者にとっても、病気による能力障害や、行動上の異常によって、仲間と比べて成熟や生活における発展は立ちおくれ、さらに孤独と孤立をまねくこととなる。

　社会的支援ネットワークは、地域での生活の維持を成功させるために不可欠である。ソーシャルネットワークの特質は、精神障害の程度と強く関連している。重篤な疾病をもつ人のソーシャルネットワークはより小さく、ネットワークの成員はほとんどが家族であって、友人は少数である。支持してくれる人の輪が小さいだけ、これらの人たちは瀕回に関与しなければならなくなり、しばしば家族が消耗し、疎外感をもつようになる(Heller and Swindle 1983)。精神障害者と身内との間に醸し出される緊張とストレスによって、高い表出感情が生み出されることがあり、6章で詳述されているように高い表出感情は再発を予想するうえで強力な指標であることがわかっている。

　ソーシャルネットワークに関する他のいくつかの研究でも、家族や友人や同僚と強い関係をもっている慢性精神障害者は、地域での生活の維持がしやすくなることを知られている。再発が起こったとき、ソーシャルネットワークの崩壊が先駆していることがしばしばある(Hammer

1963, 1964)。さらにソーシャルネットワークの強固さは精神症状の強度と逆相関することがしめされている。それゆえ、より小さいネットワークをもつ人は、再入院の可能性が高いこととなる (Sokolovsky et al. 1978)。

慢性精神障害者におけるソーシャルネットワークの欠如を補う精神衛生のサービスのひとつの形態が、ソーシャルクラブである。地域に住んでいる元患者の生活を正常化するための心理・社会的なアプローチから、1940年代にニューヨーク市にはじめてソーシャルクラブが開設され、「ファウンテンハウス (Foutain House；泉の家)」と名づけられた。そこは普通の家庭のような場所で、元患者に集会場所を提供した。ファウンテンハウスでは、人々に共同体への帰属感をもつことや、必要とされている感じ、心を配ってくれる人たちの共同体に深くかかわりあっている感じをもつよう励まされる。

症 例

ファウンテンハウスのソーシャルクラブの支援を受けている回復者のロナルド・ピーターソンは、慢性精神障害者が必要としているものについて、彼の感じるところを述べている。

もし慢性で、援助を必要としている私たちがもう一度幼くなれるなら、誰にとっても問題の解決はより容易ではないだろうか……私は家族のことを考え、そこで普通起こることを考えてみる……そこでの生活は本当のことのようにみえる。そしてたいてい、ほとんどすべてのことを私はそこで話す。ときどきはよいニュースがあったり悪いニュースがあるけれど、ほとんどいつも身の回りに起きたことを家族に話している。

家庭は、そこから医者や病院や歯医者や学校や映画や仕事に行くところだ。そこは属しているところであり、いろいろとたくさんのことを学んだところだ。そしてそこで知らず知らずのうちに変わってゆくのだ。そこでは患者としてみられることもなく、リハビリ中の人としてみられることも

ない。退院ということも、治療の終結ということもない。成長して、職を得て、引っ越ししたところで、家庭はずっと接触を保って、訪れたりするところだ。いつもそこには思いやりがあって、それでほかとは違うのだ。わたしはこれが慢性精神障害者に必要なものだと思う。

B. 地域における支援プログラムの要点
ELEMNTS OF A COMMUNITY SUPPORT PROGRAM

NIMH では州や地方での地域に根ざしたサービスを発展させるために、1977年より地域における支援プログラム (Community Support Program; CSP) をはじめた。地域における支援プログラムの第1番目の全体的な目標は、従来の精神保健の施設やその従事者からしばしば無視されてきた大部分の重篤な精神病者や、障害者への治療やリハビリテーションの改善に関心を向けることである。第2番目の目標は、いろいろな面で地域が広範にサービスに参加することによって、そのシステムを地域主導のものとして確立することである。最後の目標は、変化してゆく状況やニーズを再評価してプログラムを漸次修正していくことである。

地域における支援プログラムは、地域でのサービスのシステムを発展させることにより、目標の達成をはかっている。CSP は慢性精神障害者に地域における包括的なサービスを供給している。実際は地域社会でそれぞれ自立プログラムがそれらのサービスの供給をしており、指定された責任機関がそれらを調整している。有効な CSP では、個人の妄想や不安の治療とともに、ソーシャルネットワークを確立もしくは強化することを援助している。CSP により供給されるべき必要な 10 のサービスをあげる。

1. 入院中および地域在住の人数を把握し、必要な人には適切なサービスの供給を申し出ること。

2．サービス受給の申請を援助すること。
3．危機にあたっては、できる限り拘束性の少ない場を用いて、安定を得るためのサービスを供給すること。
4．目標の設定やリハビリテーションや評価、仮の住居の準備、就労のための訓練などの心理・社会的なリハビリテーション・サービスを供給すること。
5．住居の準備、就労の機会の確保、年令や文化に見合った日中や夜間の活動の供給などのサービスを、期限の制限なしで供給すること。
6．医学的ならびに精神保健的なケアを供給すること。
7．家族や友人や地域の住民を援護すること。
8．関心ある地域の住民を、住居や雇用の供給の計画にあたってもらったり、ボランティアをしてもらったり、実際に住居や仕事を提供するようにまきこんでゆくこと。
9．病院や地域における精神障害者の権利を擁護すること。
10．適切な援助が継続して受けられるようにケースマネージメントのサービスを供給すること。

これらのサービスが受けられるだけでなく、CSP では以下の条件が満たされている必要がある。

●精神保健の面でリスクのある人たちの総合的なニーズを査定しておくべきこと。
●それらのニーズにこたえるために適切な援助を保障する法的、行政的、経済的な準備があること。
●重度の精神障害者の生活改善を援助するための、中心的な機関が地域にあること。
●たくさんの機関が援助にかかわっていたとしても、援助のチームのなかで対象者に継続してかかわっていくべきひとりの人を決めておくこと。

症 例

　CSPに参加することによってどんな利益をうけることができるかが、ドナルドのケースではっきりと示されている。

　ドナルドは、オレゴン州のクラカマス郡に住む31歳の男性である。この5年間で、彼は20〜25回入院していて、その内のすくなくとも10回は州立病院であり、かれのケースマネージャーは彼には慢性の能力障害があると考えていた。ドナルドは、いまはクラカマス郡におけるサービスや諸活動やソーシャルネットワーク網によく組み込まれている。クラカマス郡のCSPに参加して以降、彼は地域に18ヵ月とどまることができた——大成功である。

　ドナルドはクラカマス郡精神保健センターの地域における支援プログラムに参加している。かれは、現在センターによって運営されている公営の住宅のひとつに入居している。3人の同居人と一緒に2寝室の住まいを借り、住居費と電気代などを含め毎月たったの50ドルを支払っているだけである。

　ドナルドの収入はすべて生活保護費（Supplemental Social Security; SSI）によっている。いまはSSIを受給しているが、これまでに3回、彼の申請は却下されてきた。時折偶然に仕事につけるほかは、実際のところ過去2年間彼は仕事をすることができなかった。現在、彼は就労のためのリハビリテーション施設に通っていて、教育または訓練のプログラムを希望している。

　ドナルドは州立病院に9ヵ月入院したのを最後に、地域における支援プログラムに紹介されて加わった。かれはケースマネジメントのプログラムとグラッドストーン・デイケアセンターに18ヵ月間積極的に参加した。かれは外来治療、薬とアルコールのグループ、服薬教育のグループ、緊張を低下するための弛緩療法、レクリエーション療法に定期的に参加した。彼の治療者の助言に基づいて、彼とその家族とはグラッドストーン・センターでの家族ぐるみの話し合いをはじめた。おなじグラッドストーンで彼は

治療者による、個人のカウンセリングと支持も求めた。それに加えて、彼はセンターで昼食の手伝いをしたり、ゴミをだす手伝いをしたり、他の参加者と交流するなどの活動をした。ドナルドは向精神薬を服用していたが、それは服薬教育のグループの看護スタッフによって緊密に管理された。

彼は友人たちの輪のなかにくみこまれ、一人でいるよりは仲間と過ごすことを好んだ。彼は女友達と、ひとりの元患者の親友がいる。

ドナルドは精神障害者のためのサービスによくくみこまれており、活発な社会生活を送っている。彼は経済的援助、住居、広範な精神保健サービス、就労のためのリハビリテーション、社会的交流の機会を与えられている。ドナルドは、社会的資源はかれのニーズを満たすと感じていて、今の彼が受けているサービスに全般的に満足している。何年にもわたる経過のなかで、はじめて州立病院に有意に長期間入院しないですんでいると、彼は語っている。

CSPにより提供される4つの鍵となるサービスは、ケースマネジメント、住居の提供、危機介入、ソーシャルクラブである。これらについては、この章の次の節で述べる。最後の節では慢性精神障害者にとって必要なすべてのサービスを統合する、地域における支援プログラムの模範例について述べる。

練習問題

あなたの州や地域の精神保健プログラムを管轄する役所と連絡をとって、州および地域のCSPの責任者の名前を知りなさい。今後の参考に、その名前、住所、所属する機関および電話番号を書き留めておきなさい。それから実際に電話してあなたの地域のCSPに加わってい

> る、地方の機関の名称と電話番号を手に入れなさい。あなたの地域で、精神障害者にとって必要なサービスにはどんなものがあるかをその人たちはいざというとき教えてくれるでしょう。

　CSPは、従来の精神保健サービスにくらべて、費用対効率比(cost-effective)が優れていると報告されている(Stein and Test 1980)。

C．ケースマネジメント
CASE MANAGEMENT

　脱施設化により、何千人もの慢性精神障害者が複数でまとまりのない地域へと出てゆくことになった。重篤な、精神障害による能力障害にたいする地域ケアの実態には、しばしば疑問が残る。

　たいていの場合、治療上の問題は分裂病者にとって集中的精神療法が価値があるかどうかとか、短期精神療法はどうかといったことではない。フルフェナジン（向精神薬）と処方箋を手にし、善意ではあっても困惑させるような治療者と2～3週間後の予約をして、病院の「回転ドア」を退院していく人にとっては、問題は入院中に歯磨きをしたり、シャワーをあびたりするような余裕がないくらい入院機関が短いことである。これが臨床の現場の実態であり、精神分裂病者の治療にあたり、心理・社会的な方法を発展させ、評価し、判定しようとするものにとって直面せざるをえない現実なのだ(Liberman et al 1980 p.49)。

　精神病院を退院してきた人や、より厳しくなった入所基準のために施設から出てきた人は地域におけるサービスが必要である。こういう人たちは

しばしば治療に抵抗を示したり、資格のある諸権利を手に入れることができなかったり、可能性のある支援システムを動員し、利用することができなかったりする。そのために、彼らは公的なサービス機関にとって、理論上ケアが必要であるはずなのにその存在に気づかれていないことがしばしばである（Bachrach 1984a）。

　さらには、もし障害者が治療を求めたとしても、地域における支援の十分な体制は望めないことがしばしばである。精神保健の専門家の間では慢性の精神障害を持つ患者のために働くことには伝統的に抵抗があった（Ramb 1976）。精神障害者のために住居や他の社会的なサービスを行うことを目的にして特に設置された機関以外では、なおさらそうである。加えて、複雑で広範な慢性精神障害者のニーズは、利用しうる資源を凌駕している。地域の抵抗と偏見は、必要なサービスのもととなる資金の配分を妨げている。事実、地域におけるケアは統制されず、ばらばらで、まるで迷路のように精神障害者の利用を妨げている（NIMH 1977）。

　ケースマネジメントでは、不十分なシステムのなかでの十分な治療もシステム自体を改編してゆくこともできないが、既存の資源を最大限に活用することで慢性精神障害者の生活の自立と質の改善をもたらすことができる。ケースマネジメントでは、慢性精神障害者に必要なサービスの範囲を調整している。注意深く組織されたケースマネジメントは、責任性、治療の継続性、接近しやすさ、効率の良さなどを増加させる。ケースマネジメントは以下の機能を含んでいる。

- ケースの同定と接近
- 個別の評価
- サービス計画の立案
- 必要なサービスの連携
- サービス給付の監督
- ケースの権利擁護

上記のすべてが有効なケースマネジメントにとって必要であるが、どれに重点をおくか、どう組織するか、必要な人数といったものは、それぞれのケースの必要性やシステムそれ自体により異なる（Kemp 1981）。

ケースの同定は他のサービスの前提となることがらである。大部分は精神保健の専門家および機関や、友人、家族の紹介や本人の問い合わせによって同定される。不幸なことに多くの精神障害者は自身で援助を求めることができず、相当する機関に連絡をすることもできず、そういうことを助けるソーシャルネットワークももたないので、ケースマネージャーの方から接触を試みる創造的な努力が必須である。

ケースの評価は、紹介があったらすぐに行うことが理想であり、その人の強み、能力障害、自立生活の潜在能力の評価を含むべきである。ケースの現在の機能レベルと、入院前の最高の機能レベルとを考慮することが必要である。機能評価の詳細は第2章に述べられている。評価によって、そのケースのサービスにくみこむべき特別な資源を決めることができる。

サービス計画は得られた機能評価をもとに決定されるべきである。計画はできるかぎり最新の、包括的な報告書によるべきである。本人が立案に関与することも必須である。サービス計画は通常以下の項目を含む。

● 必要とされるサービス分野の優先性に関する明確な規定
● それぞれの分野における進歩を評価するための具体的な短期および長期目標
● 目標達成に要する特別な行動
● ケースを紹介すべき機関
● サービスを完了する現実的な時間枠
● サービス供給にあたっての予測しうる障壁の同定と、その解決法の提供

次のステップは、必要なサービスと本人とを結びつけることである。それは単に紹介するということではなく、結びつけるのに必要なことはすべ

てしていくということである。たとえば交通手段の提供とか、援助することになる機関の同意を取り付けておくとか、紹介後をフォローすることとかである。

　サービスの給付が確かになったら、ケースマネージャーはそのサービスが本人の期待しているものであるか、適切なものであるかを監督する必要がある。したがって、ケースマネージャーはずっと本人および関係諸機関と連絡を保つ必要がある。理想的には、ケースマネージャーはサービスの現場に時折立ち会うのがよい。障害者本人はケースマネージャーとともにサービスの質や適切さを評価することになる。

　ケースマネージャーの仕事の最後はケースの権利擁護である。典型的には、慢性精神障害者は優先権のある人たちとはみなされてこなかったが、実際にはいろいろなサービスを必要としており、したがって権利擁護が不可欠になってくる。権利擁護は本人のレベルとシステムのレベルとの両方において必要である。本人のレベルからは、ケースマネージャーは本人に資格のある利益がすべて手に入るよう助けてゆく。システムのレベルからは、システムの修正や改善をもたらす外圧として機能することになる。権利擁護の効果を強めるために、ケースマネージャーはしばしば家族と連携する必要を生じる (Intagliata 1986)。

　精神障害者のための全国同盟 (The National Alliance for the Mentally Ill ; NAMI) は、重篤な慢性精神障害者の家族や友人の自発的な組織である。この組織は慢性精神障害者のニーズを擁護していくうえできわめて有効である。他の組織と連動して、NAMI は以下の政策や法律に影響を与えてきている——1) CSP のための資金の確保、2) 心理・社会的サービスを確保するために、地域の精神保健センターの資金運用に柔軟性をもたせることの促進、3) 精神障害者の役割を奪う社会保障のための登録 (Social Security Administration) の阻止と、社会保障のための能力障害改善法 (Social Security disability reform legislation) の議会通過の阻止、4) 精神障害者を差別から守るために"Fair Housing Law"の会議通過を援助。

これまで述べてきたような役割をケースマネージャーはとることになるが、実際の活動はケースマネジメントのシステムや、ケースマネージャーの果たすべき役割や、採用しているケースマネジメントのモデルなどにより異なってくる。以下の役割のいずれかがケースマネージャーにより行われる——診断をつける、カウンセラー、計画の立案、権利の擁護、調整または斡旋、計画の促進、記録保持、地域における活動の組織者、コンサルタント。

練習問題

ケースマネジメントのシステムは、施設や機関によりさまざまです。あなたの施設でケースマネジメントのサービスを行う人を同定することは重要なことです。あなたがケースを他の施設に紹介する必要があるとすれば、あなたはだれと連絡をとりますか？ あなたのケースをだれがマネジメントしてくれますか？ あなたのところでは慢性精神障害の機能評価をだれがやっていますか？ どれくらいの頻度で実施していますか？ 治療計画をつくるうえでどんな人たちが加わっていますか？ あなたのところでは、どんな権利擁護の機関が利用できますか？ その電話番号は？ ケースがあなたの施設を離れた後はどんな接触を持ちますか？ それはどれくらい頻繁にやっていますか？

D．居住プログラム
RESTDENTIAL TREATMENT

地域で生活する精神障害者に対しては、期限の限定のない住居の援助が

必要である。さまざまなニーズを満たすためには、住居についての段階的な体制が必要である。理想的には、住居の種類には以下が含まれており、かつなるべく自由に束縛するものでないことが望まれる。

●病院
●グループホーム（共同住居）
●ハーフウェイハウス
●ケアつきのボーデングホーム（Board and care home）
●精神保健の専門家による指導付きのアパート
●地域センターの周辺のアパート（Satellite apartment）

　残念ながら、もっとも拘束性のすくない住居がかならずしも障害者の自立をより促すということにはならない。障害者が、彼らの行動を制限されない住居にいたとしても、自立して生活するための技術を教えられていないかもしれない。自由に住んでいても社会で自立していくための技術がなければ、自立をもたらすことにはならない。事実、ハーフウエイハウスにいる人は、入院時に比べて日々の生活の活動に参加することはより少ないかもしれない。さらにこのような住居の段階的な体制がすべての例に当てはまるわけではない。ある例では退院してすぐに指導つきのアパートにすむことができるだろうし、他の例では毎日援助してもらわないことには、いつまでたっても生活できないだろう。

　それぞれの住居の体制について説明したあと、そこでどんな生活技能が得られるか、リストを示そう。それぞれの例は、住居そのものやスタッフや、プログラムや財政状態によって差異がある。

1. 病院　　Hospital

　病院は理論的にはもっとも拘束性の高い場所である。障害者は閉鎖または開放の病棟で過ごす。多くの場合、両方の病棟ともひとりで住まいの手入れをしたり、身の回りを整えたりすることは許されない。料理と清掃は

病院の職員の日常業務であり、大抵は障害者はそうしたことには関与していない。身の回りを整える技能はたいていスタッフから課題として持ち出され、課題をするようしばしば促される。加えて近所への外出はスタッフ同伴か、監督のもとで行われる。

しかし病院で自立生活に必要なたくさんの技能を教えることはできる。生活技能、自分で余暇を楽しむ技能、自分で身なりを整えること、服薬自己管理、金銭管理や食事の用意などのいくつかの技能は病院のなかでうまく教えることができる（Wallace et al. 1985）。

2．共同住居　　Group Home

共同住居は、地域のなかでの住居形態のなかではもっとも拘束的である。たいていは24時間の監督を受けて、数名の障害者が1ヵ所に住んでいる。地域に住居するための技能が指導される。そこでは毎時間スタッフが様子を見て、安定して生活できるように関わり、毎日の生活上のことを援助したり一緒に仕事したりする。共同住居に住むうえで果たすべき責任には下記のものが含まれる。

● 処方された薬を飲むこと
● 1週間のうちに2回社会活動のプログラムに出席すること
● 指示された毎日の活動に出席するが、そのうちの80%は促されなくとも行うこと（たとえばデイケア）
● 援助を受けて、寝室を整えること
● 指示されて身だしなみを整えること
● 指示された家の雑用を、促しに応じて行なうこと
● 1週間に2回、なんらかの身体の運動に参加すること
● 住居内や、地域で行われる指示されたすべての集会に出席すること
● 服薬やカウンセリングについての予約を援助を受けて実行すること
● 公的な交通機関を援助のもとに利用すること

> ## 練習問題
>
> 　地域に住む障害者は利用できるプログラムやサービスを知らないことがしばしばです。あなたの施設の利用者の1人に会ってみること。そしてレジャーや余暇活動を提供してくれる3ヵ所の機関を調べるように言ってみましょう(たとえば公園とリクリエーション課)。そこに電話して来月の活動予定を尋ねてみること。
>
> 　以下の住居の形態のなかであなたの地域で利用できるものをあげてみてください。
>
> 　　　病院
> 　　　共同住居
> 　　　ハーフウェイハウス
> 　　　ケアつきのボーデングホーム
> 　　　指導付きのアパート
> 　　　周辺のアパート

3．ハーフウェイハウス　　Halfway House

　これは共同住居に比べるとより構造化されておらず、監督も少ない設定のもとで、地域で生活していくための技能の習得をめざす。共同住居と同じように、24時間の監督のもとに1軒に数名の障害者が同居する。生活を維持してゆくための技能をのばすとともに、対人交流の技術と自己コントロールの技術が奨励される。スタッフは毎日監督をし、危機の際は指示をし、毎日の生活の活動を援助する。理想的なハーフウェイハウスでは、スタッフにより以下のことが奨励される。

●促されずとも服薬する

- ●指示された社会的なプログラムのすべてに出席する
- ●促されずとも毎日の活動の、時間にして90％に出席する
- ●援助なしで寝室を整え、促されるのも時折のことである
- ●最小限の促しだけで身だしなみを整える
- ●最小限の促しだけで家の雑用を行なう
- ●すべての１ヵ月の予約をカレンダーに記録し、最小限の促しだけでそれを実行する
- ●援助なしで公共交通機関を利用する
- ●栄養的でバランスのとれた食事をする
- ●予算を自分で書き出し、それに沿って生活する
- ●葛藤に対応できる

4．ケアつきのボーデングホーム　　Board and Gare Homes

　多種の施設がこの言葉で呼ばれている。そして居住者の数は１人から100人以上までいろいろである。共通の特徴は以上の通りである——開放されている、１部屋に何人かで住む、３度の食事が出る、薬剤は投与される、最小限のスタッフの監督がある。ケアつきのボーデングホームでは社会的な交流やリクリエーション活動、および精神保健の面での諸治療が利用できなければならない。

5．監督付きのアパート　　Supervised Apartments

　この居住形態では、アパート群のいくつかのアパートに別れて住むことになる。そして同じアパート群のなかに住むスタッフが監督を行うことになる。たいてい１軒に２人で住むことになる。ここでの主な目標は生活技能の発展と自立である。したがって、ここに移るまでに基本的な生活技能の習得が要請される。問題解決の技能が焦点となる。スタッフの監督は当初は毎日であるが、徐々に週に一度にへらしてゆく。習得する生活技能および自立のための技能は以下の通りである。

- 薬を保管し、処方どおりに飲む
- 週に2回、社会的なプログラムに参加し、アパートの外部で行われる、地域における活動の1つに参加する
- アパートを清潔に保ち、毎日の監査に合格する
- アパートでのミーティングにすくなくとも週に2度は参加する
- 週に2度スタッフと会って、進歩について話し合う
- 栄養面が考慮され、上手に料理された献立の一例を提出する
- 1ヵ月の予算をスタッフの監督のもとに書き、それをきちんと守る
- すべての予約を自分のカレンダーに記録し、それをスタッフに提出する
- 同居者や、他の人とうまくやっていける技能を示す
- 自分で日用品の買物をはじめる
- 今後の生活形態についての目標を決める

6. 周辺のアパート　　Satellite Apartments

　ここでは自分のアパートで自立して生活することを学ぶ、スタッフの監督は月に一度と最小限である。この段階で焦点となるたくさんの活動は自立生活に必要なものである。個々の目標は以下の通りである。

- 生活していくための安定した収入を得る
- 地域に引っ越すのに必要な費用を貯める
- 住むところを探す
- 交通手段を利用する手だてがわかる
- 他の人との意義のある人間関係を見出し、それを作っていく
- ソーシャルネットワークに参加する
- 自分自身で服薬の責任を果す

症例

　精神保健居住プログラム（The Mental Health Residential Program）

によって、重篤な精神障害による能力障害者は、州立病院から、もっとも適切で拘束的でない、地域に根ざした居住の形態に移ることができた。このプムグラムはマサチューセッツでの「利用期限が限定されない居住施設（Alternatives Unlimited）」の一部分である。

精神保健居住プログラムに組みこまれるまでにそれぞれの障害者は技能評価を受ける。この評価によって、本人の希望する居住環境にふさわしいリハビリテーションの目標が設定される。その目標は特定の居住環境に安定するとか、新たに別の環境に移るとかいったことになる。そしてそのために必要な特別な技能や、資源や、能力障害を機能評価によりはっきりさせる。

居住プログラムは3段階からなっている。最初の段階は、毎日の生活の基本的な活動に能力障害をもつ人に対して、監督つきのアパートで、高いスタッフ密度のもとでの包括的なプログラムを与えることになる。スタッフが多いことは障害者が地域に定着することに役立っている。

次の段階は、より少ないスタッフで地域に溶けこむうえで不可欠な生活技能や地域で生活するための技能に焦点を当てる。最後の段階は共同アパートのプログラムで、直接の関与は最小限にして、自立して生活する技能の獲得をめざす。段階が進んでゆくにつれ、障害者は地域における支援体制や資源に信頼をよせ、利用するようになる。

日常生活上の技能の欠陥は以上の領域にわたり、5段階に評価がなされる：交通機関の利用、食事の準備、身だしなみ、時間の使い方、健康の維持、個人生活の発展の努力、服薬の自己管理、予算計画、電話の使い方、救急時の対応、家事一般、社会的な生活の発展、地域社会への参加。スタッフとケースの双方でこれらについて実行の状況を評価する。

リハビリテーション上の問題をはっきりさせ、強化因子と援助者を明確にする。スタッフとともに個人毎に計画を作り、現在の状況で安定するか、もしくは次の環境に移っていくうえで、必要な手立てを報告する。必要な技術は個人的に、または集団の場で教えられ、居住環境のなかで技能を適

用するための計画や調整が行われる。

7. 自立生活　　Independent Living

　この段階になると自立して住むことになる。自分で住まいを選び、費用を払い、それを維持する。ケースマネージャーはおりおり事態が円滑にいっているかどうかを確認し、必要であれば援助する。

練習問題

　地域で自立して生活するためには障害者はいろいろな生活技能が必要です。あなたはどんな生活の技能を伸ばそうとして、あなたのケースに援助していますか？　あなたの施設ではそうした技能を教えるためにどのような活動や学習プログラムが利用できますか？　あなたの施設ではまだ教えていない技能のうち、どんなものをプログラムに加えていくべきでしょうか？

E. 危機介入
CRISIS INTERVENTION

　重い精神障害に長く悩まされた人は、彼らの限られた適応能力に挑戦してくるようなストレスを伴う生活上の出来事にきわめて脆い。治療者の交替、引っ越し、社会保障年金支給の一時的停止、家族間の葛藤などにより慢性精神障害者は生活上の、または症状のうえでの破綻や危機を簡単に引き起こす。危機は、たいてい内外の圧迫やストレスにより引き起こされる

精神病理の著明な増加と社会機能の減少（その両者または片方）と定義することができる。いかなるタイプのCSPであっても慢性精神障害者を効果的に援助しようとするならば、危機介入の柔軟な体制をもたなければならない。

　危機介入においては障害者の症状と社会適応の急速な安定が目的とされる。精神障害者やその人を支援する人たちを危機から救い、再び社会で機能できるようにするためには、通常投薬と心理・社会的介入の両者が必要である。危機の時のサービスは、緊急性と医療の必要性とから病院で行われることが多い。障害者やその支援組織に対するサービスの長期化は障害者を依存的にさせるという事実が多く報告されているので、危機介入は短期間の時間制限付きで行われてきた。

　自分自身や他人に危機であるとか、自身の身の回りのことができず、同時に精神症状がある場合に精神科的な危機にあるとみなされる。常習的な危機の既往のあるケースでは自身や他人に危険であるような状況にたち至る前にサービスが必要である。こういう例では介入により辛うじて危機の直前の状態に戻るだけのことが多い。したがって、ひきつづき地域におけるさまざまな支援のサービスが必要になろう。

　危機の程度に応じて、必要なサービスはさまざまである。こうしたサービスは障害者の家庭、もしくは特定の家庭外の場所で行われる。たとえば危機の時点で、自宅で毎日電話を受けたり、移動救急隊もしくは家庭訪問のチームによる訪問をうけ、病院または診療所の救急治療室でケアをうけ、休息のための施設または緊急宿泊施設（crisis lodging）に移ることもあろう。

　当初、ケースが紹介されてきたときは、まず全体的な評価を行うことが大事である。評価においては、前景にある問題はどういうことか、障害者の抵抗力の有るところと弱点、身の回りに持っている支援と関係機関より得られる支援の範囲、妄想や幻聴の存在、危機の度合いなどをみていく。この情報から、医療と心理・社会的なサービスの両方が決まって、サービ

スが供給される。

　電話による支援がもっとも拘束性の少ない方法である。障害者は危機が起こった同じ環境で、家庭に居ながら危機に対応していくことができる。危機介入プログラムにより毎日の電話がなされ、障害者がどうしているか、危機に対応するやり方の進歩を経過観察してゆく。

　自宅における支援では、家庭訪問、電話、障害者とその家庭とのミーティングが行われる。家庭訪問では、1)問題への取り組みの進歩、2)必要なサービスで利用できるものは利用する、3)精神症状の改善、4)家族や本人が短期間で社会生活が可能になるための計画立案などを推奨する。

　障害者が自分の家に留まれないときは、地域にある他の家が利用される。そこでは家族やスタッフ（または両者）が危機にある慢性障害者を支えてゆくための訓練をうけている。典型的には、このような家では服薬をきちんとすること、適切な食事の供給、活動への参加、本人に危険がないことなどを保障する。ただしこういう家は24時間の監視を必要とする、危険性の高いケースには不向きである。こうした家の平均利用期間は2週間弱である。

練習問題

　危機管理のサービスは地域により異なります。もしあなたのケースが危機に陥ったとして、本人や家族は誰に電話することになりますか？　あなたの地域で危機介入の必要な人に対し、だれが交通手段を提供しますか？　あなたのところで利用できる危機の時のサービスのリストをつくりなさい。プログラムの名称、接触する人とその電話番号を書き留めなさい。そしてそのリストをあなたのケースに手渡しなさい。

もし障害者が、a)自分自身や他社にとって危険であったり、投薬を大幅に変更したために絶えず監視が必要であるとき、b)精神症状を再びコントロールできるようになるために一時的に住んでいる環境から離れるとき、c)精神病院や他のより拘束性のすくない住形態に移れるまでの一時的な管理などが必要なときなどに、緊急宿泊施設が使われる。このプログラムでは、幻聴や思考の錯乱、妄想、興奮を改善するためにしばしば急速な鎮静化（＝向精神薬の急速投与）を行う。多くプログラムでは緊急宿泊施設に5日間だけ滞在することができる。その後自分の住まいに戻ることになるが、危機の状況は改善され症状や機能が安定したとしても、円滑にもとの生活に戻れるように、電話をかけたり家庭訪問をしたりすべきである。

F．心理・社会的な援助のためのクラブ
PSYCHOSCIAL CLUB MODEL

　心理・社会的な援助のためのクラブのモデルは1940年代のはじめ、ニューユークのロックランド州立病院を退院してきた人たちがニューユーク市立図書館の正面階段で集会をもつことになったのがその起源である。そのグループは「わたしたちはひとりぼっちではない（We Are Not Alone; WANA)と名づけられていた。クラブの重点は、元患者たちに会合の場所を与えることにあった。クラブは何の専門家の援助も、財政的な援助もうけず、少数の非専門家のボランテアに助けられていた。この私的な集まりが相互援助と情緒的な支持のためのソーシャルクラブに発展し、その後活動のための根城を持つようになった。それが「ファウテンハウス（泉の家）」である。
　クラブハウスの主要な目標は、精神障害者（「メンバー」とよばれる）にとって対人接触がより効果的にできるよう援助することにある。すべてのメンバーがなんらかの貢献ができる人ととらえられ、クラブハウスは個人

および社会への貢献を整理し、構造化するための環境を提供している。メンバーはクラブハウスの運営に責任を負っているという強い体験をし、クラブハウスにとって必要な人であるとの感触を得、自分の貢献がクラブハウスの機能上欠くべからざるものであるとの認識を得る。

　心理・社会的な援助のためのクラブは共通の特質として、典型的には職業上および社会生活上のリハビリテーションに焦点を当て、住居提供のプログラムをもっている。ファウンテンハウスはその原型であり、その後全米で100ヵ所以上にそのモデルプログラムがひろがり、毎日300人以上の元患者に有効に貢献している。ファウンスンハウスに参加するメンバーは通常無職であり、それまでに何回もの入院歴をもっている。ファウンテンハウスの雰囲気はメンバーであるコーラの以下の言葉によくあらわれている。

症　例

　わたしはマンハッタンの大きな織物会社で記録のテープ起こしをする秘書の仕事をしています。週に185ドルをもらいます。週に2回学校に行き、裁判所のレポーターになるために勉強しています。自分のアパートに住み、猫を1匹飼い、ボーイフレンドがひとりいます。運転免許と新しいピアノも持っています。私の生活の大部分はファウンテンハウスのおかげです。わたしが退院してきたときに気持ちをふるい立たせるあらゆるサポートをしてくれたファウンテンハウスがもしなかったら、わたしは再入院していたでしょう。今でもメンバーとして尋ねていくと、素敵な身内に会いにきたように感じるのです。10年前にわたしが退院したときには、わたしは健康ではなく、強さも持ち合わせていなかったので、わたしがやっていけるなんて到底思えなかったんです。抑うつや、恐怖や失望の感情のなかで自分で決めてゆくことはできなかったでしょう。わたしの成功の大きな大部分はファウンテンハウスで作った友人たちです。

ファウンテンハウスのメンバーはスタッフとともに簡単なものから複雑なものまでいろいろな活動に参加する。メンバーによって行われるいくつかの活動を紹介する。

- クラブハウスの関係者に配られる毎日の新聞を書き、編集し、印刷し、ページを整える
- 250人のメンバーのためにメニューを決めて買物し、昼食の準備をし、その後清掃をする。
- 訪問者を歓迎し、施設を案内する。
- 入院していたり、プログラムから離れてひきこもっているメンバーを訪問し、プログラムへの復帰を励ます。
- ファウンテンハウスで貸与し、メンバーが住むアパートの家具や内装を整えることを手伝う。
- 給付が受けられる公的扶助や社会保障年金をメンバーがたしかに受け取れるように援助する。
- コピーの器械を操作し、また操作の仕方を他のメンバーに教える。

　ファウンテンハウスで行われた予後研究（Beard 1978；Malamud 1985）で、規則的に参加しているクラブのメンバーは参加しなかったメンバーに比べて再入院率が低いことが報告された。

G．モデルプログラムは包括的であるべきである
MODEL PROGRAMS MUST BE COMPREHESIVE

　これまでのべてきたCSPを構成するサービスの数々は、いずれもそれぞれ抜きがたいものである。それぞれのサービスは独自の目標をこえて相互に影響しあっている。たとえば、重症の精神障害者が自宅以外に居住で

きるところを持つことは、家族の重荷を減らし、そうした障害者を持つ家族の間にしばしばみられる緊張やストレスを低下させるので、それによって、再発と再入院を有意に減少させる。危機の際の援助は、若くして慢性化している人たちに適しているために、入院せずに地域でやっていくのに役立っている。そうした人たちは通常の治療には拒否的だが専門家による危機介入の援助は受入れるからである。

アメリカ各地にみられるCSPの中でも真に有効なものは数少ないが、その鍵はサービスの包括性である。精神科領域における欠陥や能力障害の特質から、有効なCSPは慢性精神障害者に地域で生活していくための包括的なケアと支持を与えなければならない。障害者やその家族には、社会や職業生活、経済的側面、医療上、日常生活、精神科領域などでの幅広い欠陥を補うための、計画的な諸サービスが提供されなければならない。

効果的なCSPは精神病院に代るものとみなされている。しかし、それは包括的なサービスを含まなければならない (Bachrach 1982.1980)。成功している地域における支援プログラムは以下のとおりである。

1. 積極的な働きかけ――社会的経済的な支援のシステムに働きかけることや障害者にとって重要な他社に対する関わりも含まれる。慢性精神障害者は動機が低く、システムを調整していくのが難しいので、家庭での治療を含むいろいろなレベルの柔軟な支援のシステムが必要である。
2. 個別的なプログラム――障害者個々の技能の欠陥や社会的経済的な必要性、家族の負荷などを改善していく現実的な目標が必要である。地域で生活していく技術、雇用状況を改善していく機会、生活が適切であることをめざす調整、生活技術を発達させる機会が提供されなければならない。
3. 実生活でのサービス――実際の地域での生活、たとえば職場、店舗、家庭などでスタッフは関わらなければならない。これにより、促が

しやモデリングや強化により学習したことを実生活で実行できるようになる。
4．障害者の積極面や長所をのばしてゆくサービス。
5．現存の政治体系の範囲内で、障害者を彼らのニーズについて要求する権利のある、責任ある市民として遇する態度。
6．24時間利用できる危機介入の体制。
7．他の地域の機関や、家族を含むいろいろな資源の間の調整や、権利要求の調整。これには諸サービスの利用の援助や障害者の権利擁護を含む。
8．医療および精神保健上のケア。
9．家族や友人や地域の人たちへの支援。
10．適切な援助が継続して得られるようにするためのケースマネジメント。

もっとも成功していて見習うべき地域における支援プログラムのひとつは、メンドータ州立病院、ジューン郡地域精神保健部門とウィスコンシン大学精神科の連携のもとにウィスコンシン州マジソンに発展してきた「地域における積極的な治療のためのプログラム」(The Program of Assertive Community Treatment ; PACT) である。PACTでは、地域での積極的な働きかけや訓練により、重症の精神障害のための能力障害を持つ人が質の高い生活を維持できるように援助することを目的としている。

H．地域における積極的な治療のプログラム（PACT）
PROGRAM OF ASSERTIVE COMMUNITY TREATMENT(PACT)

PACTは、慢性精神障害者に対する地域に根ざした包括的なサービス

で、プログラムに参加した人の再入院を明らかに減少させ、生活の質を改善したことが報告されている (Stein and Test 1978)。PACT では、地域（郡）の守備範囲のなかですべての重症の精神障害者に、実生活での社会的な支援と生活していくための技能の訓練を行った。サービスをしっかりと供給すること、包括的で調整された治療を継続していくこと、個別化されたサービスがその鍵となる概念である。

　PACT では、障害者がプログラムに参加するよう動機づけられるのを持つのではなく、プログラムに参加できるように計らうことで、積極的な接近 (assertive approach) の方法をとった。障害者は地域のなかで積極的に掘り起こされ、専門家たちは診療所や事務所や精神保健センターで働くよりはむしろ地域のなかを移動するチームを組み、そこに障害者を参加させていく。一連の治療的な活動に参加する人に対しては強い奨励と支持が与えられる。

　実生活のなかで適応していくための技能を教えることのなかには、a) 日常生活維持の技能、b) 職業生活のための技能、c) 社会的交流および余暇活動の技能がふくまれる。日常生活維持の技能は個人によりそれぞれ適した設定のなかで数えられることになる。たとえばその人の住んでいるところから一番近いコインランドリーで、洗濯の仕方を訓練し、援助するといったことである。職業生活のための技能は、職探し、仕事の質の向上と仕事を維持していく習慣が含まれる。仕事は、競争社会での仕事のことも、保護的な環境での仕事、ボランティアとしての仕事のこともある。生活および余暇活動上のニーズについては、対人交流を奨励するような活動や、余暇に地域資源を利用して活動し満足できるようにするといったことが含まれる。

　PACT のサービスは看護婦、職業指導カウンセラー、職能訓練士、ソーシャルワーカー、その他の準専門家が従事して行う。

　PACT のスタッフによって行われる仕事のほか、障害者のニーズを満たすために関係諸機関の協力を求めてゆくことが強調される。PACT にはま

た社会的な交流のため、またはレクリエーション活動のために加わっているたくさんのボランティアがいる。

　障害者は現実的に期待できる範囲で自分の行動に責任を持たされる。これは、異常行動に対しても一般の市民と同様の責任を持つ必要がでてくるということである。このために法律関係の諸機関と密接な連携を保つ必要がある。

　PACTに参加するそれぞれの障害者は実践的で教育的な個人精神療法を受ける。その目標は、個々人が重大な病気を抱えていることを受け入れ、それからよい方向に変えられるような、それぞれの人の生き方のいろいろな面に目をむけさせることにある。症状への対処のしかたや、個々の行動上の目標を設定することを援助するために具体的な技術が用いられる。もし適応であれば、向精神薬に抗うつ剤が投与される。大多数は、急性精神病症状の治療とその予防のために向精神薬を服用している。PACTはまた最低限必要な医療上のケアや医学的評価も行い、必要であればより専門的で手厚い医療上のケアが受けられるように障害者を援助する。

　PACTのスタッフと参加者がどの程度接触を持つかということは個々人でさまざまであるが、プログラムに参加した当初の2～4週間は毎日会うというのが一般的である。ついで3～6ヵ月の間、隔日に接触がもたれる。しかしそれは障害者のニーズにより決まってくるので、多くの例で不定期に毎日の接触がもたれている。治療期間もニーズによるため、多年にわたることも多い。

　評価ののち、個人ごとに治療計画が書類の形で作成される。治療計画は、1）障害者の問題点に関する当初の診断と機能評価、2）その障害者に必要なサービス、3）用いられる治療手段、4）投薬、5）短期の目標、6）長期の目標、7）栄養学上の必要性、8）内科的－外科的なサービス、9）教育の必要性、10）治療計画見直しの時期を含んでいる。治療の実施はその反応、起こった問題、対策とともに個々人のカルテに記録される。

PACTにおける治療は以下の方式で監督され、検討される。
1. 6ヵ月毎にケースマネージャーを中心に治療チームによる治療計画の検討が行われ、必要であればその手直しが行われる。ケースの状態によってはもっと頻回に計画の検討が行われる。
2. スタッフミーティングは1日に2回行われる。その目的は臨床上の情報交換、治療計画の検討と手直し、実施の中でのスタッフの訓練である。

それぞれのケースは治療チームによりケアされるが、チームの構成はPACT所属の精神科医またはソーシャルワーカー、看護婦、職業リハビリテーション・カウンセラーまたは職能訓練士、精神科の準専門家である。チームは、ケースの評価、治療計画作りおよび治療の実施の監督と調整に責任を負っている。チームがまず個々のケースに責任があるわけであるが、他のメンバーも計画立案や実行にかかわる。

治療は多様な専門家からなる15人のスタッフにより行われる。スタッフは地域での慢性精神障害者の治療経験とともに、評価の基本的臨床的な技術と精神科の治療技術とを有している。治療上の知識と技術を改善するために、絶えず訓練と教育が行われる。使われる方法には下記のものが含まれる。

1. 個々のケースについての毎日2回のスタッフ・ミーティングでの討論で、フィードバック、説明と懸念化、情報提供が行われる。
2. 月に1度、PACTの専門家または外部の専門家による教育プログラムが実施される。
3. PACTの治療に関連した外部の講演会やセミナー、勉強会への出席の機会を与える。

PACTのプログラムは高度に包括的である。したがってCSPで必要と

されるほとんどすべてのサービスを網羅している。このプログラムでは、サービスを必要とする人を同定する、参加を希望してきた人を援助する、危機の時のサービスを供給する、心理社会的リハビリテーション、支持、医療上精神衛生上のケア、地域の住民を巻き込む、障害者の権利擁護、ケースマネジメントなどが行われる。

I. PACT の評価と研究
Evaluation and Research of PACT

　PACT が障害者に与えた影響と、経費対策効果(cost-benefit)の実績は、PACT のプログラムのなかで研究され、また PACT と同じ手法を用いた他のプログラムでも研究が試みられた。PACT は115人をケアしており、年ごとの脱落率は 5 ％以下である。ほぼ 65 ％の人が自立して生活し、25 ％の人が両親とともに生活し、10 ％の人が保護的もしくは半自立の生活をしている。ウィスコンシン州マジソンで、ステインとテスト (1980) は十分に統制された研究を行った。彼らは、入院施設に紹介されてきた急性期の障害者を無作為に伝統的な入院とアフターケア、または PACT に振分けたのである。PACT に振分けられた人たちは、急性症状があったにもかかわらず入院はしなかった。1 年後、PACT の人たちは精神症状が悪化することが少なく、しかも社会的および職業的な予後が良好であった。

　PACT に参加した人は、家族に対しても地域に対してもより重荷であるということがなかった。もっとも顕著であったのは再入院の減少である。図23で示すように、伝統的なプログラムは 89 ％が再入院したのと比べ、PACT ではたった18％であった。

　PACT と同様のプログラムはオーストラリアのシドニーでホールトとその同僚により試みられ、1 年後の追跡調査で同様な効果が認められた。州立精神病院にやってきた120人の人が、無作為に標準的な入院とアフター

ケア、または24時間の危機時のサービスのある包括的な地域治療に振分けられた。標準的な治療を受けた人の96％が再入院し（そのうち56％は複

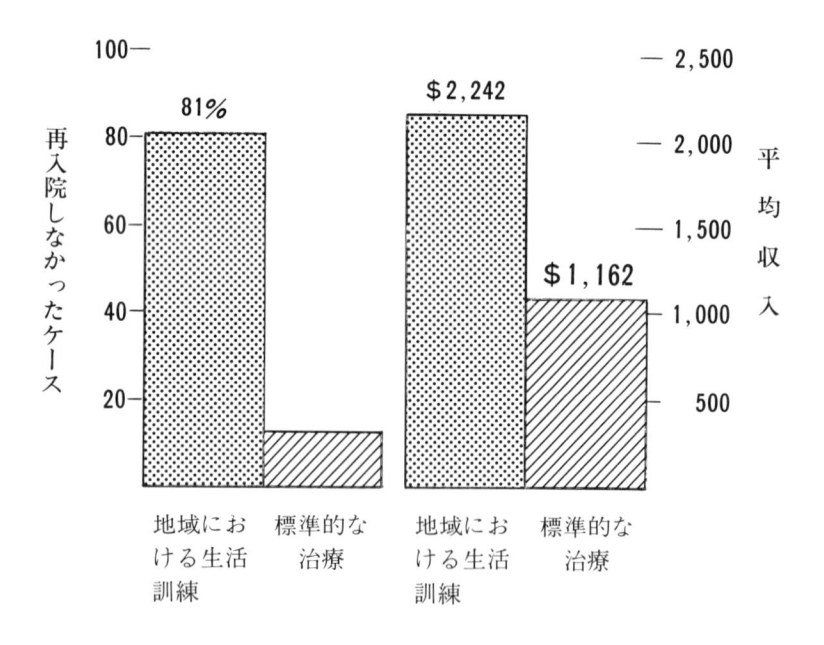

図23. 対象者は精神病院における標準的な治療とその後のアフターケア、または地域における生活訓練のプログラムのいずれかにふりわけられた。1年後に入院せずに地域で生活している人の割合、および就労により得られた収入の平均を比較した。全例慢性精神障害者であり、無作為に2つの治療形態にふり分けた時点ではどの例も入院治療の適用であるとされた。1年後の結果は明らかに統計的に有意であった。
ステインおよびテスト編「精神病院での治療に代わるもの」（ニューヨーク、プレナム出版、1978）より許可を得て転載。
Stein LI, Test MA(Eds): Alternatives to Mental Hospital Treeatment. New York, Plenum Press, 1978．

数回)、一方、地域治療では40％（複数回8％）であった。地域における治療に参加した人は、入院で平均8.4日を費やしたのに対し、標準的治療では53.5日であった。地域における治療は、家族や住民の重荷を増すことが無く、むしろ本人や家族に満足のいく、援助的なものであるとされ、臨床的に勝れた予後を示し、費用もより少なくてすんでいる(Hoult et al. 1984. Hoult and Reynolds 1984)。

　PACTの追試は、ほかにもシカゴという都会で、ファウンテンハウスと類似の心理社会的プログラムが行われ、やはり効果が認められた。この研究では前2者と比べ対象者の振分けや治療法の統制は行われていないが、年間の再入院がプログラム前の3.3からプログラム参加1年目には2.0に減少し、平均入院日数も134日から52日に減少した(Bond 1984)。積極的に障害者を取り込むこのプログラムにより入院日数が減ったことで、年間1人あたり5700ドルが節約されたことになる。都会でより複雑なシステムが要求されるところでのPACTの適用は、いくぶんのプログラムの修正を要した。しかしながら、その方法は幅広く重症の能力障害者や慢性患者に有効であることが示された（Witheridge and Dincin 1985)。

J. まとめ　　SUMMARY

　慢性精神障害者を長期にわたり治療していく責任主体は州立病院から彼らが退院した地域へと移っていった。国立精神保健研究所では地域に根ざしてサービスを発展させている州や地方を援助するために、地域における援助のためのプログラムをはじめた。鍵となるのはケースマネジメント、居住システム、危機介入である。

　ケースマネジメントでは可能な資源を最大限に利用することを援助する。居住システムは以下の一連のもの——病院、共同住居、ハーフウェイハウス、ケアつきのボーデングホーム、指導付きのアパート、周辺アパー

ト——を含む。危機の時のサービスは短期間であり、しばしば医療上の援助が主体で、多方面からの介入が必要とされる。

地域における積極的な治療のプログラム (The Program of Assertive Community Treatment ; PACT) は慢性精神障害者のための地域に根ざした包括的な治療プログラムである。この模範的なプログラムでは、実生活での生活上の援助——地域で生活していくための訓練、サービスの積極的供給、包括的、長期的でよく統制された治療の供給、個別のサービス——が与えられる。PACT は、費用対効果比の面でも、再入院率の低下の面でも有効であることが示された。

文　献

Bachrach LL: The homeless mentally ill and mental health services, in The Homeless Mentally Ill. Edited by Lamb HR. Washington, DC, American Psychiatric Press, 1984a

Bachrach LL: Research on services for the homeless mentally ill. Hosp Community Psychiatry 35:910-913, 1984b

Bachrach LL: Assessment of outcomes in community support systems: results, problems, limitations. Schizophr Bull 8:39-61, 1982

Bachrach LL: Overview of model program for chronic mental patients. Am J Psychiatry 137:1023-1031, 1980

Beard JH, Malmud TJ, Rossman E: Psychiatric rehabilitation and long-term rehospitalization rates: the findings of two research studies. Schizophr Bull 4:622-635, 1978

Bond ER: An economic analysis of psychological rehabilitation. Hosp Community Psychiatry 35:356-362, 1984

Goldman HH, Gatozzi J, Taube R: The national plan for the chronically mentally ill. Hosp Community Psychiatry 32:16-28, 1981

Grusky O: Report on the Clackamas County Community Support Site. Department of Sociology, University of California at Los Angeles, August 1983

Hammer M: Influence of small social networks as factors on mental hospital admission. Human Organizations 22:243-251, 1963-64

Heller K, Swindle RW: Social networks, perceived social support, and coping with stress, in Preventive Psychology: Theory, Research and Practice. Edited by Felner RD, Jason LA, Moritsugu JN, et al. New York, Pergamon Press, 1983

Hoult J, Reynolds I: Schizophrenia: a comparative trial of community oriented and hospital oriented psychiatric care. Acta Psychiatr Scand 69:359-372, 1984

Hoult J, Rosen A, Reynolds I: Community oriented treatment compared to psychiatric hospital oriented treatment. Soc Sci Med 18:1005-1010, 1984

第8章 地域における支援 423

Intagliata J, Willer B, Egri G: The role of the family in case management of the mentally ill. Schizophr Bull 12:699–708, 1986
Kemp B: The case management model in human service delivery, in Annual Review of Rehabilitation (Volume 2). Edited by Pan E, Backer TE, Vash CL. New York, Springer, 1981
Kuehnel TG, DeRisi WJ, Liberman RP, et al: Treatment strategies that promote deinstitutionalization of chronic mental patients, in Programming Effective Human Services: Strategies for Institutional Change and Client Transition. Edited by Christian WP, Hannah GT, Glahn TJ. New York, Plenum Press, 1984
Lamb HR: Guiding principles for community survival, in Community Survival for Long-Term Patients. Edited by Lamb HR. San Francisco: Jossey-Bass, 1976
Lamb HR: The new asylums in the community. Arch Gen Psychiatry 36:129–134, 1979
Liberman RP, Falloon IRH, Wallace CJ: Drug-psychosocial interventions in the treatment of schizophrenia, in The Chronically Mentally Ill: Research and Services. Edited by Mirabi M. New York, SP Medical and Scientific Books, 1984
Liberman RP, Wallace CJ, Vaughn CE, et al: Social and family factors in the course of schizophrenia, in The Psychotherapy of Schizophrenia. Edited by Strauss J, Bowers M, Downey TW, et al. New York, Plenum Press, 1980
National Institute of Mental Health, Division of Biometry and Epidemiology: Data Sheet on State and County Mental Hospitals. Rockville, MD, NIMH, 1977
National Institute of Mental Health: Comprehensive Community Support System for Severely Mentally Disabled Adults: Definition, Components and Guiding Principles. Rockville, MD, NIMH, 1977
Peterson R: What are the needs of chronic mental patients? in The Chronic Mental Patient. Edited by Talbott J. Washington, DC, American Psychiatric Association, 1978
Sokolovsky J, Cohen C, Berger D, et al: Personal networks of ex-mental patients in a Manhattan SRO hotel. Human Organization 37:5–15, 1978
Stein LI, Test MA: Alternatives to Mental Hospital Treatment. New York, Plenum Press, 1978
Stein LI, Test MA: Alternatives to mental hospital treatment. Arch General Psychiatry 37:392–397, 1980
Wallace CJ, Boone SE, Donahoe CP, et al: Psychosocial rehabilitation for the chronic mentally disabled: social and independent living skills training, in Behavioral Treatment of Adult Disorders. Edited by Barlow D. New York, Guilford Press, 1985
Witheridge TF, Dincin J: The Bridge: an assertive outreach program in an urban setting, in The Training in Community Living Model. Edited by Stein MI, Test MA. New Directions for Mental Health Services, No. 26. San Francisco, Jossey-Bass, 1985

索引

(事項)

あ行

維持療法（抗精神病薬） 157,160,178
陰性症状 27,26,106,160
促し 237
——行動 206
エデン・エクスプレス 363

か行

過渡的雇用 341
簡易精神症状評価尺度（BPRS） 69
危機介入 396
機能障害 27,29,6
——（心理社会的） 27
——（精神医学的な） 7
機能評価 9,24,82
——（行動療法的） 305
基本訓練モデル 219
強化 206,216
強化因子 116,265
強化刺激 309
居住プログラム（精神保健） 406
グループホーム（共同住居） 402
ケースマネジメント 396
現在症診察表（PSE） 47,48,63
権利擁護 400
抗精神病薬 156
行動形成法 230
行動進歩の記録 149
行動分析 110
コミュニケーション技能訓練 304

さ行

再発 174,188,285
時間抽出行動チェックリスト 128,209

自己効力 18
仕事探し 365
——クラブ 366
至適量（抗精神病薬） 174
指導付きのアパート 402
社会的支援ネットワーク 391
受信技能 231,232
自立生活技能調査 104
——表 138
社会的不利 23,6,8,30
住居の提供 396
周辺のアパート 402
宿題 238,317
職業的技能の査定 339
職業リハビリテーション 3
処理技能 231,232,233
神経遮断薬 157
心理・社会的リハビリテーションセンター 5
ストレス―脆弱性―対処―力量モデル 13,41,276,334
生活障害（能力障害） 17,23,27,2,6,7,29
脆弱性 13,16
脆弱性（神経生物学的） 156
脆弱性（精神生物学的） 294
精神障害者のための全国同盟（NAMI） 291,310,400
精神障害の分類と診断の手引き 第3版（DSM-Ⅲ） 26,40
先行条件 111,114
前職業的技能 348
ソーシャルクラブ 392,396,411
送信技能 231,234

た行

対処 18
——（ストレスへの） 294

対処技能　13
対処能力（社会的）　107
対人的・感情的　18
脱施設化運動　17, 4
短期目標　236
地域支援プログラム　27
地域における支援プログラム（CSP）　393
地域における積極的な治療のためのプログラム（PACT）　415
注意焦点づけ　219, 263
長期目標　236
道徳療法　2, 335

は行

ハーフウェイハウス　402
般化　205, 260
表出感情　286, 294
ファウンテンハウス　412
不安調査表　116
フィードバック（矯正的）　226
──（正の）　226, 237
服薬自己管理　186
──訓練　184
──モジュール　185, 190, 243, 250
防御因子　16, 334
保護的雇用　341
ボーディングホーム（ケアつきの）　402

ま行

問題解決能力（家族の）　277
問題解決技能訓練　304
モジュール　219, 242, 244

や行

有用性　237
予行演習　236

ら行

力量　13, 19
労働状況
──に適応する技能　344
──への適応　341
労働療法　337
──プログラム　335
ロールプレイ　214, 230, 233, 350, 381

リバーマン 実践的精神科リハビリテーション

ロバート・ポール・リバーマン　著
安西信雄・池淵恵美　訳

2005年7月1日　　新装第1版第1刷発行

発行者　秋元波留夫
発行所　社会福祉法人新樹会　創造出版
〒151-0053　東京都渋谷区代々木1-37-4
長谷川ビル
tel 03-3299-7335　fax 03-3299-7330
E-mail sozo@alles.or.jp
URL http://www.sozo-publishing.com
振替 00120-2-58108
印刷所　社会福祉法人新樹会　創造印刷

落丁・乱丁はお取り替えします　ISBN4-88158-295-X